*Не съм дошъл да те уча.
Дойдох да те обичам.
Любовта ще те научи.*

БЕЗПЛАТЕН БОНУС
Открий древните лечебни тайни, които могат да променят живота ти!

Ти, или някой, обичан от теб, има ли предизвикателства на някое от тези нива:

- ✓ Физическо
- ✓ Умствено
- ✓ Емоционално
- ✓ Духовно

Има ли нещо, което те засяга от години, и искаш ли облекчение от него?

Нашият безплатен уебсайт има всички линкове, видеа и ресурси от тази книга като подарък за теб.

Може да се запишеш сега на: www.MyAncientSecrets.com/Belong

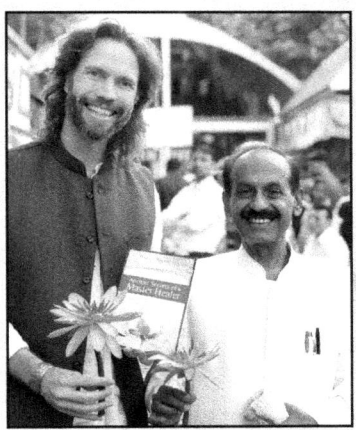

Д-р Клинт Дж. Роджърс и д-р Нарам

В БЕЗПЛАТНИЯ ЗА ЧЛЕНСТВО УЕБСАЙТ ще откриеш:

- ✓ Как незабавно да намалиш тревожността си
- ✓ Как да свалиш килограми и да задържиш теглото си
- ✓ Как да подобриш имунитета и енергията си
- ✓ Как да намалиш болката в ставите чрез храна
- ✓ Как да подобриш паметта и фокуса си
- ✓ Как да откриеш целта на живота си
- ✓ И още много...

Ще откриеш видеа, съответстващи на всяка глава, които демонстрират тайните от тази книга, за да помогнеш както на себе си така и на други.

Също така, ще можеш да играеш ефективната игра - *30 дни за отключване на Твоята древна сила*.

Докато играеш, ще откриеш как незабавно да прилагаш древните лечебни тайни в живота си. (Играта има съдържание за напреднали, което не е в книгата.)

Открий сега на: MyAncientSecrets.com/Belong

Възхвала за Древните тайни на един Майстор лечител

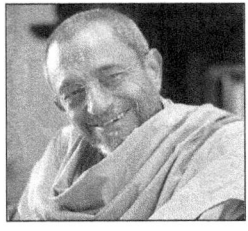

„Д-р Клинт Дж. Роджърс прави голяма сева (услуга) с тази книга. Светът се нуждае от помощ, тъй като е замърсен не само по начина, по който повечето хора си мислят, но също и умствено, емоционално и духовно. Древните лечебни тайни, описани в тази книга, са по-дълбоко решение за днешните най-големи световни проблеми. Познавам и уважавам д-р Нарам повече от 40 години, лично се срещнах с неговия гуру учител, Баба Рамдас, и знам силата на това непрекъснато потекло, което в крайна сметка идва от Дживака (личният лекар на Буда). Виждал съм д-р Нарам да използва древните лечебни принципи, за да помогне на хората, които съм изпратил при него, да се справят с ревматоиден артрит, епилепсия, тежко менструално кървене, чернодробна инфекция, белодробна инфекция, множествена склероза, сърдечни блокажи, рак, безплодие, фиброиди, диабет, проблеми с щитовидната жлеза, усложнения при бременност, висок холестерол, високо кръвно налягане, косопад, проблеми с пикочния канал, фрактура на опашната кост, тежки хернии, псориазис, аутизъм, екзема, цервикална спондилоза и мозъчни проблеми, само, за да назова някои от проблемите. Д-р Нарам притежава сидхи (сила) за изцеление, дадена от милостта на неговия учител. Тайните на древното лечение, разкрити в тази книга, са необходими сега повече от всякога."*

– Негово светейшество Харипрасад Свами
(Глава на „Божественото общество на йогите„)

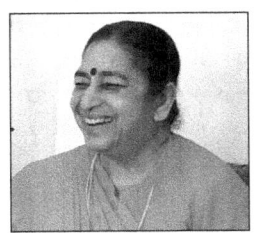

„Д-р Панкадж Нарам е световен авторитет в древните лечебни тайни. Тази книга е вдъхновяваща, споделяйки как да интегрираме тези древни лечебни тайни в ежедневието си за огромна енергия, здраве и щастие. Взимам неговите билки за диабет и холестерол и имам изключителни резултати. Много Садхви в Бхакти Ашрам приемат неговите билкови формули и са имали невероятни ефекти, а някои са напълно излекувани. Независимо дали става въпрос за диабет, щитовидна жлеза, артрит, болки в ставите, болки в гърба, астма или други, всички имат невероятни резултати. Благодаря на д-р Клинт Дж. Роджърс за тази великолепна книга, която всеки човек трябва да прочете."*

– Любимата Прембен, Садхви Сухрад (Йоги Махила Кендра)

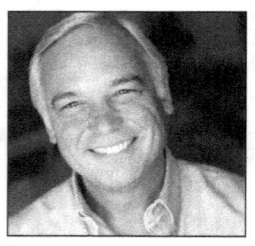

„Познавам д-р Нарам, който е невероятен човек. Бях толкова развълнуван, когато чух, че д-р Клинт Дж. Роджърс е написал книга за неговите древни лечебни тайни. Повечето хора дори не прекарват 3 минути с д-р Нарам, но чрез тази книга всеки може да бъде с него на пътешествие, което го потапя в неговата огромна радост, мир, яснота и дълбока мъдрост. Всичко е брилянтно уловено в тази книга - такъв феноменален подарък за света. Направете си услуга и прочетете тази книга."*

– Джак Канфийлд (Инструктор по „Успешно лидерство„ и съавтор на „Пилешка супа за душата„)

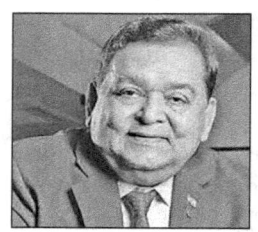

„Познавам д-р Нарам повече от 30 години и видях мисията му да разпространява изцелението по целия свят... наблягайки на значението на древните лечебни учения в съвременното общество. Д-р Нарам донесе на света древни лечебни практики, които са били загубени през поколенията. Сигурен съм, че ще намерите тази истинска история, разказана от университетския изследовател д-р Клинт Дж. Роджърс, за наистина завладяваща и вдъхновяваща, когато откриете скъпоценни древни мъдрости, които можете да приложите в ежедневието си."*

– А.М. Найк (председател на групата — Larsen & Toubro, един от най-уважаваните изпълнителни директори в Индия и света)

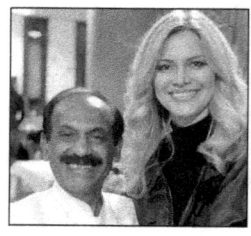

„Книгата „Древните тайни на един майстор лечител„ е като лъч светлина за хората. Просто се влюбих в нея. Написана е толкова хубаво и ще даде много надежда на хората, които имат нужда от нея. Не исках да свършва! За мен научаването на тайната на Амрапали е задължително. Това определено е една от любимите ми книги."*

– Ариана Новако (Мис Свят Италия, 1994)

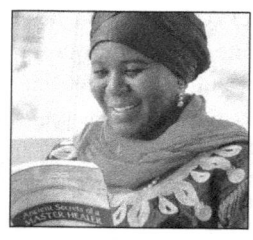

„„Тази въздействаща книга ще промени толкова много животи по света. Коранът и хадисите говорят за здравето, като пророк Мохамед (мир на праха му) казва: Бог не е изпратил никаква болест, без да изпрати лек за нея (Хадис № 5354). Чрез древните тайни, описани в тази книга, толкова много хора ще намерят своя лек! Моля се повече хора да посветят живота си на изучаването и споделянето на тази древна наука, за да помогнат на хората в цяла Африка и по целия свят."*

– Нейно превъзходителство д-р Батилда Салха Буриан (бивш посланик на Танзания в Япония, Австралия, Нова Зеландия и Южна Корея)„

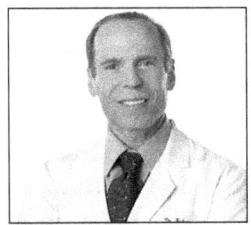

„Забележителните истории за хора, които се справят с различни видове заболявания, не са „медицински чудеса„. Тези резултати са предвидими, когато следвате определени принципи. Здравето е ваше право. Клинт е търсач на истината с любопитство, което го води по уникален път и мисия. Той има впечатляващи познания за полезни, но като цяло неизвестни, древни лечебни техники. Пожелавам му всичко най-добро с тази книга и в мисията му да помага на човечеството."*

– д-р Джоел Фурман, (президент на фондация за изследване на храненето (Nutritional Research) и шест-кратен най-продаван автор на „Ню Йорк Таймс„)

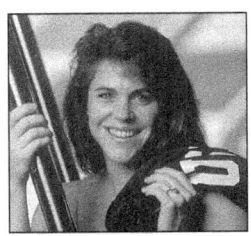

„Еха! Книгата, „Древните тайни на един майстор лечител„, променя представата на повечето хора за живота и здравето. Всяка история има толкова променящо живота въздействие. Докато четях всяка страница продължавах да си мисля колко много искам синът ми и всички хора, които обичам, да я прочетат."*

–– Уенди Лусеро-Шайес (олимпийски гмуркач, девет-кратен национален шампион)

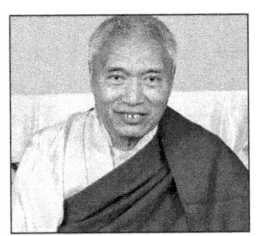

„Спазването на старите традиционни лечебни методи в тази книга е много добро. Д-р Нарам е като велик професор в познаването на правилните методи за приготвяне на автентични, древни лекове, използвайки истински съставки, така че да помогне на другите да се излекуват дълбоко без странични ефекти. Дори аз имах стомашни проблеми, диабет, а също и проблеми с кръвното. След проведеното лечение на д-р Нарам в продължение на три години, вече съм много по-добре. Много ми помогна и сега се чувствам още по-добре."*

– Негово Високопреосвещенство Намка Дримед Ранджам Ринпоче (Върховен глава на потеклото Рипа, будизъм Нингма Ваджраяна„

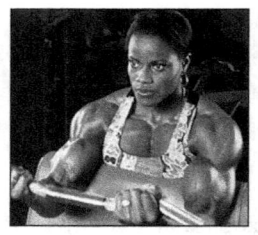

„Вълнувам се да споделя тези тайни с други хора и богатството на това древно лечебно знание да се разпространи по целия свят, защото знам колко ми е помогнало. Имах миома и губех много кръв, чувствах се много анемична. Западните лекари искаха да премахнат матката ми, но аз вярвах, че ако тялото създаде проблем, то също така може и да се самоизлекува. След като срещнах д-р Нарам, цялата ми диета се промени и започнах да приемам някои билки, за да помогна за изчистването и подхранването на тялото си. Сега имам удоволствието да кажа, че се наслаждавам на живота много повече. Не само, че миомите ми изчезнаха, но и коленете, които бяха изтормозени от години професионален културизъм, се оправиха! Изисква се вяра и промяна на начина ви на мислене от това, което е било, към това, което е. Ако имате горещо желание д-р Нарам може да помогне на мечтата ви да стане реалност."*

– Йоланда Хюз (двукратна победителка в състезанието „Мис международен културизъм")

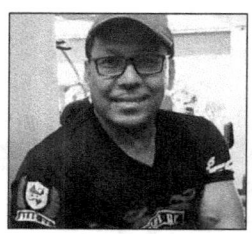

„Хората говорят за д-р Нарам много неща, но аз казвам, че той е моят гуру лечител. Години наред приемах билковите му добавки, за да поддържам по естествен начин хормоналните си нива, включително и тестостерона, правейки кръвни изследвания, за да видя въздействието им. Чувствам се страхотно. На 73-годишна възраст все още съм във фитнеса и тренирам за състезанията „Мистър Свят". Всичко е свързано с положителното мислене и ми харесва, че д-р Нарам дава решения за прекрасно здраве и постигане на мечтите ми по напълно естествен, нетоксичен за тялото начин."*

– Садананд Гогои (пет-кратен победител в „Мистър Индия Мастърс")

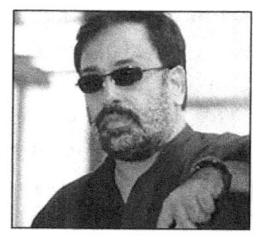

„След като започнах да чета книгата, не исках да я оставя! Тя брилянтно свързва изтока и запада подобно на „Автобиографията на един йоги", по искрен, ангажиращ и приятен начин. Тази книга ще се разпространи по целия свят, докосвайки живота на милиони, тъй като древните тайни, които д-р Нарам споделя, променят нашите вярвания за здравето и по-дълбокото изцеление."*

– Панкудж Парашар (художник, музикант и режисьор от Боливуд)

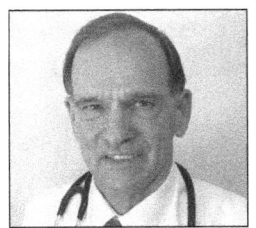„Всеки лекар, обучен по методите на западната медицина, оценява нейните силни страни, но в същото време разбира и ограниченията й. Мисленето на Айнщайн промени завинаги нашата представа за енергията и физиката. Също така има и истина, която може да бъде открита извън настоящото ни мислене и разбиране в медицината. Отварянето на умовете ни към натрупаното знание от хиляди години в източната медицина предлага възможност за допълване и разширяване на западната медицина с по-голяма ефективност и изцеление. Книгата, „Древните тайни на един майстор лечител„, отвори ума ми и се надявам, че ще отвори и вашия към една вселена, в която има толкова много, за да продължим да учим и да се възползваме от нея."*

–д-р Бил Грейден, (лекар)

*Моля, прочетете медицинския отказ от отговорност.
Още важни препоръки за тази книга могат да бъдат открити MyAncientSecrets.com

Древните тайни на един майстор лечител

Древните тайни на един майстор лечител

Западен скептик,
Източен майстор,
И най-големите тайни на живота

Д-Р КЛИНТ ДЖ. РОДЖЪРС

Wisdom of the World Press

ДРЕВНИТЕ ТАЙНИ НА ЕДИН МАЙСТОР ЛЕЧИТЕЛ
Западен скептик, източен майстор и най-големите тайни на живота от Д-р Клинт Дж. Роджърс

Copyright © 2023 by Paul Clinton Rogers
Всички права запазени. Никоя част от тази книга не може да бъде възпроизвеждана, съхранявана в система за извличане на информация или предавана под каквато и да е форма или по какъвто и да е начин - електронен, механичен, фотокопирен, звукозаписен или друг - без изричното писмено разрешение на издателя.

Published by Wisdom of the World Press
www.MyAncientSecrets.com

ISBN-13: 978-1-952353-90-1
eISBN: 978-1-952353-84-0

Дизайн на корицата от Даниел О' Гуин
Вътрешен дизайн от Кристи Колинс, Constellation Book Services

Бележка за новите думи: Тази книга съдържа много думи, които вероятно ще бъдат нови за теб - те определено бяха такива за мен. Например, когато за първи път чух думата марма, си помислих, че може да е всичко - вид масло, пухкаво животно или това, което пиян пират може да нарече майка си. (*„Ой, обичам те, моя марма!"*) Оказва се, че не означава нито едно от тях. В началото някои от думите може да звучат странно. Ще направя всичко по силите си да преведа както тяхното значение, така и произношението им, и най-важното, ще обясня как могат да се отнасят за теб. Всяка глава съдържа бележки от дневника, който водех, за лекове, цитати и въпроси. Каня те да бъдеш като изследовател с ресурсите, които споделих тук. Пробвай ги и виж какво ще се случи. На края на книгата има и речник.

*****Медицински отказ от отговорност:** Тази книга е предназначена само за образователни цели. Тя не е предназначена да се използва, нито трябва да се използва, за диагностициране или лечение на каквото и да е медицинско или емоционално състояние. Авторът не дава медицински съвети, нито предписва използването на каквато и да е техника като форма на лечение на физически, емоционални или медицински проблеми без съвет от лекар, по пряк или косвен начин. Моля, намерете добър лекар, с когото да се консултирате по тези въпроси, особено когато става въпрос за лекарства. Намерението на автора е само да предложи информация от общ характер относно физическото, емоционалното и духовното състояние на човек. Случаите, записани в тази книга, са забележителни и е важно да запомните, че резултатите могат да варират при всеки човек, в зависимост от много фактори и може да не са типични. В случай, че използвате информацията от тази книга за себе си, което е ваше право, авторът и издателят не поемат отговорност за вашите действия. Вие носите отговорност за собствените си действия и резултатите от тях. Образовайте се, за да можете да направите най-добрия избор, за да постигнете желаните резултати.

Съдържание

Писмо за теб	xix
Глава 1: Древни лечебни тайни, които могат да спасят живота ти	1
Глава 2: 95% хората не знаят това важно нещо за себе си	19
Глава 3: Мистична Индия, древна наука и майстор лечител	43
Глава 4: Кое е от най-голямо значение?	63
Глава 5: Една голяма тайна за успех във всичко	67
Глава 6: Може ли пречистено краве масло Гхи и тайни точки на тялото да нормализират кръвното ти налягане за минути?	83
Глава 7: Момент, който промени живота ми	95
Глава 8: Изворът на младостта	117
Глава 9: Съвременни медицински чудеса от една древна наука?	127
Глава 10: Може ли жена в менопауза над 50г. да има бебе?	151
Глава 11: Тайна диета за живот над 125 години?	163
Глава 12: Древни тайни в помощ и на животни?	183
Глава 13: Уроци от историята: най-големите пречки и най-големите открития	195
Глава 14: Тайни за откриване на целта в живота ви	209
Глава 15: Слонове, питони и безценни мигове	221
Глава 16: Неочакван нов проблем	231
Глава 17: Сбогом	237

Глава 18: Древна мъдрост, съвременен свят	243
Епилог: Божествено напътствие, тайни за самолечение и принципи за превръщане на мечтите ви в реалност	259
Послеслов: Мистични чудеса на любовта	267
Бележка на автора: Какво следва	281
Приложение	287
Речник на новите думи	287
Сравнение между Алопатия (Съвременна Западна Медицина), Аюрведа и Сидха-Веда	292
Бележки от дневника ми: Тайната на Амрапали	294
Бележки от дневника ми: Древни тайни за имунитет	295
Билкови формули, споменати в книгата	296
Забавни снимки и благословии	298
Още една забавна история: Благословията на Хануман	300

Не четеш тези думи случайно. С теб сме свързани и вярвам, че си бил насочен към тази книга, точно в този момент, поради определена причина. Кого обичаш силно? И колко много би желал да му помогнеш, ако отчаяно се нуждае от това?

Любовта е една от най-мощните сили във теб. Никога не подценявай на какво е способна тя.

Дори за университетски изследовател като мен, любовта е силата, която ме изтласка от зоната ми на комфорт, за да потърся решения, които са отвъд това, което смятах за логично или възможно.

„Не знам как да ти го кажа", каза той, „но болката е толкова силна. През нощта лежа буден в голяма агония, че честно казано не знам дали искам да доживея сутринта. Много е възможно да не изкарам тази седмица,".

Думите му спряха дъха ми. Моментално бях залят от тъга и парализиран от страх. Това не приличаше на баща ми. Той беше моят герой. Моята скала. До мен във всяка стъпка от живота ми. Последния път, когато го видях, беше добре, доколкото знаех. Разбира се, той имаше проблеми, както всички застаряващи. Но какво беше това? Всичко останало, което ми изглеждаше важно преди този момент, изчезна в далечината, докато отчаяно се опитвах да разбера как да му помогна.

Баща ми вече беше получил най-добрите медицински грижи, които можеше да намери; четирима изтъкнати лекари му даваха дванадесет лекарства за всичко - от тежък артрит, високо кръвно налягане и висок холестерол, до стомашно-чревни проблеми и проблеми със съня, но симптомите не изчезваха. Напротив, болката само се засилваше. Умът и тялото ми бяха в напрежение. Имах чувството, че неочаквано бях ударен в корема. Нищо в живота ми не ме беше подготвило за момент като този. И нищо, което бях правил до този момент, не ми даде знание как да помогна. Години наред работех, помагайки на хората да инвестират пенсионните си спестявания на фондовия пазар.

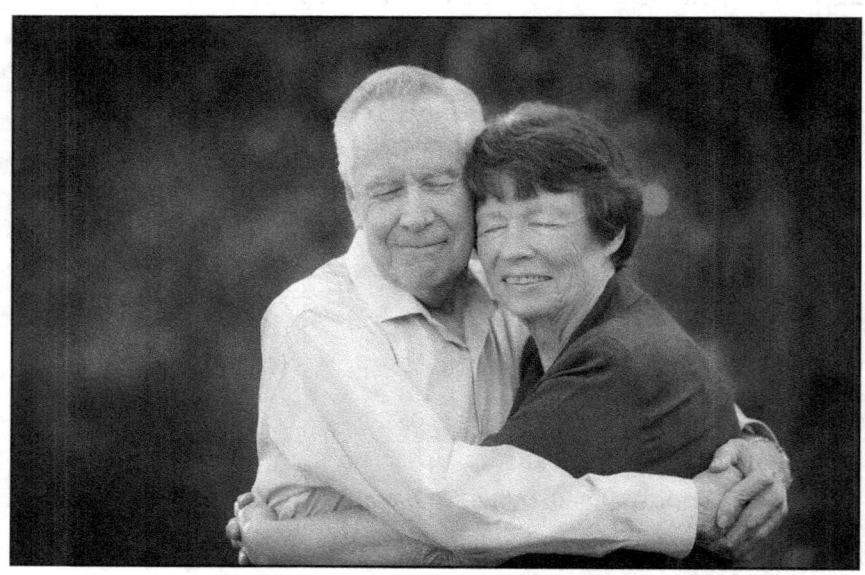

Татко и мама, които се държат.

Въпреки финансовото възнаграждение, работата не ме удовлетворяваше и затова се записах да уча докторантура по педагогическа психология и технологии. Докторантурата ме подготви добре за строгостта на академичните изследвания, но не знаех нищо за лечението. Както веднъж ми каза един от моите професори, „Получаването на научни степени обикновено означава, че знаеш все повече и повече за все по-малко и по-малко„.

И ето ни сега тук. Баща ми каза: „Двама от моите лекари ми казаха този месец, че не знаят какво друго да направят за мен." Той реши, че краят е близо, и просто искаше да му помогна да се подготви, в случай че не разполага с много време. Виждайки, че е изгубил вяра, че ще се възстанови, казах: „Татко, никога не съм споделял с теб какво видях в Индия. Мога ли да ти разкажа някои истории?"

Преживяванията, които споделих с него, споделям и с теб в тази книга. Не знаех дали ще му помогнат или не, но бях отчаян и не знаех какво друго да направя.

Може би това е, което животът неизбежно прави с всички нас. Води ни до точка на отчаяние, където каквото и да имаме и които и да сме, не е достатъчно. И ние го осъзнаваме. В този момент или се отказваме или посягаме към нещо отвъд това, което знаем - към някаква по-голяма сила.

Докато пиша това, осъзнавам, че ти - или някой, когото обичаш - може да си в такъв труден момент сега. Моля се тази книга да преобрази и благослови живота ти, като ти даде това от което се нуждаеш най-много: надежда и смелост. Надежда, че има решения за всеки проблем, с който може да се сблъскаш, и смелост да запазиш отворен ум, за да ги приемеш, дори и да идват от неочаквани източници.

Случилото се с баща ми ми помогна да разбера как любовта може да ни ръководи дори в най-мрачните моменти от живота ни. Ще се върна към този труден разговор с баща ми по-късно в книгата, но първо трябва да споделя неочакваната поредица от събития, които го предшестваха.

През 2009 г. срещнах д-р Панкадж Нарам в Калифорния. Въпреки че е сравнително непознат в Съединените щати, той е признат за майстор лечител от повече от милион души в страни от Европа, Африка и Азия, включително Индия, където е роден. Произхожда от хилядолетно непрекъснато потекло на майстори лечители. То води началото си от личния лекар на Буда. Всеки майстор пази и предава древни тайни, за да помага на хората умствено, физически, емоционално и духовно.

Лично аз никога не съм бил привлечен от алтернативната

медицина или от хората, които я популяризират, предполагайки, че най-добрите медицински открития ще дойдат от добре финансирани научни изследвания в университети и болници. Тези, на които д-р Нарам помагаше, казват, че моментално разбрал проблемите им само докосвайки пулса им. След това им дал лекове, основани на силите, присъстващи в природата, които им помогнали да се излекуват, дори от „нелечими" състояния. Заради техните описания, в очите ми той изглеждаше като лечител джедай от филма *Междузвездни войни*.

Когато се запознах с д-р Нарам, бях силно скептичен. Как беше възможно някой да прави това, което ми казаха, че той може да прави? Преди събитията, описани на тези страници, моето отношение към здравето беше това, което може да се определи като типично американско. Консумирах много преработена и бързо приготвена храна и винаги, когато се разболеех, или търсех в Гугъл, за да разбера какво мога да направя, или отивах на лекар. За определяне на моя проблем очаквах лекарите да използват термометър, за да измерят температурата ми, да ме боцкат със стерилни игли, за да ми вземат кръв, а в някои случаи да ме облъчат с електромагнитни лъчи или да ме карат да уринирам в малка чаша. Въз основа на резултатите очаквах предписание на хапче или инжекция, за да се подобря, или в краен случай - операция. Предполагах, че ще ми дадат най-доброто решение според последните изследвания.

Поради тогавашните ми убеждения, не можех да разбера как д-р Нарам умее толкова точно да поставя диагноза и ефективно да помага на хората с това, което той нарича „шестте тайни ключа за по-дълбоко изцеление,".

Дори след като се срещнах с него и виждайки въздействието, което работата му оказва върху неговите пациенти, имах много съмнения и се затруднявах да разбера това, което виждах. С любопитството на университетски изследовател, примесено със здравословна доза западен скептицизъм, прекарах известно време в клиниките му, разпитвайки д-р Нарам и тези, на които помагаше. Докато пиша това, осъзнавам, че историята е такава, която самият аз едва ли бих повярвал, ако не я бях преживял.

Пътуването ми ме отведе от луксозния хотел Лоуес в Холивуд, Калифорния, до най-добрата пицария в Италия; от опустошението на кота нула в Ню Йорк до бедняшките квартали на Мумбай, Индия; и от изследванията ми в чистия и подреден университет в Йоенсуу, Финландия, до разходки с хеликоптер към огнища на пожари и скрити храмове в отдалечени райони на Хималаите. През последните десет години с д-р Нарам посетих над сто града в двадесет и една страни.

Много по-удивителни от местата бяха хилядите хора, които идваха на преглед при д-р Нарам; от полицаи, свещеници и мафиоти до монахини, филмови звезди и проститутки. Видях жени, облечени със сари, бурки и бикини; мъже, носещи работно облекло или религиозни одежди и дори няколко голи свами! Идваха милиардери в добре изгладени тъмни костюми, големци в бизнеса, политиката и медиите; и улични деца, носещи мръсни, намачкани дрехи. Хората довеждаха децата си, съседите си и животните си. С д-р Нарам срещнах влиятелни тибетски будистки духовни учители, носещи одежди в шафранов цвят, както и лами в техните оцветени в златно храмове; облечени в оранжево йоги или свами, почитани от милиони, в ашрами разположени край големи реки; и мистични агхори тантра учители с черни наметала, стоящи до горящи погребални клади. Бях свидетел на проблемите, с които се сблъскваше всеки от тях и наблюдавах как д-р Нарам, облечен в чисто бяла униформа, помагаше на всеки един.

В местата, където се провеждаха прегледите, заснемах видеоклипове и документирах стотици случаи на пациенти,

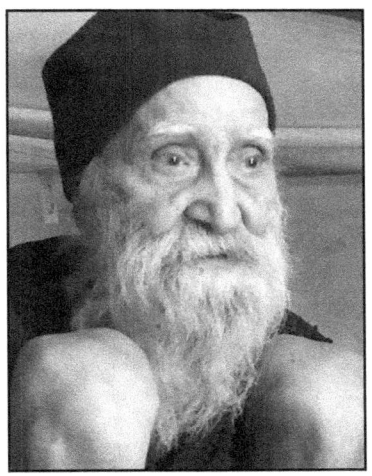

Тягинат, 115-годишен Адхори учител, който срещнах няколко пъти с д-р Нарам..

с тяхно разрешение, като правех снимки (някои от които са включени в тази книга) и исках да видя копия от медицински прегледи и други доказателства. Някои от техните проблеми (като тревожност, лошо храносмилане, високо кръвно налягане, безплодие, напълняване, косопад и аутизъм) предполагам, че ще се отнасят и за теб. Често разговарях с хора, преди да срещнат д-р Нарам и отново, години по-късно, наблюдавайки цялата траектория на тяхната промяна. Също така записах много от моите безбройни разговори с д-р Нарам. Те разкриват тайни, предавани от майстори през вековете. За моя изненада, разбрах, че толкова много ефективни лекове за здравословните ни проблеми, могат да бъдат намерени в собствените ни домове и кухни, само ако знаехме какво да правим.

Захранван от любовта към баща ми, „Древните тайни на един майстор лечител„ проследява моето пътуване като западен скептик към тази древна лечебна наука до... ще разберете, докато четете. Времето ми, прекарано с д-р Нарам, конфронтира мен и моите вярвания за здравето и живота по начин, по който нищо друго до сега не беше. Тази книга описва първата година от това пътуване. За съжаление, д-р Нарам почина на 19 февруари 2020 г. само месеци преди публикуването на тази книга. Поради тази причина, сега това е по-важно от всякога да се сподели.

Докато споделях тези ценни тайни с хората, бях изненадан колко малко от тях знаят, че съществува толкова древна наука за изцеление. И така, какво те насочи към тази книга? Може да не си знаел, че по-дълбокото лечение е избор, който имаш. Вълнувам се, че тези знания могат изцяло да променят живота ти и на тези, които обичаш, може би показвайки ти, че е възможно повече от това, отколкото някога си очаквал.

Д-р Клинт Дж. Роджърс,
Мумбай, Индия
Март 2020

ГЛАВА 1

Древни лечебни тайни, които могат да спасят живота ти

Най-хубавите неща в живота се случват неочаквано. Най-хубавите приключения никога не са се случвали по план. Освободи се от очакванията. Най-доброто ще дойде, когато и от когото най-малко очакваш.

- Неизвестен автор

Мумбай, Индия

Да обичаш дълбоко е сила, която може да те въздигне до висините на рая, но и понякога може да те постави на пътя, който води към дълбините на ада."

Решма се молеше за каквото и да е решение за спасение на единствената си дъщеря, която беше в застрашаваща живота й кома в следствие на усложнения при лечение на рак на кръвта. „Няма никаква надежда", й казали лекарите в болницата в Мумбай. „Никога не сме виждали някой в такова тежко състояние да се възстанови. Време е да я оставите да си отиде". Какво можеш да направиш, когато някой, когото много обичаш, е на път на умре, а ти отчаяно искаш да помогнеш, но не знаеш как? И как би се чувствал ако нещата, с които си опитвал да помогнеш, само са влошили положението?

Воден от вдъхновение или отчаяние?

Бях в Мумбай, Индия, за да посетя клиниката на Д-р Нарам, за когото ми бяха казали, че е световно известен лечител. Това беше в резултат на последователност от необичайни обстоятелства, които ме отведоха там, за които ще споделя по-късно. За сега само ще кажа, че да бъда в Индия беше предизвикателство и цялото суетене около д-р Нарам беше объркващо. В един от последните ми дни в клиниката го попитах защо хора летят от целия свят само и само да го видят за 5 минути. Как са разбрали за него?

Д-р Нарам се усмихна и ме покани в студиото да гледам докато той записваше телевизионно шоу за древно лечение, което се предаваше в 169 страни. Реших да отида от чисто любопитство.

Макар че д-р Нарам говореше предимно на хинди по време на записа, процесът на заснемане ме очарова. Никога преди това не съм бил зад кулисите на телевизионно шоу и бях удивен с колко много старателни усилия се минава през всеки детайл.

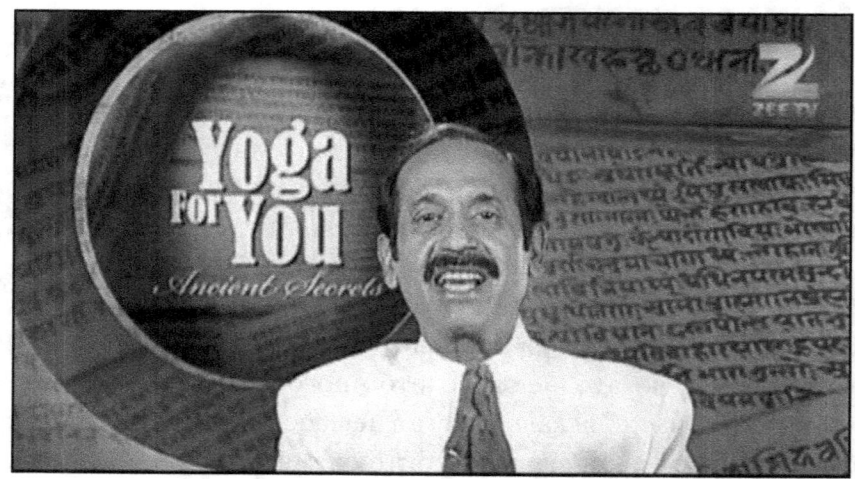

Д-р Нарам записва за ТВ програма, излъчвана от ZeeTV в 169 страни.

Подготовката на точното осветление отне около 40 минути и режисьорът най-накрая каза: "Готови, тишина, снимаме!"

Настъпи миг тишина. Тогава д-р Нарам започна да говори на камерата, все едно беше неговият най-добър приятел. Всички в студиото се смаяха от неговото присъствие и глас. Имайки предвид колко много време отне да започне записът, усетих раздразнение, когато чух суматоха в студиото. Жена със зелен шал нахлу в помещението, говорейки на висок глас, неосъзнавайки, че нарушава тишината в стаята.

Режисьорът също се раздразни. Но д-р Нарам, виждайки жената, го помоли да спре записа. Той отиде към нея и я слушаше търпеливо, докато тя го умоляваше: "Д-р Нарам, трябвате ми. Моля ви, моля ви, спасете живота на дъщеря ми. Тя ще умре всеки момент. Моля ви." Когато тя се обля в сълзи, сърцето ми се разтопи.

"Всяка сутрин гледам вашето телевизионно шоу в Бангладеш", каза тя "където вие помагате на толкова много хора. Ние използваме вашите домашни рецепти за лечение, които споделяте там, всеки път когато се разболеем и те помагат. Намерих адреса на това телевизионно студио, взех такси и дойдох тук, за да може да спасите дъщеря ми". Името на тази жена беше Решма. Тя е пропътувала над хиляда мили с единадесетгодишната си дъщеря Раббат от Бангладеш до Мумбай в една от най-добрите болници за лечение на рак в света. Раббат имала рак на кръвта и след приемането ѝ в болница, станала жертва на ужасна белодробна инфекция – един от най-неприятните възможни странични ефекти от лечението. Решма описа как от усмихваща се и игрива Раббат бързо изпаднала в кома след като инфекцията се установила в тялото ѝ. От единадесет дена Раббат била в безсъзнание, зависима на 100% от вентилатор. Въпреки че в болницата има най-скъпото медицинско оборудване, най-добрите лекари били принудени да кажат, че шансът ѝ за оцеляване е почти нула и посъветвали Решма да прекрати поддържането на живота ѝ. Решма изчерпала всички финансови ресурси на съпруга и семейството си, изпадайки

> *Без значение колко голям е проблемът или трудността, никога не губи надежда!*
> – Баба Рамдас
> *(учителят на д-р Нарам)*

в големи дългове, опитвайки се да спаси дъщеря им. Даже ако имаше хилядите долара на ден, каквато е цената на поддръжката на живота на дъщеря ѝ в интензивното отделение – нещо което тя нямала, времето ѝ изтичало. Колкото повече време минавало без Раббат да се подобри, толкова повече лекарите настоявало Решма да прекрати поддържането на живота на дъщеря си.

Като всяка любяща майка, Решма търсела като обезумяла нещо или някой, който би могъл да помогне. Напрежението от предстоящото спиране на животоподдържащата система растяло неспирно, до момента в който малка искрица надежда не проблеснала, когато Решма изведнъж се сетила, че д-р Нарам живее в Мумбай. Отчаянието ѝ и майчината интуиция я довели тук, където д-р Нарам записваше предаването, само дванадесет часа преди той да напусне отново страната. Той пътуваше толкова често, че рядко беше в Индия, а още по-малко време прекарваше в студиото, така че Решма го приела като знак от Бог.

„Вие трябва да сте тук поради някаква причина", каза Решма „Аллах ме доведе при вас. Вие сте моята единствена надежда!" Тези думи биха подложили всекиго под голямо напрежение и аз внимателно наблюдавах докато д-р Нарам отговаряше. Той докосна нежно Решма по ръката и каза: „Моят учител ме научи, че без значение колко голям е проблемът или трудността, никога не трябва да губим надежда!"

Въпреки че той скоро заминаваше в чужбина, обеща на следващия ден да изпрати един от неговите най-добри ученици, д-р Джовани Бринчивали, до болницата, за да види дъщеря ѝ. След това той се обърна към мен и каза: "Клинт, защо не придружиш д-р Джовани? Може да научиш нещо полезно."

Не планирах да прекарам един от последни си дни в Индия в болница, но така или иначе отидох. Това решение в крайна сметка се оказа монументално.

Разстоянието между живота и смъртта

На следващия ден Решма тревожно поздрави д-р Джовани и мен на входа на болницата. Тя имаше дълга тъмна коса, която беше вързана отзад и носеше зелен шал, покриващ тялото ѝ. Без да губи време тя ни вкара в интензивното отделение, където дъщеря ѝ Раббат лежеше в кома. Като интензивно отделение в болница, всичко беше стерилно и меланхолично. Четири легла бяха набутани в стаята и на всяко имаше човек в кома. Усещаше се тежест във въздуха и се надявах, че няма да се наложи да стоя дълго. Членовете на семействата стояха настрани, притихнали. Техният шепот и тихо стичащи се сълзи проникваха през непрекъснатото бипкане на апарати и екрани. Мрачната атмосфера ми напомни на морга и бях поразен от мисълта, че тези семейства, включително и Решма, може скоро да стоят около ковчег или горящ погребален огън, който би обгърнал техния любим човек. Д-р Джовани отиде до леглото на Раббат, облечен с бял панталон и бяла риза. Той имаше леко посивяваща коса и

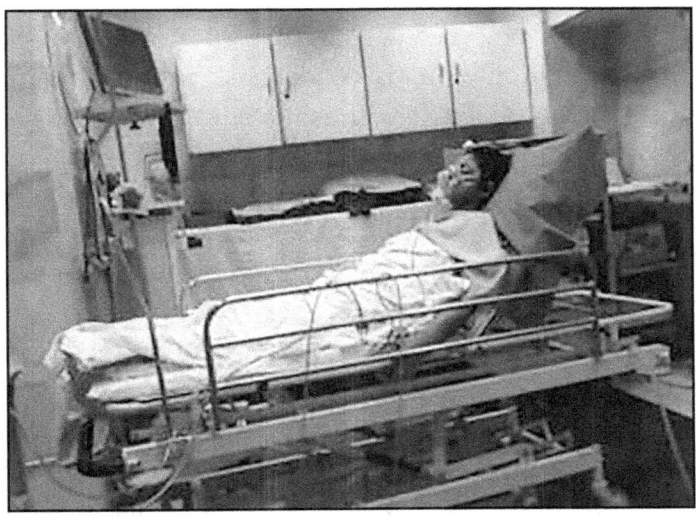

Раббат в кома, снимана от майка ѝ.

> *„Какво искаш"*
> (Ключов въпрос Д-р Нарам зададе на всич)

нежен нрав. Като ѝ направи пулсова диагностика, неговите състрадателни очи, обикновено придружени от широка, весела усмивка, сега бяха пълни със загриженост.

Аз стоях до Решма, до краката на дъщеря ѝ. „Не много отдавна аз я гледах да скача на въже, усмихваше се и ядеше сладолед в градината ни" ми каза тя докато гледахме крехкото, малко тяло на дъщеря ѝ, увито като в пашкул от одеяла. Раббат едва дишаше. Очите ѝ потрепваха, макар и затворени с тънки ленти лейкопласт. Нейното младо лице и тяло бяха подпухнали от примамката на смъртта. Остра игла беше пробила китката ѝ, свързана с интравенозна система. Тръбичките, стърчащи от носа и устата ѝ, ѝ помагаха да диша, докато електрическите жици, прикрепени към гръдния ѝ кош и глава, проследяваха жизнените функции.

Не бях сигурен какво да кажа докато стояхме и гледахме втренчено дъщеря ѝ в безсъзнание, но се сетих за въпроса, който д-р Нарам ми зададе, когато го видях за пръв път. Той пита всеки едно и също. Така че и аз попитах Решма – „Какво искаш?"

Сълзи се стичаха по бузите ѝ и тя ме погледна в очите и отговори на развален английски: „Всичко, което искам, е моето малко момиче да отвори очи и да каже ‚Мамо' отново." Гласът на Решма потрепваше, докато говореше. Дълбокото желание и болка на нейната молба докоснаха сърцето ми, но аз не знаех как това би станало реалност.

Огледах високотехнологичната, модерна болнична обстановка и си мислех, че ако някой може да спаси нейната дъщеря, не би ли трябвало да е на това място? Това медицинско заведение отговаряше на всяко едно, което бях виждал в САЩ или в Европа. Това беше една от най-добрите болници за лечение на рак и лекарят, който идваше при Раббат, беше известен специалист в тази област. След като един от най-авторитетните специалисти не само в Индия или Азия, но и в света, не можеше да намери решение, беше пределно ясно, че нямаше никакво друго решение.

Арогантно ли беше д-р Нарам да мисли, че неговите древни лечебни методи биха дали шанс за успех, когато най-добрите експерти не можеха да помогнат? Или може би д-р Нарам знаеше, че нищо не може да направи и затова не дойде лично, а изпрати своя ученик? Ако беше така, защо той не беше честен с Решма, казвайки ѝ, че няма решение? Защо ѝ даваше напразни надежди като изпраща д-р Джовани? Притеснявах се, че надеждите на Решма са заблудени и че като има доверие на древните лечебни методи на д-р Нарам, тя се поставяше в ситуация на неизбежна мъка.

Беше отрезвяващо да стоя до нея, гледайки безпомощно към дъщеря ѝ. Започнах още повече да чувствам и разбирам напрежението и травмата, които Решма преживяваше. Тя беше пожертвала всичко. Беше оставила съпруга си и двамата си по-малки сина в Бангладеш, търсейки най-доброто лечение за единствената си дъщеря. Тя се надяваше, че всичко си е струвало, когато Раббат дала признаци на подобрение, докато в един злокобен ден, изведнъж цялото тяло на дъщеря ѝ било поразено от гъбична инфекция. „Един ден Раббат започна да се държи за гърлото", Решма тихо обясни, „Каза, че все едно някой я задушава. Малко след това изпадна в кома". Тъжната действителност беше, че страничните ефекти от лечението, заради което семейството беше изпаднало в сериозни дългове, сега застрашаваше живота на Раббат повече от самия рак. Сестрата казала на Решма, че ако махнат кислородните тръби от устата ѝ, тя ще оцелее най-много няколко минути.

Любовта на Решма към дъщеря ѝ беше огромна и силна като океан, но сега достигаше небето и се разбиваше в пясъка. Като гледаше към дъщеря си Решма се сблъскваше с мъчителни въпроси. Това ли беше края на всички нейни молитви, пари и сълзи? Тя ли трябваше да направи страшния избор за спирането на живота на дъщеря си? Как би могла да го направи? Това беше решение, с което никой не би трябвало да се сблъсква – неизмерим ужас за майката.

Ставайки свидетел на отчаянието на Решма, у мен се събудиха дълбоко заровени емоции.

Бях на осем години, когато посетих сестра си в болницата, а не след дълго беше нейната неочаквана кончина. Като момче гледах как сестра ми се мъчи и се чувствах безпомощен да направя каквото и да е за нея. Поразен от този спомен, стоейки до Решма, която тихичко плачеше, почувствах, че сълзи изпълват очите ми.

В този момент бях поразен колко крехък е животът, разстоянието между живота и смъртта за всеки от нас може да бъде само един или два дъха. Започнах да усещам въздуха, който влизаше и излизаше от дробовете ми.

Разбрах, че всяко вдишване е подарък. Тъгата ми се превърна в неловък дискомфорт. В този момент почувствах, че може би идването ми в Индия беше грешка, особено докато стоях там и гледах борбата на това малко момиче за всеки оставащ дъх, без да имам идея дали д-р Нарам или неговите древни методи биха ѝ помогнали.

Озадачен от решението на Решма да се свърже с д-р Нарам – и опитвайки се да превъзмогна дискомфорта си – насочих вниманието си към д-р Джовани.

Сълзи и Лук

Наблюдавах как д-р Джовани прави пулсова диагностика на Раббат и се обади на д-р Нарам, за да обсъдят състоянието ѝ. Д-р Джовани е завършил медицина в най-старото и едно от най-уважаваните медицински училища в Европа, преди да учи в продължение на повече от седемнадесет години при д-р Нарам. При първата ми среща с него се зачудих, защо този високо образован лекар от престижен медицински университет въобще би се интересувал да изучава тези древни лечебни методи, при това толкова дълго време. Въпреки неговата квалификация по източна и западна медицина, се съмнявах в преценката на д-р Джовани относно тази ужасна прогноза.

В клиниката видях как д-р Нарам и д-р Джовани предписват билкови формули или домашни лекове. Въпреки, че хората ми казваха, че са им помогнали, аз подозирах, че това е повече плацебо ефект, отколкото всичко останало. Може би пациентите му вярваха, че д-р Нарам би им помогнал, и техните вярвания създаваха положителния резултат, за да се почувстват по-добре. Но как би могъл плацебо ефектът да повлияе на Раббат, която беше в безсъзнание? Тя даже не беше в състояние да повярва, че нещо би ѝ помогнало, за да стане така. Вярата си е вяра, но фактите са си факти. Това момиче беше в кома. Тя не можеше да яде нищо, беше невъзможно да преглъща по никакъв начин лекарства или билкови добавки. Как даже биха ѝ дали природен лек?

Слушах внимателно, когато д-р Джовани започна да говори. „Д-р Нарам каза, че има неща, които трябва да направим веднага.". Вместо да предложи комбинация от съвременни и древни подходи, западни и източни, д-р Джовани се фокусира изключително върху древните лечебни методи.

Първо, той извади билкови таблетки от чантата си, които даде на Решма да натроши, да ги смеси с масло Гхи (пречистено краве масло, получено от изваряването на всички млечни вещества от него) и да сложи сместа на пъпа на Раббат. Д-р Джовани обясни, че „в случай, когато човек не може да яде, тази част от тялото действа като втора уста. Използвано е в древни времена, за да помогне да се доставят необходимите хранителни вещества на тялото."

Този подход изглеждаше странен, но след като лекарите в болницата бяха направили всичко по силите си и нямаше нищо за губене, никой не го спря.

След това д-р Джовани даде указания на Решма къде и колко често да натиска определени точки на ръката и главата на дъщеря си. „Според потеклото на д-р Нарам, този дълбок лечебен инструмент се нарича *марма-шакти*", каза д-р Джовани на Решма. Това беше една доста странна гледка - уважаван лекар от Европа да дава тези странни указания с такава увереност. И това, което направи след това, беше напълно чудато.

„Трябва ни лук" каза той, „и малко мляко.". Някой му донесе

лук от кухнята, и той го остави на масата до главата на Раббат. Като го наряза на шест парчета, изглежда, че изпаренията от лука предизвикаха потрепване и малко просълзяване в очите ѝ. Д-р Джовани сложи парчетата в купа и ги остави на маса в ляво до главата на Раббат. Тогава той накара Решма да налее млякото във втора купа и да я сложи от дясната страна на главата на дъщеря си.

"Не прави нищо с купите", обясни той. „Просто ги остави там, докато Раббат спи."

Това беше сюрреалистично. Ние бяхме заобиколени от най-скъпото, специално създадено медицинско оборудване, а същевременно режехме лук и наливахме мляко в купа. Нищо не казах, но си помислих - *Настина ли?* Не участвах във всичко това, но наблюдавах от страни в стаята, като исках да не бъда асоцииран с такъв странен, суеверно изглеждащ подход. Не можех да проумея как всичко, което направи д-р Джовани, би довело до промяна в състоянието ѝ. Поне Решма изглеждаше благодарна, че има какво да прави, освен да гледа как дъщеря ѝ се бори за живота си.

След като нямаше вероятност това да навреди на Раббат, персоналът на болницата не спря Решма и д-р Джовани, но като гледах лицата им, те отразяваха моето собствено съмнение за добър резултат. Когато д-р Джовани и аз си тръгнахме от болницата онзи следобед, не мислех, че ще видя Раббат отново, освен ако не ни поканеха на погребението ѝ.

Докато нашия шофьор бавно си проправяше път през клаксоните на задръстването на движението в Мумбай, ме обхвана тъга. Това чувство ми беше доста познато, тъй като беше неизменна част от живота ми като цяло. Заляха ме спомени. Повечето хора биха казали, че изглеждам щастлив и успешен на млада възраст, но дълбоко в мен се чувствах различно. Носех в себе си всеобхватна меланхолична самота, за която рядко говорех, даже с най-близките ми. Вместо това, търсех как да се отвлека от нея.

Не се притеснявам за собствената си смърт, но страхът от загубата на някого, когото обичам, събуди особено нежни емоции в мен, след като сестра ми Денис почина, когато бях малко момче. И това, което го правеше още по-мъчително беше, че след няколко опита, тя се самоуби.

Спомням си как онази вечер препъвайки се в тъмната стая, където гледах телевизия, бях моментално изтръгнат от фантастичния свят на семейството от сериала и запратен в сивата реалност на моето собствено.

Вървях към всекидневната, объркан от проблясващите светлини на линейката отвън. Татко ме издърпа в странична стая, където другите ми братя и сестри се бяха сгушили един до друг в сълзи. През сълзи той каза, че сестра ми си беше отишла. Беше се самоубила.

Макар че бях само на осем, си задавах същите въпроси отново и отново. *Как нищо, което родителите ми или лекарите направиха не помогна? Какво можех да направя, за да ѝ помогна? Имаше ли нещо друго, което можех да кажа или направя, за да променя нещата?* Съветникът, когото посещавах със семейството ми каза, че не трябва да изпитвам вина, но аз не можех да спра.

В годините след това въпросите, които имах като дете, се преобразуваха в силно желание да разбера какво всъщност е животът? *Защо си струва да се живее? Достатъчно време ли прекарвам с хората, които обичам? Прекарвам ли времето, което имам, за неща, които наистина имат значение? Живея ли живота си по начин, който си струва?*

Всички тези въпроси и емоции в мен се събудиха бидейки в болницата с Решма и Раббат. Още веднъж си помислих колко кратък и ценен наистина е животът.

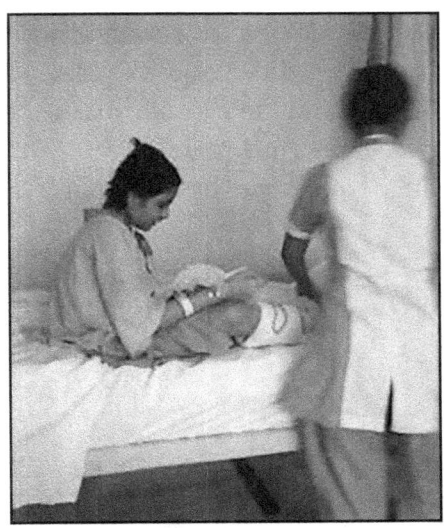

Rabbat being attended to by the nurse shortly after awakening from a coma.

Невъобразимото

На следващия ден Решма се обади с удивителна новина. Зависимостта на Раббат от вентилатор беше намаляла от 100 на 50 процента. Тя дишаше повече сама! Въпреки че все още беше в кома и жизнените й показатели бяха критични, състоянието й се стабилизираше. Д-р Джовани изглеждаше окуражен, но аз все още се съмнявах, че това е по-скоро временно облекчение за майка й, нуждаеща се от признаци на надежда.

Три дена след нашето посещение в болницата, Решма се обади отново. „Тя се събуди!"

„Какво?" попита изненадан д-р Джовани.

„**Тя се събуди!**" възкликна Решма. „Раббат, моето малко момиче, отвори очи!" С треперещ глас и наблягайки на всяка дума, тя възкликна „Тя ме погледна в очите и ми каза Мамо!". Гласът на Решма премина в тих и благодарен плач. Аз бях шокиран. Умът ми беше объркан. Това истина ли е?

Д-р Джовани и аз шофирахме обратно към болницата, носейки още билкови таблетки за нея, които тя вече можеше да преглъща. Докато пътувахме през натовареното движение, аз със съжаление признавам, че се чудех дали Раббат ще е извън кома, когато пристигнем. Може би отварянето на очите й е било моментна случайност?

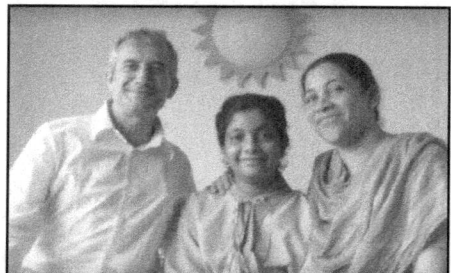 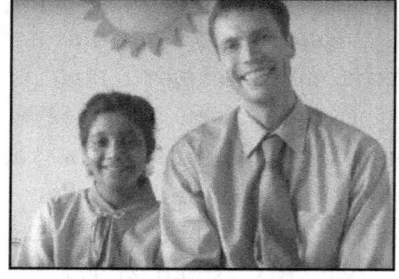

Д-р Джовани и аз с Решма и Раббат в болницата, след като тя излезе от кома.

"Д-р Нарам ти е чичо?" попитах, объркан. Тя се усмихна. „Не, но в моята култура ние наричаме възрастните мъже ‚чичо' и възрастните жени ‚лельо', това е знак на обич и уважение."

Усмихнах се от нейният отговор, но бях напълно слисан от това, което виждах. Тя беше в кома!

Как може натискането на определени точки на тялото и поставянето на лук и мляко до главата ѝ да помогнат? Този резултат беше ли свързан с това, което направи д-р Джовани, или тя се събуди

поради някаква друга причина?

Ако бързото възстановяване на Раббат не беше вече достатъчно трудно за възприемане, най-изненадващата част дори не беше само нейното възстановяване. Беше това, което видяхме с другите пациенти в кома, които бяха в същата стая на интензивното отделение на болницата.

Заразно лечение

Много хора, които преминават през вратите на интензивното отделение, не излизат оттам живи.

По стечение на обстоятелствата, сестрата на медицинската сестра, която се грижеше за Раббат, беше също в кома на отсрещното легло. Тя постъпила в болницата със сериозен проблем на черния дроб и лекарите не могли да го излекуват. Токсините бързо се натрупали в тялото ѝ и тя бързо изпаднала в кома.

Подобно на случая с Раббат, лекарите казали на медицинската сестра, че няма надежда за сестра ѝ.

Виждайки забележителното възстановяване на Раббат, тя попитала Решма какво е направила, за да се оправи дъщеря ѝ.

Решма казала на сестрата и тя последвала същата процедура за сестра си.

Когато приключихме посещението при Решма и Раббат,

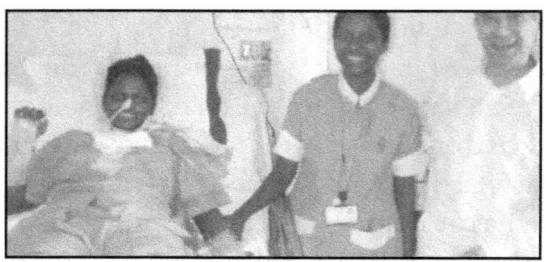

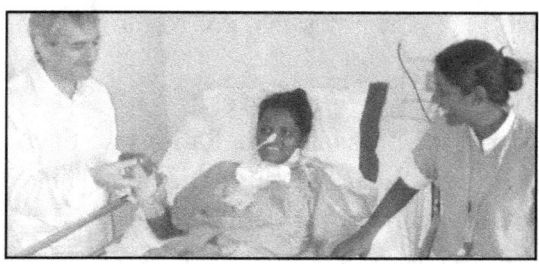

Горе: Д-р Джовани, мед.сестра и нейната сестра на следващия ден, след като тя излезе от кома.
Долу: Д-р Джовани показва марма точка на медицинската сестра и сестра ѝ.

медицинската сестра заведе д-р Джовани и мен да видим сестра ѝ. Очите ѝ, които дни преди това били затворени, сега бяха отворени и тя беше напълно будна.

Като ни видя, моментално се усмихна.

"Използването на древните методи отне известно време", каза медицинската сестра.

„Първо, промените настъпиха бавно, докато накрая не се събуди. И сега вие сами можете да видите удивителния резултат!" Тя говореше с възторг и благодарност.

Медицинската сестра ми каза, че семействата на други пациенти също започнали да прилагат древните лечебни методи. От четирите пациента в кома в тази стая, трима вече бяха в съзнание и извън интензивното отделение, а един даже бил изписан от болницата. Тя говореше за учудването си, че тези древни методи дават такова дълбоко изцеление, даже в случаи, в които лекарите се отказват.

Излязох от болницата със страхопочитание, размишлявайки

Бележки от дневника ми

3 древни лечебни тайни за помощ на някой в кома*

1) Билкови лекове — определени натрошени билки, смесени с масло Гхи на паста, слагат се на пъпа (например, билковите формули, които д-р Джовани използва за Раббат, бяха таблетки създадени от д-р Нарам, за поддръжка функционирането на мозъка и дробовете*; по-късно за сестрата на медицинската сестра, той добави и такава за черния дроб*).

2) Марма-шакти — това са точките, които д-р Джовани научи Решма да натиска на ръката на Раббат. Тя натискаше старателно набор от точки по 15-21 пъти на ден, докато повтаряше името на Раббат и хубави неща за нея.

    а) На дясната ръка, в най-горната част на показалеца - натискаме и отпускаме 6 пъти.

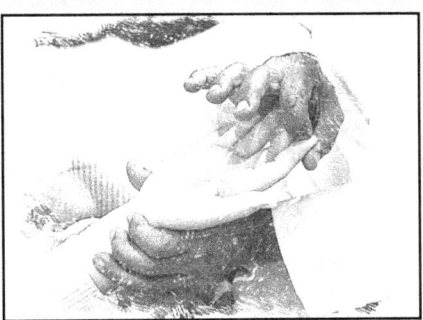

    б) Мястото под носа и над горната устна - натискаме и отпускаме 6 пъти.

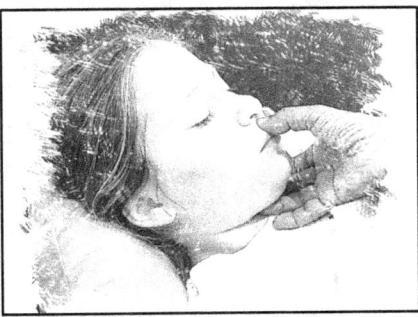

в) Притискаме нежно главата 6 пъти като слагаме едната длан на челото, а другата на тила. Свиваме всички пръсти, така че да докоснат и притиснат скалпа.

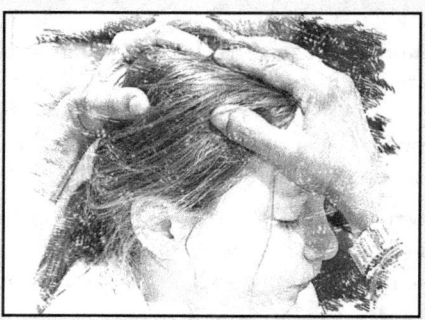

г) В някои случаи може да се добавят допълнителни точки.

3) Домашен лек— нарежи лук на 6 парчета, сложи в купа отляво на главата; налей прясно мляко в друга купа и я сложи от дясно на главата на болния. Остави купите там, докато човекът е в безсъзнание.

(Още две тайни за помощ срещу безсъзнание ще разкрия по-нататък в книгата.)

Information (including key ingredients) for any herbal formulas and tablets mentioned in this book are listed in a chart in the appendix. Bonus Material: To „meet„ Reshma, Rabbat, her nurse, and Dr. Giovanni through the video I captured, and for you to understand this method more deeply, please visit the free membership site (www.MyAncientSecrets.com/Belong).

*Important Medical Disclaimer: This book is intended for educational purposes only. The information found in this book and online is not meant to be used, nor should be used, to diagnose or treat any medical or emotional condition. As of the publication of this book, these ancient secret remedies have not been proven or disproven in any western medical studies that I' m aware of, including clinical trials. They are based on ancient teachings for overall well-being. As you read, please remember the author does not dispense medical advice or prescribe the use of any technique as a form of treatment for medical problems without the advice of a good physician. Please consult with a health care provider for medical treatment. Also, the cases recorded in this book are remarkable, and it is important to remember that results can vary for each person, depending on many factors, and may not be typical. In the event you use any of the information in this book for yourself, which is your right, the author and the publisher assume no responsibility for your actions. You are responsible for your own actions and their results. Educate yourself fully, so you can make the best choices to align with the results you desire.

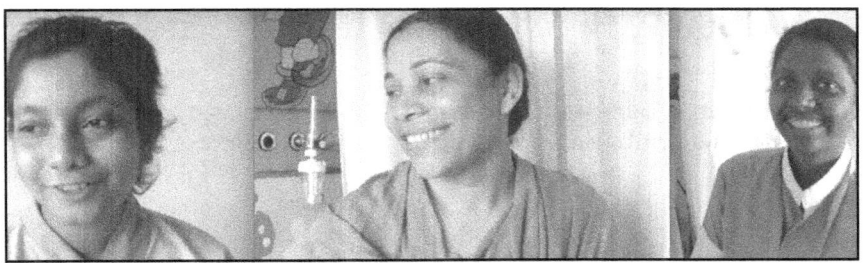

Screenshots from the video I took of Rabbat, her mother Reshma, and the happy nurse.

дали хората в САЩ щяха да ми повярват, като има кажа какво бях видял. Почувствах, че те може да си помислят, че съм пушил нещо в Индия!

Радвах се, че бях взел видео камерата си и водех дневник, за да отразя това, на което бях станал свидетел.

Чудех се *Как тези древни методи създават такова пълно изцеление?*

Ако тези начини бяха толкова ефективни и даже в изключителни случаи на живот и смърт, защо тогава повече хора не знаят за тях като вариант? Ами ако семейството ми знаеше за тях, когато сестра ми се нуждаеше от помощ? Можеше ли да спасят живота ѝ? Защо лук и мляко?

Как действа това? За всеки един случай ли би помогнало?

Откъде идват тези „древни тайни" и как д-р Нарам е научил за тях? И преди всичко, защо аз станах свидетел на това?

Може би ще е полезно да разкажа как се запознах с д-р Нарам. Това се случи, когато бях в Калифорния през октомври 2009 г. По онова време, нямах никакъв интерес към „алтернативно лечение" и никакво желание да пътувам до Индия. Бях зает с нещо много по-важно за мен: да се опитам да впечатля момичето, което току-що бях срещнал.

Твоите лични бележки (към Глава 1)

За да се задълбочи и увеличи ползата от прочита на тази книга, отдели няколко минути, за да отговориш на следните въпроси:

Кого обичаш?

_____
_____
_____
_____
_____

Какво искаш? (За себе си? За тези, които обичаш?)

_____
_____
_____
_____
_____

Какви други прозрения, въпроси или идеи получи докато четеше тази глава?

_____
_____
_____
_____
_____

ГЛАВА 2

95% от хората не знаят това важно нещо за себе си

Ако искаш да разсмееш Бог, разкрий му плановете.
–Уди Алън

Лос Анджелис, Калифорния (няколко месеца по-рано)

Срещали ли сте някога някого, който напълно ще промени живота ви, само че ще го разберете по-късно? През есента на 2009 г. работех като университетски изследовател във Финландия. През свободното си време бях доброволец в една организация с централа в Сан Франциско, наречена „Мъдростта на света" (Wisdom of the World). Проектът се казваше За 10 дни да докоснеш 10 милиона човека и беше насочен към разпространение на вдъхновяващи послания по време на празниците, за да помогне за намаляване на депресията и самоубийствата. За да привлечем внимание, създадохме серии от интервюта с известни хора, които щяхме да популяризираме всеки ден на събитието.

Една от задачите ми беше да се свържа и интервюирам известни личности. След като прегледахме съставения списък със звезди, атлети и други потенциални интервюирани, брат ми Джералд каза, че трябва да се срещна с Гейл Кингсбъри. Тя координираше някакво събитие в луксозен хотел в Холивуд. Той ми каза, че много известни хора ще участват там и единственият начин да получа достъп беше да стана доброволец. Така че това и направих.

Облечен с червена риза с къс ръкав и тъмни дънки, се чувствах не на място в този скъп хотел, но мигновено си паснах с Гейл. Тя беше способен организатор на събития, но също и сърцат човек. По време на почивката, докато стояхме в коридора, ѝ казах, че основната ми цел да бъда доброволец беше да се срещна с нея и да я помоля за съдействие. Нашият проект ѝ хареса и тя каза, че ще помогне. Когато ѝ връчих списъка с различни филмови звезди, известни личности от спорта и музиканти, които планирахме да интервюираме, тя го погледна и дълго време запази мълчание. „Чувствам целта на вашия проект и усещам, че повечето хора от списъка, не са това, което искате. Много от тях не са това, което изглеждат, и тези личности може да не паснат на вашето послание," каза тя, като отново направи пауза. „Знаеш ли кого ще ти предложа?"

„Кого?" „На всяка цена трябва да интервюираш д-р Нарам." „Кой е той?" „Той е майстор лечител от Индия, сред чиито пациенти са хора като майка Тереза и Далай Лама. И днес преглежда пациенти в същия този хотел."

Майстор лечител?! Това не беше онова, което ние имахме предвид. Щях да я помоля да ме представи на някой друг.

Тогава очите на Гейл се насочиха към някого зад мен. „Удивително. Ето го," каза тя.

Обърнах се и видях индиец, облечен в бял костюм и жена с дълъг, декориран в стил етно жакет, които вървяха в нашата посока. Усмихнах се на себе си мислейки, че не бях единственият, който изглеждаше не на място тук.

„Д-р Нарам, това е Клинт," каза Гейл, когато ни доближиха. „Д-р Нарам, трябва да чуете за проекта на Клинт, който прави съвместно с Мъдростта на света. Може би ще му дадете интервю, ако имате време."

Д-р Нарам се обърна и ме погледна. Той беше около 155см висок, 30 см по-нисък от мен. Беше облечен с бял костюм; имаше гарваново-черна коса със сребрист кичур отпред и подстриган мустак. Изглеждаше младолик, но това, което привлече интереса ми, бяха внимателните му очи и енергичният му и мил стил на изразяване. "Много ми е приятно да се запознаем," каза той топло. "Какво е Мъдростта на света?"

Разказах на д-р Нарам за основателя на организацията, моят приятел Гари Малкин, награждаван музикант, който има страст да свързва хората

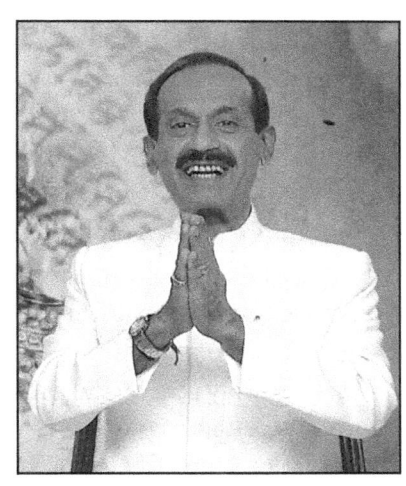

Майстор лечителят д-р Панкадж Нарам. Снимка: Уикимедиа.

с най-добрите неща, които съществуват по света и в самите тях. Един от талантите на Гари е създаването на моменти на благоговение и вдъхновение като вдъхва надежда чрез музикална медия, за да помогне на хората да си спомнят кое има най-голямо значение. Обясних му, че правим специален проект за празниците.

"Какво искате," ме попита той. Гласът му беше обезоръжаващо искрен. Неговите любознателни тъмнокафяви очи внимателно се съсредоточиха върху моите уморени, синьо-зелени. Отговорът ми ме изненада.

"Имах сестра," започнах аз. "Тя сложи край на живота си. Това беше едно от най-трудните неща, с които някога съм се сблъсквал." Това не беше нещо, което обикновено разкривам, и то на някого, с когото току-що съм се запознал. Докато говорех за нея почувствах болката от загубата ѝ. "Искам да направя нещо, с което да помогна на други хора в подобна ситуация като моята сестра. Искам да помогна като допринеса за повече мир на тази планета."

"Разбирам. Как мога да ви помогна? Той ме попита с неподправен интерес. "Ние интервюираме забележителни хора, които имат послания за надежда или вдъхновение. Гейл ми каза, че едно от интервютата трябва да бъде с вас."

Д-р Нарам тръгваше следващата сутрин за поредния град от обиколката си, така че се уговорихме да направим интервюто същата вечер в хотела, след като приключи с прегледите. Като се разбрахме за часа и мястото, д-р Нарам бръкна в джоба на бялото си сако и извади нещо. „Това е за вас, благословен подарък от велик майстор, който е на повече от 147 години. Вършите чудесна работа."

Тъмната му ръка, окичена с няколко впечатляващи пръстена, беше в силен контраст със снежно-белия ръкав на сакото му. В ръката му имаше блестящ пръстен с надпис, който изглеждаше като санскрит.

Без да имам някаква идея какво го накара да твърди, че някой е бил на 147 години, благодарих за подаръка. Тогава д-р Нарам и жената с него продължиха по коридора, а аз сложих пръстена в джоба си.

След тази необикновена среща аз се върнах към моите доброволчески задължения. Докато се опитвах да се свържа с други хора за интервю, забелязах как Лос Анджелис беше град на контрасти. Докато телевизията и филмите са насочени върху начина на живот на богатите и известните от Бевърли Хилс и Холивуд, забавлението в Дисниленд и красивите плажове на южна Калифорния, аз бях изненадан да разбера, че там има повече от петдесет хиляди бездомни мъже, жени и деца. Това е повече от населението на Идън Прери, Минесота, където отраснах. Погледнах от близо живота им благодарение на Лес Браун - популярен мотиватор, който стана доброволец за нашата кауза и започна нашето десетдневно събитие, говорейки в приют за бездомни в един от най-трудните райони на Ел Ей.

През целия ден съзнанието ми се връщаше към облечения в бяло д-р Нарам. Исках да науча повече за този човек, който скоро щях да интервюирам, и затова влязох в Интернет. По това време там имаше малко информация за него на английски. Видях снимки с него и някои филмови звезди от Холивуд и

Боливуд, като Лив Тейлър, известна с ролите си във Властелинът на пръстените, Армагедон и Невероятният Хълк. Точно както Гейл каза, видях снимки на д-р Нарам с Далай Лама и Майка Тереза. Също намерих описание за работата на неговата фондация за подпомагане на бездомни, болни и други изоставени хора.

Освен график на обиколката му в различни градове, намерих и няколко статии в случайни уеб сайтове на хора, които са били в Индия, за да се срещнат с него. Те говореха за неговата способност да разбира човек само като докосва пулса му. Имаше и много думи в публикациите, които не разбирах, а и цялата идея за това, което той прави, ми беше странна. Хората твърдяха, че им е помогнал да преодолеят сериозни заболявания и проблеми по начини, които ми се струваха трудни за вярване. И все пак, където и да е ходил, той е помагал както на богати така и на бедни.

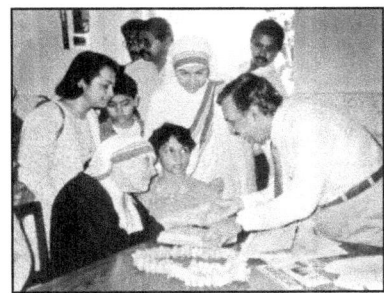
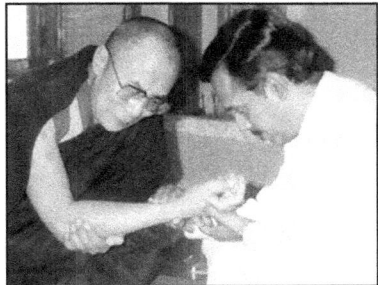
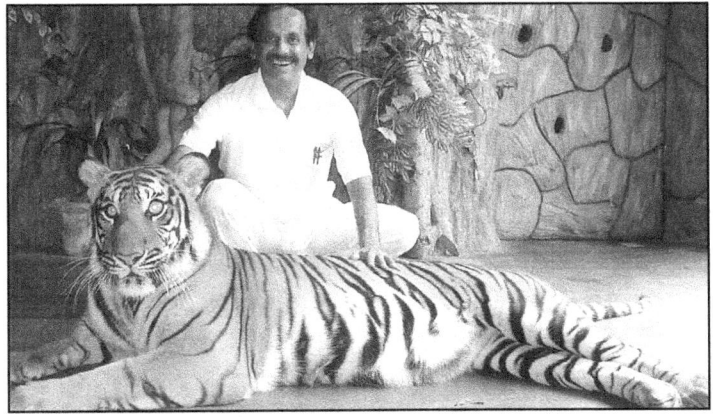

Д-р Нарам лекува чрез пулсова диагностика Майка Тереза, Негово Светейшество Далай Лама и кралски бенгалски тигър.

И това е същото, което правеше сега в Лос Анджелис със звездите от Холивуд и бездомните.

Чудех се дали постъпвах правилно като го интервюирах. Как може някоя от историите, които прочетох, да бъде истина? И ако той беше наистина ефективен лечител, нямаше ли повече хора да знаят за него? Нямаше ли да има повече информация за него? От нашата първа среща д-р Нарам изглеждаше искрен, мил и отзивчив. Хареса ми неговата будност и отвореност. Но все пак се чудех: *Дали това не беше някакъв вид игра?*

Моето обучение като университетски изследовател ме беше научило, че трябва да продължа да разследвам, докато не успея да докажа нещата по един или друг начин. Запътих се към хотелската стая, която служеше като фоайе на д-р Нарам.

Там все още имаше няколко човека, чакащи за преглед, така че и аз седнах и зачаках. На масата видях същите снимки като тези в Интернет. Когато най-накрая дойде моят ред да вляза, д-р Нарам ме посрещна с усмивка.

125 годишен учител?

Чудех се дали д-р Нарам щеше да бъде изморен в края на прегледите. Вместо това, той беше преизпълнен с жизненост – нещо, което ме изненада. Включих камерата и го помолих да се представи.

„Имах учител, който живя 125 години, който е имал учител, който е живял до 145 години, непрекъснато потекло от майстори лечители, което се простира назад във времето до повече от 2 500 години. Тази линия се казва *Сидха Веда*. Тя е жива и днес чрез брата на моят учител, този, който благослови пръстена, който ти дадох. Той сега е на 147 години. Всеки учител е живял повече от 125 г. като е знаел и предавал на следващото поколение тайните за дълъг живот, здраве и щастие."

Нямах идея какво да отговоря. Ако това беше вярно, че хората са живеели толкова дълго, това нямаше ли да е широко известно? Нямаше ли хората, за които споменава, да са включени в *Книгата за Рекорди Гинес*?

„Първият учител в нашето потекло е Дживака. Той е бил личен лекар на Буда. Вие може да си представите, колко посветен трябва да бъде учителят, за да работи толкова близо до Буда. Други известни пациенти на Дживака са Амрапали, считана за най-красивата жена на света, и индийският цар Бимбишара. Дживака и всеки един от великите учители от това потекло са записани в древните ръкописи на тайното знание за постигане на цветущо здраве, неограничена енергия и спокойствие на ума на всяка възраст."

Всичко, което д-р Нарам казваше, беше изпълнено с убеден ентусиазъм. „Когато срещнах за пръв път моя учител, тогава той беше на около 115 години или както той би казал - 115 годишен младеж, с още много години живот. И в тази напреднала възраст, той продължаваше да помага на около шестдесет до осемдесет човека на ден, които идваха при него с различни здравословни предизвикателства."

Когато попитах д-р Нарам как може някой да живее толкова дълго и да работи, той ми даде „тайна рецепта" от неговия 125 годишен учител за неограничена енергия. Тя включваше накисване на семена от резене, бадеми и фурми през нощта и смесването им сутринта. Съмнявах се, че някога ще я използвам, но все пак записах рецептата в дневника си. „Благодаря Ви" казах. „Но как правите неща, които други хора смятат за невъзможни - като лечение на привидно неизлечими състояния?"

„Не съм аз, а древните тайни от моето потекло. Дължа го на учителя си. Знаете ли термина ‚конвейерна лента‘?"

Кимнах. „Аз съм като конвейерна лента, донасям древните тайни до съвременния свят. И макар че често изглежда като вълшебство, това всъщност е древна наука - това е технология на промяна за по-дълбоко лечение,".

Ясно, казах на себе си.

Да намериш зрънца надежда

Върнах се към първоначалната причина да направя интервюто и го попитах: „Какво мислите може да помогне на хора, които страдат от самота, депресия или даже имат мисли за самоубийство по време на празниците?"

„Много хубав въпрос„, отговори д-р Нарам. „Виждал съм как депресията и самоубийството влияят както на много известни, любими звезди, така и на неизвестни хора; както на бедни, така и на изключително богати хора. Познавах атеисти, даже и духовни лидери с милиони последователи, които се самоубиха. Всеки е в риск да загуби някого, когото обича по този начин„.

Д-р Нарам сподели как с него редовно са се свързвали хора в депресия и с мисли за самоубийство и как ще е вечно благодарен своя учител, че го е благословил със знанието как да им помогне. „Най-важното нещо е да ги разберем, не да ги осъждаме. Някои деца правят опит за самоубийство, само за да привлекат вниманието на родителите си, молят ги да разберат тяхната болка и чувство на безсилие. Когато родителят ги разбере, нещата се подобряват. Тези, които се борят с депресия, се сблъскват с голямо предизвикателство. И моят учител ме научи как да помагам на всеки да излезе от това състояние като победител„.

Слушах внимателно. „Повечето хора не разбират какво е да си толкова депресиран, че да искаш да посегнеш на живота си„, д-р Нарам продължи. „Какво кара човек да иска да се нарани? Някои причини включват страхове, безсилие, силна мъка, вина, гняв, самота или финансови проблеми. Всяко от тези почти парализира ума. Учителят ми казваше, че има осем различни вида страх, с които човек може да се сблъска. Едно от най-силните предизвикателства на тази планета е страхът от отхвърляне. Когато момче или момиче, жена или мъж, почувства отхвърляне или силна мъка от родител или любовен партньор, съзнанието им може да премине в депресия. И може ли да си представите какво може да почувства хомосексуално момиче или момче в някои страни, ако се сблъска с отхвърляне от обществото, или даже от Бог? Всъщност е невъзможно за Бог да ги отхвърли, защото той е в тях, и Бог е любов, но става въпрос за това как те се чувстват, отхвърлени от всеки, и това боли. Това е много сериозен проблем." „Също така някои хора получават химичен дисбаланс в мозъка, биполярни състояния, маниакална депресия или се борят със страничните ефекти от зависимост от наркотици или алкохол. Страхът от толкова много източници може да парализира ума и човек не вижда възможност как да излезе от това състояние. Моят учител ме научи на тайните как да помагам на хората да се освободят от всяко едно от тези предизвикателства." Д-р Нарам ми разказа историята на баща и дъщеря, които му се обадили от Рим. Тя била влюбена - еуфоричен вид любов. След това тя и приятелят ѝ се разделили и тя изпаднала в тежка депресия. Момичето казало: „Д-р Нарам, изгубих себе си и сега се мразя. Имам пронизваща болка в сърцето. Спрях да живея и започнах да умирам. Не мога да поема никаква отговорност. Животът изглежда невъзможен и аз съм без настроение. Някои хора казват, че ме разбират, но чувствам, че не са искрени."

Тя загубила работата си, не можела да спи през нощта, събуждала се обляна в пот и била обхваната от безпокойство. Физическата болка ѝ изглеждала по-поносима от емоционалната, така че започнала да се наранява. Завели я в психиатрична болница и ѝ давали лекарства, които я карали да се чувства празна, неспособна да се фокусира, като че ли умът ѝ атрофирал. Младата жена казала „Не усещам радост, нито удоволствие и нищо не ме интересува повече."

Бащата на момичето се измъчвал от непосредствената опасност, че когато се събуди една сутрин, може това да е денят, в който тя е успяла да се самоубие. Той казал на д-р Нарам, че чувства постоянна вина и иска да ѝ помогне, но всичко, което казвал или правел, изглежда я наранявало още повече. Всичко, което можел да направи, било да се надява, че един ден нещата ще се подобрят.

Д-р Нарам ми каза: „Попитах момичето: ‚Какво искаш?‘ И тя каза ‚Искам хората да ме разберат и да не ме съдят! Някъде дълбоко в мен съм нещастна. В сърцето си се чувствам тъжна и ядосана на моята болест. Опасявам се, че не мога да си помогна. Искам да знам как да построя живота си отново, да се отърва от миналото и да продължа нататък. Искам да съм отново жива, щастлива. И искам да открия и разбера смисъла на съществуването. Но имам нужда от помощ!"

Историята на д-р Нарам ме накара да мисля за сестра си и времето, през което я посещавах в болницата. Нямах си никаква идея каква ли непоносима мъка я е довела до депресия.

„Как помагате на някой, когато се чувства така?", попитах аз. Д-р Нарам отговори като сподели друга история. Имало един мъж с нестабилен брак. Жена му го заплашила три пъти, че ще се разведе с него и всеки път д-р Нарам им помагал да разберат какво всъщност искат и да преодолеят различията си. Проблемът този път бил много по-тежък, отколкото преди. Мъжът изгубил повече от стотици милиони долари чужди пари за няколко дена от срив на фондовата борса. Някои от парите били на приятели и на родителите на жена му. Тъстът му дал всичките си пенсионни спестявания. Инвестициите растели и всеки бил щастлив, докато не се случил сривът.

През нощта жена му се обадила на д-р Нарам в паника. Чувало се, че бебето ѝ плаче, а тя казала - „В момента съпругът ми седи на земята с пистолет в устата и пръст на спусъка!"

Д-р Нарам казал „Може ли да поставиш телефона до мъжа си на високоговорител? И след това може ли да излезеш от стаята, така че да разговарям сам със съпруга ти?" Тя го направила.

Д-р Нарам казал „Намасте„, и си казал името си. „Какво искаш?"

Мъжът извадил пистолета от устата си, и казал „Искам да сложа край на живота си„.

„Много добре," отговорил д-р Нарам „Как мога да ти помогна да умреш?" Имало дълга пауза. Мъжът бил шокиран. „Искам да ти помогна да постигнеш това, което желаеш. Ако искаш да умреш, как да ти помогна тогава?"

„Не си правете шеги с мен, д-р Нарам."

„Какво наистина искаш?" го попитал д-р Нарам. Той ми обясни, че въпросите, които е задал са били част от метод, научен от неговия учител, за помагане на хора да преодолеят мисли за самоубийство, и че той не препоръчва на други лица, без подходящо обучение, да правят това. Докато говорил с човека, д-р Нарам установил, че това, което той наистина иска, е да знае как да излезе от ситуацията, в която е попаднал. Той искал да се надява, че нещата могат да се оправят и да се избави от болката.

Д-р Нарам го убедил да остави пистолета на земята, за да може да натисне марма точка, която да му помогне да постигне това, което желае, и моментално човекът се почувствал по-спокоен. След това му дал указания да смеси няколко съставки от кухнята, като част от домашно лечение (1/2 ч.л. масло Гхи, близалце шафран и щипка индийско орехче, да ги затопли леко и да си сложи по две капки във всяка ноздра). Това му помогнало да се почувства още по-спокоен, което от своя страна му позволило да си възвърне трезвата преценка за нещата. „Това не беше бързо решение," продължи д-р Нарам. „Отне време. Но този човек прие да направи нужното за по-дълбоко лечение. Той промени диетата си, консумирайки храна, която подхранва добрите мисли и емоции. Редовно вземаше домашните лекове, като смесваше няколко съставки с масло Гхи и ги приемаше два пъти дневно.

Майсторите от моето потекло също са създали определени билкови формули, които помагат да се подхранят и подмладят частите от мозъка и тялото, които са били изтощени, така че хората да могат отново да се свържат с щастието и целта, намиращи се в тях. Отново казвам, това не е бързо решение, но работи, когато хората се ангажират с процеса. Дадох му също и други марма точки, с които да стимулира творчеството си. Неговата

„Всяка беда – всяка трудна ситуация или силна мъка – има в себе си семената на равна или голяма полза."

– Баба Рамдас
(Учителят на д-р Нарам)

> „Бог е във всеки от нас и ние имаме цел в живота, която да откриен."
>
> – Баба Рамдас
> (Учителят на д-р Нарам)

творческа сила се възвърна толкова много, че съм горд да кажа, че след няколко години той си върна всичко, което беше загубил, даже и повече. Върна парите на тъста си и на всички приятели с лихва."

Д-р Нарам подчерта, „Учителят ми ме научи: 'Всяко премеждие, всяка трудна ситуация или силна мъка, съдържа в себе си семената на еднаква или по-голяма полза.'„

„Но първо, всеки един от нас трябва да открие за себе си: Кой съм аз?" Д-р Нарам продължи. „В живота повечето от нашите предизвикателства идват, когато има блокаж или дисбаланс или и двете. Трябва да открием какъв е блокажът и къде е липсата на равновесие. Дисбалансът може да бъде вата, пита, кафа или комбинация от тях." Не разбирах тези термини, но преди да попитам за разяснение, той продължи. „След като разбереш кой си, кои са блокажите и дисбалансите ти, тогава може да разбереш коя храна е твоето лекарство. Трябва да обръщаме повече внимание не само каква храна даваме на тялото си, но също и на мислите, с които храним ума си и отношението, с което храним емоциите си. Древните тайни дават насоки за всяко едно от тях."

Слушах и не вярвах, че това което казва д-р Нарам може да е истина. Сестра ми вземаше силни лекарства за тежката й депресия, които даже не й помогнаха. Как може натискането на определени точки на тялото и промяната на диетата да оказват такова въздействие в такъв критичен момент от живота на някого? Това, което д-р Нарам предлагаше, изглеждаше доста просто, за да бъде истина.

„Какво стана с момичето?" попитах.

„Аха, да! Тя е перфектният пример. Тъй като д-р Джовани беше в Рим, аз я помолих да го посещава на всеки четири дена, за да й прави определена марма и да й помогне да разбере много ясно какво иска и да изчисти токсините от тяло си. Тя бързо

Бележки от дневника ми

Три древни лечебни тайни за успокояване на ума, ребалансиране на перспективата и стимулиране на положителните емоции:*

1) Марма-шакти – Всеки ден бъди дисциплиниран да правиш това 6-9 пъти дневно. Сложи лявата си ръка на тила за опора и с дясната си ръка натисни и отпусни марма-шакти точката точно под носа и над горната устна 6 пъти. При всяко натискане поеми дълбоко дъх. Можеш да го правиш както върху себе си, така и за някой друг.

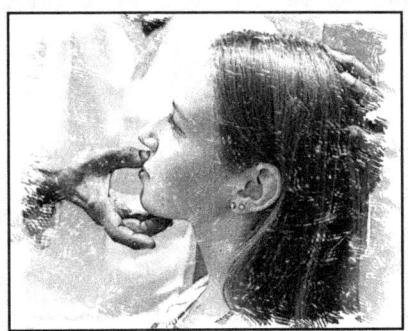

2) Домашна рецепта – смеси следните съставки: ½ ч.л. масло Гхи, 1 щипка индийско орехче и 1 близалце шафран. Леко затопли сместа, повдигни главата си леко назад и сложи по 2 капки във всяка ноздра. Прави това два пъти дневно.

3) Домашен лек – смеси и изяж следните съставки:
        ¼ ч.л. Брахми чурна на прах
        1/8 ч.л джатамаси на прах
        ½ ч.л куркума на прах и
        1 ч.л. масло Гхи

Смеси съставките на паста и взимай два пъти дневно (Първото нещо сутрин и вечер преди хранене)

*Допълнителен материал: За да видиш демонстрация как се натискат марма-шакти точките и да откриеш повече тайни, които могат да ти помогнат по този въпрос (напр. предложения за храни, стимулиращи положителни емоции), моля виж видео материалите в безплатния за членство сайт - MyAncientSecrets.com.

се почувства по-добре и след два месеца си намери ново гадже, за което искаше да се омъжи. Но това беше просто защото искаше да отмъсти на стария си приятел и затова връзката им се разпадна и това беше временна пречка за нейния напредък. Казах ѝ: ‚Трябва постепенно да те подобрим, така че да имаш връзка с някого не само, за да избягаш от празнотата и болката.' Тогава тя наистина се ангажира за бъдещето си. Дадох ѝ някои домашни лекове и билкови добавки, които тя вземаше редовно и направи голяма промяна в начина си на хранене. Научих я кои храни да избягва, които носят отрицателни емоции, и кои храни да яде, за да подпомогне положителните емоции. Отново казвам, отне време, не става бързо, но тя започна да има повече увереност в себе си."

„След като работихме с нея две години, тя стана достатъчно уверена, че можеше да се сблъска с всякакъв вид отхвърляне или предизвикателство без да я засегне. Тя откри, че мечтата ѝ е да бъде учител и си намери работа в училище, където стана много добра учителка. Не след дълго тя срещна мъж, в който се влюби както никога досега, защото тя също вече обичаше и себе си. Това беше почти преди девет години и тя сега има две деца. За двете си деца тя използва определени марма точки и ги храни с определени храни, за да растат със здрави емоции и увереност в себе си."

„Какъв съвет бихте дали на някой, който сега се чувства тъжен или депресиран," попитах аз.

„Най-важното нещо, което всеки трябва да знае е за себе си е - кой съм аз, къде отивам, и какво може да ми помогне да стигна там," продължи д-р Нарам. „Учителят ми ме научи, че Бог е във всеки от нас, и ние имаме цел в живота, която да открием. Но вие не можете да видите това, когато сте депресирани. Един прост начин, с който може да започнете, е като правите същите неща, които дадох на мъжа и момичето."

Да срещнеш Бог?

„Какво имате предвид като казвате, че ,Бог е във всеки от нас?,"попитах аз.

„В Индия имаме поверие, когато ти дойде неочакван гост в къщи. Казва се „Atithi Devo Bhava', което означава, че се отнасяме към всеки гост, който и да е той и колкото и да е неудобно посещението, все едно самият Бог ни е дошъл у дома. В моето потекло на Сидха-Веда ние взимаме това присърце,".

„Значи вярвате, че всеки път като срещнете някой, срещате Бог?" попитах аз.

„В Индия ние поздравяваме като казваме Намасте или Намаскар и допираме длани една в друга пред сърцето си. Този поздрав означава ,Божественото в мен се покланя на божественото в теб и аз почитам това място, където ти и аз сме едно.,"

„Значи Сидха–Веда е религия?" попитах аз. „Сидха–Веда може да помогне на хората духовно, физически, умствено и емоционално, но не е религия. Това е школа на мисълта, от която всеки може да се възползва. Тези древни лечебни тайни са отвъд религията, отвъд политиката, расата, кастата или родословието. Те работят универсално за всеки – като автомобил, който може да ни отведе там, където искаме без значение от религията ни, цвета на кожата или сексуалната ориентация. Тези в моето потекло са супер-специалисти, обучени от поредица от най-великите майстори на древните тайни, за да помагат на всеки, който изпитва болка или болест в тялото, ума или емоциите, да се освободи от нея. Когато човек идва при нас да търси помощ, ние виждаме Бог в него. Ние не се чувстваме задължени да му помагаме, а го приемаме като подарък. За нас е чест, че хората идват при нас.

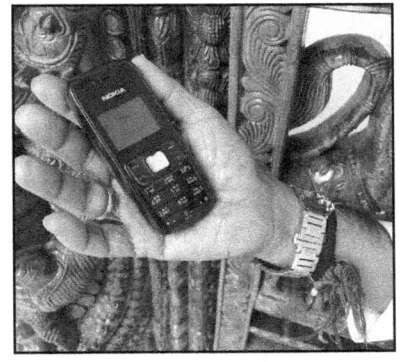

Телефонът Нокиа на д-р Нарам

> *„Деветдесет и пет процента от хората на тази планета не знаят какво искат."*
>
> –Д-р Нарам

Учителят ми ме научи, че дългът ми като лечител е просто да помогна за почистването на храма и да направя така, че Богът в него да е щастлив.

Вземете за пример хората с тежка депресия и дори тези, които имат мисли за самоубийство. Тези хора не се определят единствено от тежките чувства като тъга, страх или гняв. Това не са те. Но умовете и телата им са толкова объркани, че те не го осъзнават. Те чувстват тези емоции, но не знаят как да се освободят от тях. Плашат се, че проблемът им е толкова голям, че няма изход от него. В това състояние те не могат да видят никакво щастливо бъдеще. И така, как да помогнем на тези, които се чувстват тъжни, луди или уплашени? Как да помогнем за изчистването на храма в техните тела, умове и емоции, така че Богът в тях да е щастлив? На това ме научи моят учител."

Не знаех какво точно имаше предвид, но преди д-р Нарам да обясни, стана време да приключа с интервюто. Сега имах много повече въпроси, отколкото в началото.

Древна технология

Докато прибирах камерата си, д-р Нарам ме попита „Какво работиш, Клинт? С какво точно си изкарваш прехраната?"

„Доброволец съм по този проект Мъдростта на света, защото вярвам в него," казах. „Но работя като научен сътрудник в Университет Джоенсу във Финландия". Започнах с обичайното обяснение за работата ми. „Преподавам компютри, култура, технологии и иновации. Личният ми интерес е как иновацията в технологиите може да се използва творчески за намаляване на бедността и с мироопазваща цел".

Д-р Нарам беше заинтригуван. „Ако се интересуваш от мир," каза той, „трябва да те запозная с няколко души".

Той бръкна в джоба си и извади един стар мобилен телефон Нокиа с малък екран. „След като разбираш от компютри, може ли да ми покажеш как работи това? Хората говорят за своите Блекбъри и Епъл и аз много се обърквам, защото мисля, че те говорят за храна, но не - това е техният телефон! Те казват, че този, който имам, не е умен телефон. Този глупав ли е?"

Усмихнах се. Въпросът му беше мил и забавен. Той искаше да научи как да запамети нов телефонен номер и да чете и изпраща текстови съобщения. Докато му показвах стъпка по стъпка какво да прави, той ме гледаше с очакване и възхищение като на дете. Когато той успешно запамети моя номер в телефона си, каза с триумфална радост „Аха, направих го! Това е невероятна машина, а?"

Спомняйки си нещо, което ми беше казал по-рано, го попитах: „Ти спомена, че твоят учител ти е дал технология или инструменти. Технология или инструменти да направиш какво? Какво имаше предвид?"

„Добър въпрос. Вярвай или не, моят учител ме научи на тайна за един милиард долара. Той каза, че 95% от хората на тази планета не знаят какво искат. Те просто не знаят какво искат! Така че прекарват голяма част от живота си в оглеждане. Пробват това или онова, тази работа или онази работа, този партньор или друг, но никога не са удовлетворени.

Учителят ми казваше, че 3% от хората на земята знаят какво искат, но никога не го постигат. Те нямат нужните инструменти. 1% знаят какво искат и го постигат, но тези хора, не могат да му се наслаждават. В процеса на постигането те получават високо кръвно налягане, висок холестерол, проблеми с гърба, семейни проблеми, проблеми в междуличностните отношения и какво ли още не. 99% от всички хора попадат в някоя от първите три категории. Само оставащият 1% хора знаят какво искат, постигат го и след това му се наслаждават."

Като слушах тези цифри се чудех: Дали съм част от тези 95%, които не знаят какво искат? Има много неща, за които да съм благодарен, но защо все пак съм недоволен през повечето време? Животът ми върви ли в правилната посока?

Д-р Нарам продължи, "Аюрведа - древната система на лечение, която може да се научи в Университетите в Индия, е известна като "наука за живота". Сидха–Веда (или Сидха – Рахаршаям) от моето потекло, прави стъпка отвъд това. Сидха–Веда съдържа тайните за по-дълбоко лечение. Древните тайни от потеклото ми могат да бъдат научени само директно от учител към ученик, като супер-специалност, технология за по-дълбоко лечение. Част от лечебните тайни или технология на Сидха-Веда помага на хората да *открият* и после да *постигнат* това, което искат, по начин, по който могат след това да се наслаждават на това, което са постигнали."

Той направи пауза и ми каза, "Технологията, която не разбирам обаче, е това, което хората наричат *интернети*."

Засмях се, защото той произнесе думата с "и" в края. "Кажи ми," каза той. "Мислиш ли, че интернетите могат да ми помогнат да достигна до повече хора? За един ден не мога физически да преглеждам повече хора, отколкото сега." Оказа се, че той преглежда около сто човека на ден в Европа, САЩ и Австралия и триста на ден в Индия. Не можех даже и да си представя, че това е възможно.

"Знам, че може да достигнеш до много хора с *Интернет*," казах аз, като подчертах корекцията. "Но честно казано, все още не разбирам какво правиш." Харесваше ми да бъда с него, чувствах се добре. Той имаше младежка невинност и игривост, съчетана с дълбока загриженост, която беше ободряваща. Само че не знаех как можех да му помогна, особено когато не разбирах много от това, което говореше. Д-р Нарам каза нещо, което не очаквах: "Защо не дойдеш в Индия и сам да видиш? Там има хора, с които искам да се запознаеш."

Изненадан и объркан от поканата, не казах нищо. "Някои неща първоначално може да нямат смисъл за ума ти, Клинт," д-р Нарам продължи "защото гледаш на живота с различни очи. Ти не можеш да разбереш какво правя, но като си наоколо, ще започнеш да усещаш частица надежда вътре в себе си и ще бъдеш щастлив. Може отначало да не знаеш точно защо, но лека-полека нещата може да ти станат по-ясни."

Макар и трогнат от поканата му, ми беше трудно да я приема сериозно и нямах никакво намерение скоро да отивам в Индия. Така че смених темата с нещо, което ме интересуваше.

„Как разбираш човек само с докосването на пулса му?" „Искаш ли да опиташ?", кимнах и той ме накара да протегна ръка. Сложи три пръста на моята китка и затвори очи преди да проговори.

„Имаш ли понякога главоболие? Стомашни проблеми? Има дисбаланс на пита, малко аам, което са токсини. Като цяло си здрав."

Въпреки че това, което каза за главоболието и храносмилането ми, беше правилно, бях по-скоро объркан, отколкото впечатлен.

„Не разбирам. Какво е *пита*?" „Огън", каза той, „или елементът огън в твоето тяло. Той е малко извън баланс, но не се притеснявай, можем да помогнем." Той записа на лист имената на няколко непознати за мен билки.

Не можех да не се зачудя дали неговия номер не беше да казва на хората нещо, което не е наред, използвайки понятия, които те не разбират, само за да предлага продукт, който те трябва да купят, за да решат предложения „проблем".

Представих си, че говоря с някого, измисляйки си проблем и казвайки: „Ох, не, не е добре. Ти имаш сериозен *тинтири-минтири* дисбаланс, колко лошо. Но не се притеснявай, ти си късметлия, защото аз тук имам вълшебен лек под формата на таблетки на много ниска цена, само 100 долара."

Така се почувствах, когато д-р Нарам ми каза, че имам „дисбаланс на пита". Благодарих му за интервюто и му пожелах лека нощ.

Този неудобен момент

След като излязох от стаята, дадох листа с имената на билките на Марианджи, която беше с д-р Нарам, когато го срещнах за първи път в коридора. Тя ми разказа за препоръчваните билки и диета и отговаряше за плащанията на хората. Обясни ми за дошите или видовете елементи и как някои от тях в тялото излизат извън баланс и създават проблеми. „*Пита* е огнената доша," каза тя. „*Вата* - доша на вятъра; и кафа е свързана с с водата/земята. Дисбалансът на дошите води до проблеми, които са предвидими и разрешими. Усещането на нечий пулс помага на д-р Нарам и майстори лечители като него, да открият дисбаланси и блокажи в тялото на всеки човек." След това Марианджи ме попита: „Какви видове храни ядете?"

Разказах за готовите пици, бурито и други храни, които са лесни за приготвяне от ерген, университетски докторант. Тя ми направи забележка и каза да се грижа по-добре за себе си. Марианджи описа четирите билкови добавки, които д-р Нарам предложи за ребалансиране на тялото ми и за премахване на аам или токсини от тялото ми.

Тогава започнах да се изнервям в очакване на това, което подозирах, че ще дойде - неудобният момент, когато тя щеше да ме накара да купя билките и аз щях да откажа. Но той така и не дойде.

„В чест на работата, която вършите," каза тя, „ ви подаряваме билки за два месеца."

Изненадан, ѝ благодарих. Тръгнах си без идея какво да мисля за една от най-странните срещи, които съм имал.

След една седмица билките пристигнаха в дома ми. Вземах ги няколко дена просто от любопитство. Част от мен се чудеше дали внезапно ще забележа чудотворен резултат, но вместо това имах лека болка в корема. *Ами ако вместо да ми помогнат, ми навредят?* Не знаех и нямах идея кого да попитам, затова ги сложих заедно с пръстена, който д-р Нарам ми даде, в едно чекмедже, което рядко отварях. Когато се върнах към ежедневието си, д-р Нарам изчезна от съзнанието ми.

Силата на една жена

Може би никога нямаше да се замисля за д-р Нарам и неговите "вълшебни" билки, но тогава се случи нещо

Няколко седмици по-късно пътувах отново до Калифорния. Този път отидох с един от най-добрите си приятели, Джоуи, в Сан Диего, за да рекламираме проекта, по който работехме. Един ден, докато седяхме в бар за сокове близо до плажа, той ме запозна с жена на име Алиша.

Спомняте ли си, че в края на последната глава казах, че всичко това започна с момиче, което исках да впечатля? Алиша беше това момиче.

Беше красива, с искрящи сини очи, гъста кестенява коса и светъл тен. Тя носеше цветни, широки дрехи, които бихте облекли ако отивахте на бар близо до плажа в Сан Диего. Гласът и отношението ѝ бяха игриви, но също така и искрени. И още в началото на разговора усетих нейната вродена духовна чувствителност, към която се бях привлечен.

Исках да науча повече за нея, затова започнах да правя едно от нещата, които правя най-добре, когато се чувствам неловко - да задавам въпроси. Алиша ми разказа за страстта си към нещо, наречено Аюрведа*. Тя го описа като древна източна лечебна система, която гледа на човека по-холистично, отколкото западната медицина.

"Думата Аюрведа може да се преведе като наука за живота," каза тя.

Наука за живота, помислих си. Какво е това? Въпреки че д-р Нарам сподели това определение с мен и тогава ми прозвуча смешно, някак си бях по-заинтригуван, когато го казваше Алиша.

---

* За таблица, сравняваща приликите и разликите между Сидха-Веда, Аюрведа и съвременната медицина, вижте приложението в края на тази книга.

Въпреки че бях скептичен към цялата тема и се интересувах от наука – бях много заинтересован от Алиша.

„Знаеш ли," казах аз, „наскоро интервюирах човек, за когото се предполага, че е ,майстор лечител, от древно химайско потекло, което той нарече Сидха-Веда*. Той е бил лекар на Майка Тереза, Далай Лама, Нелсън Мандела и хилядите пожарникари от 11 септември."

Хващах се за всичко свързано с нейния интерес, за да продължа разговора. А защо да не подхвърля и няколко имена, в случай, че това я накара да се заинтересува от мен, нали?

Никога не ме е бивало с жените. Веднъж излизах с момиче, което ми каза, че трябва да се моли, за да изпита привличане към мен. Истинска история. Предполагам, че просто ми беше по-удобно зад компютъра или докато пиша научна статия, отколкото да се опитвам да разбера ума на една жена. Но даже и аз можех да кажа, че разговорът с Алиша се получаваше.

Тя изглеждаше развълнувана от това, което казах, така че с моя неловък опит да я впечатля още повече, предложих да я запозная с д-р Нарам.

„Ти можеш да го направиш?" каза тя. „Това би било сбъдната мечта!"

За моя изненада тази невероятно красива жена ми се усмихна, написа си телефонния номер и ме помоли да поддържаме връзка!

Блаженството, което изпитах, бързо се превърна в безпокойство, докато се чудех дали наистина мога да изпълня това, което ѝ бях предложил. Бях под напрежение и се обадих в кабинета на д-р Нарам в Мумбай, за да разбера дали поканата му да дойда в Индия е все още валидна.

Нямах представа, че само няколко месеца по-късно това, което започна като опит да впечатля красива жена в бар на плажа в Калифорния, ще ме отведе до пътуване с нея в Индия в клиниката на д-р Нарам.

Твоите лични бележки

За да се задълбочи и увеличи ползата от прочита на тази книга, отдели няколко минути, за да отговориш на следните въпроси:

По скалата от 1 до 10 (1 е най-ниската оценка, а 10 най-високата), колко щастлив се чувстваш от живота си в момента? И кои са нещата, за които можеш да се сетиш, които те правят щастлив?

_____

_____

_____

_____

Учителят на д-р Нарам е казал: „Всяко нещастие – всяка трудна ситуация или разбито сърце – носи в себе си семената на равносилна или по-голяма полза." Кога в живота си си виждал скрита полза от предизвикателство, с което си се сблъскал?

_____

_____

_____

_____

Какви други прозрения, въпроси или идеи получи докато четеше тази глава?

_____

_____

_____

_____

ГЛАВА 3

Мистична Индия, древна наука и майстор лечител

Чудеса са случват всеки ден. Променете разбирането си за това какво е чудо и ще го видите навсякъде около вас..

-Джон Бон Джоуви

Мумбай, Индия

Първото ми посещение в Индия разшири светогледа ми. Незаличимо впечатление у мен оставиха гледките, звуците, миризмите и вкусовете.

Огромни небостъргачи и жилищни сгради бяха заобиколени от скромни, ръчно построени, къщи, които приютяваха изумителен брой хора. Различни аромати, идващи от улични търговци на храна, се смесваха с изгорели газове от превозните средства. Хора, облечени по западна мода, се сливаха с тези в традиционно индийско облекло: жени в красиви сарита, и тук-таме брадати или плешиви мъже, носещи само свободно наметната оранжева роба и сандали.

Оживените улици на Мумбай бяха изпълнени с потоци хора и превозни средства с всякакви форми, размери и цветове. Идвах от толкова различен свят. Израствайки в Идън Прери, Минесота бях свикнал с гледки на широки полета и предимно празни улици. Клаксонът е рядкост на повечето места в Съединените щати.

А когато се използва, обикновено означава, че някой е ядосан или уплашен. Във Финландия, където живеех по това време, клаксонът беше даже още по-необичаен. В Индия е точно обратното – шофьорите непрекъснато свирят с клаксон. Те обаче не са ядосани. Внимателно, но упорито, те си казват: „Хей ти там, аз съм тук, опитвам се да мина."

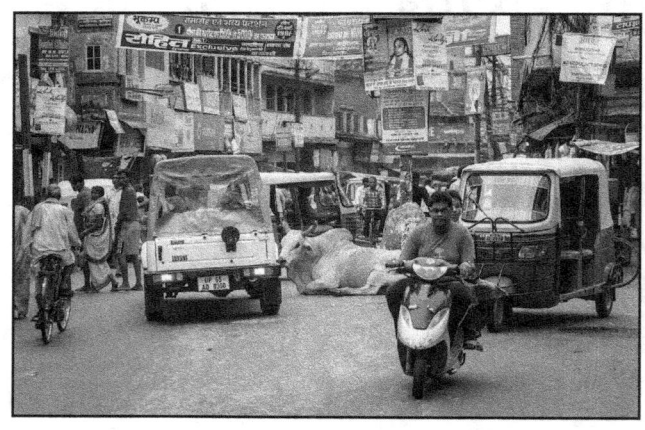

Свещени крави свободно се движат или почиват по улиците в Индия. Снимка взета от Алами.

Видях огромни крави, смятани за свещени в Индия, да се разхождат свободно като кралици, където си поискат – по тротоари, по кръстовища, дори по средата на най-оживените улици, пречейки на движението. Доста често тези свещени животни оставяха също свещените си л** на тротоара и изглежда никой нямаше нищо против Изненадващо, хората не се изнервят или ядосват, когато кола (или крава) им пресече пътя или ако пътуването отнеме час повече от очакваното. Всички приемат движението спокойно, за разлика от Америка, където го считат за повод за кавга.

На гърба на цветно украсени камиони или рикши виждах вързани зелени люти чушки и лимони за защита. Това ли беше тяхното разбиране за амулет за късмет? Беше забавно да видя ръчно нарисувани знаци на задната част на повечето камиони, които казват: *„Клаксон, добре, ако обичате?"*. Предполагам, че така окуражават по-малките превозни средства да уведомят шофьорите на камиони, че се опитват да преминат.

Разхождайки се по улиците на Мумбай, с хора и коли, движещи се във всички посоки, се чудех как повече хора не биват ранени или убити в целия този хаос. *Може би затова всички те се интересуват от развитието на своето „трето око".*

Говорейки за това, като една от най-старите съществуващи цивилизации, където е възникнало писменото слово и където е роден Ганди, Индия има интересна духовна система и култура на вътрешно развитие, която е много различна от това, с което бях свикнал на Запад.

В университети и лаборатории в Съединените щати, ние създаваме пробиви в науката или инженерството. Фокусираме се върху овладяването на осезаемия външен свят. В Индия, обаче, има безброй риши, йоги и духовни учители, които се опитват да създадат пробиви чрез овладяване на вътрешния свят със съзнание, работеща интуиция *(третото око)* и изследване на метафизични преживявания.

Те използват техники като медитация, йога, древни лечебни методи и прана или жизнената сила. Има толкова много различни вярвания: различни секти на индуизма, Харе Кришна, джайнизъм, сикхизъм, ислям, будизъм, християнство, юдаизъм и още много други, за да ги изброявам тук, с гурута и богове, за които западняци като мен, никога не са чували.

Срещнах се с последователи на всякакви методи и учители, включително на Ошо, Сай Баба, Йогананда, Гурумайи и Сваминараян, всички отдадени на изследването на неосезаемото, свръхестествено съществуване отвъд нашия ум. Минавайки покрай уличен търговец, спонтанно си купих книга, за която никога не бях чувал, но по-късно разбрах, че е много известна, *„Автобиография на един йоги"*. Бях напълно потопен в един нов свят, който безмерно ме разтягаше. Всички чисти, ясни граници, които поставяхме около нещата в Америка, се размиваха, след като стигнах до Индия.

Бях свикнал да имам един-единствен Бог, който много приличаше на по-стара и много по-мъдра моя версия, само че с брада и обвит в бяло. В Индия имаше хиляди храмове, посветени на стотици богове: един имаше тяло на човек и глава на слон, друг имаше синя кожа, трети приличаше на маймуна, а една богиня имаше осем ръце и яздеше тигри, и това са само няколко премиера. Докато се опитвах да осмисля това, един приятел ми обясни, че индусите всъщност вярват само в един Бог, но смятат, че той не може да има само един образ.

Наличието на толкова много различни проявления на Бог отваря хората за духовното царство, което е извън логиката или разсъжденията и отвъд ума. Храмовете, джамиите и местата за поклонение на различни богове бяха навсякъде, шмугнати в ъглите на оживени улици или блестящи с пълна величествена красота върху големи площи земя и с дълги опашки от хора, чакащи да влязат.

Бях свикнал с чувството на благоговение и тишина в църквите, но в хиндуистките храмове поклонението често включва звук на камбани, огън и дори викове. Има усещане за очакване, вълнение и забавление. Като фестивала Холи, където се хвърля разноцветен тебешир наоколо, докато всички се покрият в дъга от цветове от главата до петите. Вълнуващо е!

С Алиша пристигнахме в Индия през януари 2010 г., когато времето беше топло и меко. С толкова много преживявания, по време на първото ни пътуване до Индия, ние се радвахме да избягаме в спокойния зелен комплекс на клиниката на д-р Нарам, убежище от трафика и задръстванията. Храната в кафенето беше невероятна, съчетаваща вкусове и текстури, каквито никога не съм предполагал, че съществуват.

Персоналът беше толкова любезен и попитах нашия сервитьор какво означава, когато говоря с индийци и те клатят глава настрани. Той деликатно го нарече „индийско клатене на глава" и ми каза, че може да означава „да, съгласен съм" или „не, не

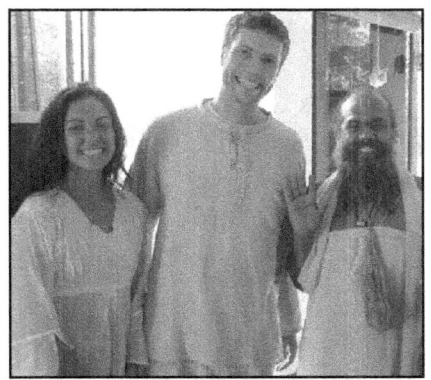 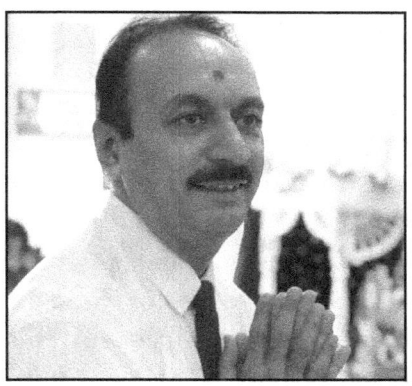

*Ляво: Алиша, аз и Свами Омкар, когото срещнахме в клиниката.
Дясно: Винай Сони, добросърдечният административен асистент на д-р Нарам*

съм съгласен„. Попитах: „Как мога да разбера разликата?"

На което той отговори: „Не знам„. Всички се засмяхме. Реших, че това просто означава: „Признавам, че думи излизат от устата ти."

Дойдох импулсивно в Индия и платих солидна сума. В подготовка за пътуването си, пренасрочих всички проекти, по които работех. За да може Алиша да дойде с мен, използвах всички натрупани мили за летене със самолет, за да й купя билет. Бях нетърпеливо развълнуван да прекарам време с нея.

Предполагам и за нея също е било огромен риск да пътува до чужда страна с някой, когото едва познава. В Индия обаче тя сияеше повече от обикновено и се чувствах напрегнат около нея. Исках да я впечатля, но имайки предвид социалната ми тревожност, всичко, което можех да направя, беше да задавам много въпроси и да отговарям на малко. Утешавах се с мисълта, че дори и нищо да не се получи между нас, поне й помогнах да сбъдне мечтаното си пътуване.

Настъпи вълнение, когато д-р Нарам пристигна. До него вървеше висок мъж, в кремава риза и табелка на джоба, когото не познавах. Имаше червена точка на челото, заобиколена от жълти петна. Разбрах, че той е Винай, административният асистент на д-р Нарам, с когото говорих по телефона, за да организираме нашето посещение. Изражението му съответстваше на смирения и приятелски тон на гласа му.

Много от хората, които приветстваха д-р Нарам, идваха отдалеч и имаха много премеждия по пътя си. Някои го виждаха за първи път; други го познаваха от десетилетия. Докато минаваше през тълпата, очите му срещнаха моите. Той спря и се усмихна, постави ръцете си пред сърцето си в знак намасте.

Усмихвайки се в отговор на поздрава му, аз направих същото, защото си спомних от интервюто какво означава този поздрав. Приятелското му поведение беше добро облекчение на напрежението, която изпитвах.

„Много съм щастлив, че си тук", каза той. Запознах го с Алиша, която се усмихна широко. След това той продължи към кабинета си, за да започне да приема пациенти.

Когато Животът ти е като Ад

Бам! Джиа, единадесетгодишно момиче с аутизъм, току-що удари някой, който се опитваше да я успокои. Седнала пред д-р Нарам, майка ѝ се разплака.

Алиша и аз стояхме в кабинета на д-р Нарам, който беше пълен с хора. Имаше лекари от Германия, Италия, Обединеното кралство и Япония - всички бяха дошли, за да се учат от него. Имаше членове на персонала на клиниката, които помагаха на хората, както и други пациенти, чакащи реда си.

„Иска ми се дъщеря ми никога да не се беше раждала, докторе. Знам, че звучи ужасно, но е истина!" Майката на Джиа се опитваше да обясни какъв е животът ѝ, отглеждайки дете като нея. Докато тя говореше, д-р Нарам тихо постави пръстите си върху китката на Джиа, но в един момент тя дръпна ръката си и събори кутия ментови бонбони от бюрото. Тя скочи от стола и започна да подскача напред-назад, от единия край на стаята до другия.

„Животът ми е ад!" каза майката на Джиа. „Ние нямаме

социален живот, нямаме никакъв живот. Прекарвам всяка минута, подсигурявайки се, че тя няма да нарани себе си, нас или някой друг. Не можем да я водим на обществени места и съм изтощена до краен предел от усилията по обуздаването ѝ. Тя иска да яде само месо или нездравословна храна — хвърля всичко друго, което се опитваме да ѝ дадем, по нас или на пода. Отношенията ми със съпруга ми са напрегнати. Той казва, че ще ме напусне. Карам се на другите ни две деца, които се чувстват пренебрегнати, след което стават агресивни и нещата се влошават още повече. Чувствам се като ужасна съпруга и провал като майка."

Прегърбвайки се в пълно отчаяние, сълзи се стичаха по бузите ѝ.

Д-р Нарам я потупа по ръката. „Аз не съм Бог", каза със спокоен глас, „но съм помогнал на хиляди деца като твоето. Важното нещо е следният въпрос: „Какво искаш?"

Ето отново, помислих си аз. Този въпрос.

„Просто искам да бъде нормално дете, да има нормален живот". Докато майката говореше, д-р Нарам си водеше бележки за това, което прочете в пулса на Джиа. Той бързо отметна квадратчетата на формуляра с имена на различни билкови формули. Погледна майката с ярките си, дълбоки очи и каза твърдо: „Ами ако успеем да направим промяна точно сега в живота на Джиа и твоя?"

Майката спря да плаче, но също така изглеждаше сякаш спря да диша. Преди да успее да отговори, д-р Нарам излезе зад бюрото си и сложи стол в средата на стаята. „Джиа", извика д-р Нарам, потупвайки стола с ръка. Всички го гледаха втренчено, освен Джиа. Тя не му обърна внимание.

Той се приближи до нея и започна да ѝ говори. Тя трескаво хукна през стаята, като се блъсна в няколко души. Това се повтори няколко пъти. Изглеждаше безнадеждно и се чудех защо продължаваше да се опитва да направи нещо, което очевидно нямаше да даде резултат. Това момиче беше твърде диво, а много други хора чакаха да бъдат прегледани.

Д-р Нарам отново отиде при нея и се опита да постави ръце върху главата ѝ по определен начин, за да натисне специфични точки, които според него активираха определена *марма*.

„Работата с фините енергийни точки," обясни той, „може да помогне за премахване на блокажи и да ребалансира тялото."

Когато той започна да докосва специфичните точки на главата ѝ, Джиа се протегна и хвана лицето му със силните си малки ръце. Острите ѝ нокти го одраскаха, разкъсвайки лявата му буза. По тъмната кожа на д-р Нарам се появиха няколко капки яркочервена кръв.

Той се отдръпна изненадано.

„Джиа!" изкрещя шокирано майка ѝ, опитвайки се здраво да хване дъщеря си, докато тя започна да тича отново из стаята. Напрежението в тялото ми нарасна, докато гледах как д-р Нарам изтриваше кръвта от лицето си с кърпичка. Алиша изглеждаше ужасена.

Но драскотината стресна д-р Нарам само за кратко. Той отново започна да я вика по име.

„Джиа."

Когато тя не отговори, майка ѝ отново изкрещя и се опита да я принуди да седне на стола.

„Не!" — каза рязко д-р Нарам на майката. „Не разбираш ли? Опитвам се да те науча на нещо."

Стаята се изпълни с напрежение, когато изненаданата майка пусна детето си. Джиа гледаше как се карат на майка ѝ, след което се втурна към другия край на стаята. Тя вдигна кутията с ментовите бонбони от пода и започна да я разглежда с голямо любопитство.

Д-р Нарам отиде при нея. „Много интересно, а?" Тя я почука и той почука.

Майка ѝ се опита да я хване за ръката, за да издърпа кутията. Д-р Нарам отново каза твърдо: „Не. Опитвам се да те науча на нещо. Не ме ли разбираш?"

Джиа погледна д-р Нарам, след което се върна да разглежда кутията. Д-р Нарам се засмя и каза: „Тя е любознателна."

След това, обръщайки се към момиченцето каза: „Харесвам те, Джиа. Харесва ми, че си любознателна."

Те изучаваха кутията заедно. Д-р Нарам я отвори, взе ментово бонбонче и ѝ даде едно. След кратка размяна на думи, той успя нежно да сложи ръце на главата ѝ и да направи първата марма. С дланта на дясната си ръка върху челото ѝ, а лявата ръка върху тила ѝ и свити пръсти, натискащи леко темето ѝ, той стисна шест пъти. Хвана дясната ѝ ръка и натисна върха на показалеца ѝ шест пъти. Джиа го погледна изпитателно, без да се съпротивлява.

Аз бях изненадан. *Това ли беше голямото нещо, което трябваше да доведе до промяна? Как, за бога, стискането на главата на момичето и натискането на точки върху ръката ѝ би могло да помогне?*

Когато д-р Нарам отиде да натисне третата марма точка, мястото между носа и горната устна, Джиа блъсна ръката му и изтича в ъгъла на стаята. Той търпеливо отиде при нея и започна отначало, с първата марма, после с втората, успокоявайки я с гласа си. Когато този път се опита да направи третата марма, тя неохотно му позволи.

„Ти си много добро момиче, Джиа,", каза той.

Докато тя гледаше, той отиде до празния стол, тупна го с ръка шест пъти и я извика по име. Тя отмести погледа си от него и се съсредоточи върху кутията в ръцете си. Д-р Нарам отиде отново при нея и повтори трите марма точки последователно няколко пъти, като през цялото време говореше тихо и любезно.

„Сега, Джиа, когато дойдеш с мен до този стол, всички в стаята ще те поздравят с бурни аплодисменти."

Той нежно я хвана за ръката и каза твърдо: „А сега ела с мен, Джиа!"

Тя го последва до стола и седна на него.

Всички започнахме да пляскаме. За първи път Джиа огледа хората в стаята през дебелите си очила и ни подари огромна усмивка. Д-р Нарам също грееше.

Той я потупа с дясната си ръка върху сърцето ѝ и каза: „Много добре, Джиа!"

След това д-р Нарам потупа друг стол, но тя не се приближи

към него. Вместо това тя отново се устреми право към кутията с бонбони.

Той търпеливо повтори натискането на марма точките и каза: „А сега, ела тук, Джиа." Този път тя отиде до новия стол и седна на него. Всички ръкопляскаха, а Джиа се усмихна още по-широко.

Д-р Нарам отново я потупа по сърцето шест пъти, казвайки насърчителни думи. „Много добре, Джиа! Сега ела да се запознаеш с д-р Джовани, а след това се върни и седни на стола си."

Говорейки, д-р Нарам демонстрира на Джиа какво има предвид, като отиде при д-р Джовани и се ръкува с него, след което се върна на стола. Тя изглеждаше объркана. Д-р Нарам отново натисна последователно трите марма точки. Той повтори демонстрацията няколко пъти, след което още веднъж направи марма точките.

Този път той я хвана за ръката и тя го последва до д-р Джовани, стисна му ръката, след което триумфално седна на стола си сред аплодисменти. Той я накара да направи същото и да стисне ръката на един от пациентите на клиниката, мъж на име Пол Сури, който беше дошъл от Ню Джърси. Пол много насърчи Джиа. Тогава д-р Нарам ме изненада.

„А сега, ела да се срещнеш с д-р Клинт." Д-р Нарам демонстрира, че идва при мен и се ръкуваме.

Достатъчно беше да й покаже веднъж. Джиа дойде точно при мен, стисна ръката ми и нещо дълбоко в мен се разтопи. Тя ми се усмихна толкова широко, че не можах да сдържа усмивката си. Погледнах Алиша, която сияеше от радост. Всички пляскаха и се усмихваха, с изключение на майката на Джиа. Тя беше обляна в сълзи. „Аз... аз не разбирам,,.

Д-р Нарам каза: „Важно е да запомниш, че Джиа всъщност не се интересува от твоето разбиране и не я интересуват твоите сълзи. Тя се интересува от *своето* разбиране! Марма е древна технология за трансформация. Чрез тези марма точки можеш да предаваш съобщения, които отиват директно в подсъзнанието по начин, по който *тя да се чувства разбрана*. Когато съчетаеш това с определена диета и билкови и домашни лекове - могат да се случат невероятни неща. Виждал съм как това помага на хиляди деца, дава чудесни резултати, повече от тридесет години. Тя ще те слуша, ще ти се подчинява и ще бъде щастлива и здрава."

Д-р Нарам помоли д-р Джовани да заведе Джиа и майка ѝ в отделна стая, да я научи на марма точките, да обясни за диетата и да отговори на всички въпроси относно билковите формули, които ѝ предписа.

Когато д-р Джовани отвори вратата, д-р Нарам забеляза познато семейство да чака в коридора. Той спря, за да ги приветства в стаята и силно прегърна младия баща. „Винаги, когато видя този човек, се чувствам по-добре отколкото ако бях спечелил Нобелова награда!" —възкликна той.

Гледайки майката на Джиа, д-р Нарам каза: „Когато за първи път срещнах този мъж преди около петнадесет години, той беше много по-зле от дъщеря ви. Майка му беше загубила всяка надежда. Той помаха на възрастната майка, която също влезе в стаята, след което сложи ръка на рамото на младия мъж.

„Той не можеше да се облече сам или да говори повече от няколко измърморени думи. И му течаха лиги през цялото време. Всичко, което майка му искаше, беше той да бъде нормално момче. И след години работа виждате, че това момче е вече мъж!"

Възрастната му майка отговори: „Той все още не е на 100 процента".

Д-р Нарам каза: „Да, но вижте сега. След всички тези години на работа и изпълняване на лечебните тайни методи, мозъкът му порасна! И вярвате или не, това момче, което някога не можеше да каже името си, сега е женен и работи. Той издържа дом със съпругата си и има блестящата дъщеря. Д-р Нарам посочи жена му и дъщеря му, които стояха до него, и добави: „Дъщеря му сега учи старателно и е сред най-добрите в класа си!"

„Вижте", каза д-р Нарам на възрастната майка, „вашият син е щастливо женен, има жена и има красива дъщеря. Сега вижте д-р Джовани; на нас ни е трудно дори да го оженим". Всички се засмяха, включително д-р Джовани.

Д-р Нарам погледна майката на Джиа и каза: „Моля, поговорете с това семейство. Вдъхновете се от това, което е възможно, ако наистина изберете да следвате древните тайни за по-дълбоко лечение. Отнема време, търпение, ангажираност и усилия, но са възможни удивителни неща."

След това се обърна към мен. „Д-р Клинт, ти също трябва да говориш с тях, за да чуеш пълната им история".

Последвах в друга стая двете семейства и д-р Джовани. Чувствах се длъжен да запиша невероятната история на този млад баща и неговото хубаво семейство.

По-късно проучих в интернет и бях шокиран да прочета, че според Центъра за контрол и превенция на заболяванията на САЩ (CDC), има 600 процента увеличение на нивата на аутизъм през последните двадесет години! Разбрах, че едно от седемдесет момчета е диагностицирано с аутизъм само в Съединените щати. Това число не включва милионите други деца, които все повече биват диагностицирани с разстройство с дефицит на вниманието (ADD/ADHD) и други нарушения на развитието или социални такива.

Виждайки Джиа само за няколко минути, ме накара да се замисля какъв ли е животът на всяко едно от тези семейства. Разглеждайки достъпните за тях решения, не можах да намеря никакво споменаване на древните лечебни методи, които д-р Нарам използваше. Научих само, че докато западната медицина няма лек за аутизма, повечето от тези деца получават някаква форма на лекарства с рецепта, много от които имат притеснителни странични ефекти. Преглеждайки бележките и видеоклипа, който бях заснел, се чудех колко ли хора биха могли да се възползват от древния лечебен метод, който използва д-р Нарам.*

Допълнителен материал: За повече относно това как д-р Нарам би помогнал на някой с ADD/ADHD или аутизъм, моля, вижте видеоклиповете в безплатния за членство сайт MyAncientSecrets.com. Както винаги, моля, запомнете медицинския отказ от отговорност.

Глобална атракция

С Алиша прекарвахме колкото може повече време в клиниката. Всеки ден идваха стотици хора и д-р Нарам често оставаше доста след полунощ. Седейки в кафенето или разхождайки се из коридорите, започнах да разпитвам пациентите и лекарите от чужбина за техния опит в клиниката. Исках да чуя от лекарите защо са дошли. Чудех се защо пациентите идват от толкова далеч, за да прекарат само пет до десет минути с д-р Нарам. Само за една седмица преброих пациенти от осемдесет и пет страни!

„Към средата на седмицата записвах повечето разговори на видео, взимах интервюта от пациенти и снимах медицинските им картони, когато ми позволяваха.

Колкото повече чувах и виждах, толкова повече се учудвах, че никой все още не беше заснел тези истории. Чувствах, че записите ще бъдат хубав подарък за благодарност към д-р Нарам, за това, че ни позволи да бъдем с него. Това също ми предостави възможност да правя нещо различно, освен да стоя и да се надявам, че Алиша започва да ме харесва

Диапазонът от заболявания, за които хората твърдяха, че д-р Нарам им е помогнал, беше изумителен – от болки в ставите до безплодие, кожни заболявания, хормонален дисбаланс, сърдечни заболявания, хидроцефалия, психични състояния и дори рак.

Чувайки това, един въпрос продължаваше да не ми дава мира.

В САЩ лекарите обикновено се специализират в една област на медицината (като кардиолог или уролог); как е възможно д-р

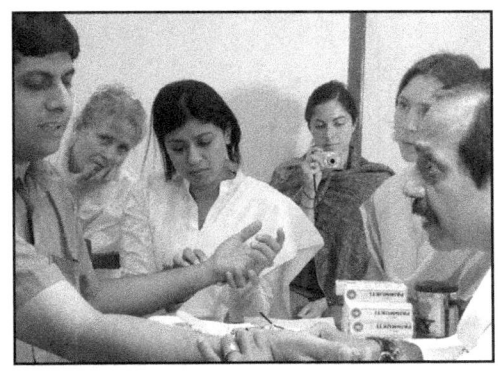

Алиша, която снима заниманието.

Нарам да постигне такива забележителни резултати в толкова много области? Все още се чудех, „Дали всичко беше просто плацебо ефект?"

Открих, че въпреки, че състоянията значително варират, решението на всеки здравословен проблем обикновено включва промяна на навиците, като се започва с диета и отнема време, преди пациентите да видят резултати. Мнозина признаха, че са опитали други методи на лечение в търсене на бързо решение, преди да дойдат при д-р Нарам. Твърде често тези бързи решения са били придружени с набор от дългосрочни странични ефекти. Казаха ми, че древните лечебни методи на д-р Нарам отнемат повече време, но дават истински, дългосрочни и по-дълбоки лечебни резултати без отрицателни странични ефекти.

На третия ден, млада двойка доведе десетгодишната си дъщеря, която никога през живота си не беше говорила. Д-р Нарам работи с нея около десет минути, натискайки определени точки по тялото ѝ, като я караше да му отговори. Докато всички в стаята я гледаха в напрегнато очакване, това малко момиченце буквално извика „Мамо!" Стаята избухна в аплодисменти, когато очевидно удоволствие се изписа върху лицето и в очите на момиченцето. Тя отново каза „мамо", и когато погледнах към майка ѝ, видях, че беше обляна в сълзи.

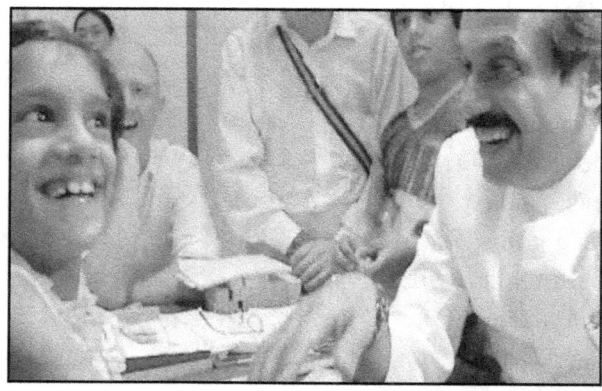

Снимка от видеото – моментът, в който малкото момиченце каза „Мамо" за пръв път.

Някои хора ми казаха, че познаваха д-р Нарам повече от тридесет и пет години и се чувстват като част от семейството му. Други го знаеха от скоро и бяха прекарали само пет минути с него, но все пак имаха съществени резултати в месеците от приемането на неговите билки,

„Всяко нещо може да бъде отрова или лек, в зависимост от това как го използваш."

–Дживака
(Древният лекар на Буда)

домашни лекове и/или промяна в диетата. Бях изумен, че учители от толкова много различни духовни традиции изпращаха своите ученици и поклонници при д-р Нарам за помощ. Някои идваха за цяр за физическо заболяване, а други, да пречистят телата си, подготвяйки умовете си, за да задълбочат своята медитативна практика и духовни преживявания.

Бях заинтригуван, но нямах идея какво да направя с всичко това. Въпреки забележителните неща, които видях, ставах все по-раздразнителен. Ставаше болезнено ясно, че нещата между Алиша и мен няма да преминат отвъд приятелството. Получавах леки сигнали, че въпреки, че ми е благодарна за това преживяване, тя не беше заинтересована от мен. Изпитвах смесени чувства от разочарование, тъга и примирение

Неочаквано лекарство

В последния ни ден в клиниката д-р Нарам поиска да говори с мен, след като приключи с прегледа на пациентите. Колкото и да бях развълнуван да говоря с него, когато стана време за срещата ни, в 1:30 сутринта, пулсиращо главоболие ме затрудняваше да се съсредоточа.

„Може ли да ти задам въпрос?" - казах, когато най-накрая седнахме. „Как да се отърва от това главоболие? Хранех се здравословно, спортувах и дори бях на лечебен масаж днес. Дори не знам откъде дойде."

Тъмните му, любопитни очи се фокусираха върху мен. „Къде те боли?"

Фокусирах се върху източника на болката, посочих основата на главата и врата си.

„Ааа. Това е вата главоболие." Никога не съм знаел, че има различни видове главоболие, които можете да определите по това къде ви боли главата.

Бележки от дневника ми

Древни тайни за лечение на Вата главоболие*

1) Определи вида на главоболието: Според д-р Нарам, ако болката е в предната част на главата, синусите, това вероятно е Кафа главоболие. Ако болката е остра отгоре или от едната страна, вероятно е Пита главоболие. Ако болката е отзад или в основата на врата, вероятно е Вата главоболие.

2) Ако това е Вата главоболие, можеш да дадеш тези древни лекове

 а) Домашен лек – изяж няколко лучени кръгчета* или пакода от лук (индийско ястие с пържен лук)

 б) Марма-шакти точката - Четири пръста под ушните миди от всяка страна на врата, натисни 6 пъти.

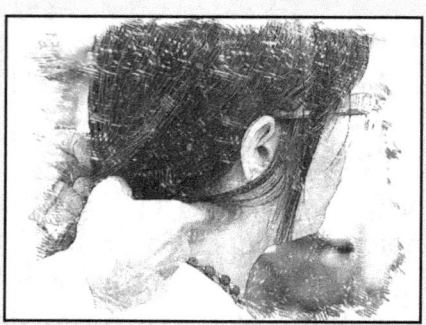

Важно: д-р Нарам препоръчва горния лек само за определен вид главоболие и не съветва хората да приемат лучени кръгчета всеки ден, за да „предотвратят главоболието"„ защото би било токсично за тялото.

Допълнителен материал: За да видиш как д-р Нарам помага за няколко често срещани вида главоболия, моля, посети сайта MyAncientSecrets.com.

„За такъв вид главоболие твоят лек е... лучени кръгчета."

„Какво? Лучени кръгчета?" Правилно ли го чух?

Д-р Нарам се усмихна. „Първият учител в моето потекло Сидха-Веда, Дживака, ни учи, че всичко може да бъде или отрова или лек, в зависимост от това как го използваш. Водата, например, е лек за деветдесет и две състояния и отрова за двадесет и шест. Дори нещата, които правиш, като работата ти, могат да бъдат лек или отрова, в зависимост от това дали са в съответствие с целта на живота ти или не."

Той обясняваше търпеливо, но с такава енергия и ентусиазъм, каквито не бих очаквал от някой, който е прегледал над триста пациента този ден.

„Има три основни вида главоболие и много различни подвидове. Лучените кръгчета няма да помогнат за всеки тип главоболие. Също така, ако ги ядеш през цялото време, те ще създадат токсини в тялото ти. Така че дългосрочно, за по-дълбоко изцеление мога да ти кажа какво друго да направиш. Но за главоболието ти в момента, яденето на лучени кръгчета е само временно решение. Просто го изпробвай сам."

Д-р Нарам помоли готвача, който все още беше там, да направи пакода от пресен лук (индийско ястие, подобно на лучените кръгчета). Главата ми пулсираше.

Докато поднасях вкусно сготвения лук към устата си, ми беше интересно какво ще се случи. За моя изненада и страхопочитание болката, която нарастваше по интензитет през целия ден, бързо започна да се смъква от тялото ми и напълно изчезна в рамките на пет минути.

„Това е невероятно!"-казах на д-р Нарам. След като главоболието ми изчезна го попитах с отворено сърце:

„Това как подейства?"

„Знаеш ли Клинт, много ми напомняш за мен самият, когато бях по-млад."

„Наистина ли? Как така?" Бях заинтригуван да разбера как можеше да сме еднакви.

„Аз също бях оплескал нещата и бях объркан ", каза той, като се смееше.

Лицето ми беше безизразно. Д-р Нарам се усмихна и ме потупа по ръката. Той описа как неговият учител му е помогнал да получи огромна яснота в живота си, като го е научил на изгубени древни тайни за трансформация и дълбоко изцеление.

„Лукът е един от многото мощни природни лекове. Има много тайни като тази, на които мога да те науча. Те могат да те изненадат в началото, но могат да променят завинаги живота ти. Нещо повече, след като ги опознаеш, придобиваш мощно влияние на тази планета, за да помагаш на другите!"

Смятах посещението си в Индия за еднократно събитие и скоро щях да се върна към работата си по технологични изследвания в Университета. Чудех се защо ми казва това. Помислих си, не трябваше ли Алиша да е тук за този разговор вместо мен? Когато излязох пред вратата, я видях да се учи как да разчита пулс от д-р Джовани и останах доволен, че тя също получава това, от което се нуждае. Беше късно, но д-р Нарам поиска да говори с мен още веднъж, преди да си тръгна от Индия, като покани Алиша и мен в дома си на вечеря.

Когато стигнах до спалнята си, осъзнах, че заедно с главоболието, също така и разочарованието от деня се беше стопило. Тази нощ останах с чувство на страхопочитание. Докато размишлявах върху всичко, мислите ми се насочваха ту към Алиша, ту към д-р Нарам. Той имаше начин да ми помогне да забравя своите неадекватности и самоналожени ограничения. Той ме отвори за един свят на нови възможности. И ме научи на този страхотен лек за главоболието, което имах!

На следващия ден реших да проуча потеклото на д-р Нарам. Нямаше много налична информация на английски за учителя Дживака, но намерих една добре документирана история. В нея се разказва как Буда (Сидхарта Гаутама) е призовал всички лекари и знахари и им е дал задача. Той ги накарал да отидат в гората и да се върнат с торба, пълна с всичко, което намерят, което смятат, че не е полезно за лечение. Някои се върнали доволни от огромните си торби, като казали, че нито едно от тези събрани растения не е полезно. Други се върнали с по-малки торби. Само един човек - Дживака се върнал без нищо. На въпроса на Буда, отговорил, че не е успял да намери нито едно нещо, което да не е полезно за здравето. Тогава Буда поискал Дживака да бъде негов лекар.

Всеки път, когато Буда пътувал, Дживака бил с него, като се грижил за приближените му и всички онези, които идвали да търсят просветление. По време на многото си пътувания Дживака открил нови растения и нови начини за употребата им.

Той записал откритията си в ръкописи, които се пазят векове наред. Четенето на тази история ме накара да се усмихна. Изглежда д-р Нарам е взел присърце урока, че всичко може да бъде полезно за лечение — дори лучените кръгчета.

Докато лежах в леглото, се чудех дали д-р Нарам знае някакви древни лечебни тайни, които биха могли да ми помогнат да преодолея отхвърлянето и сърдечната болка

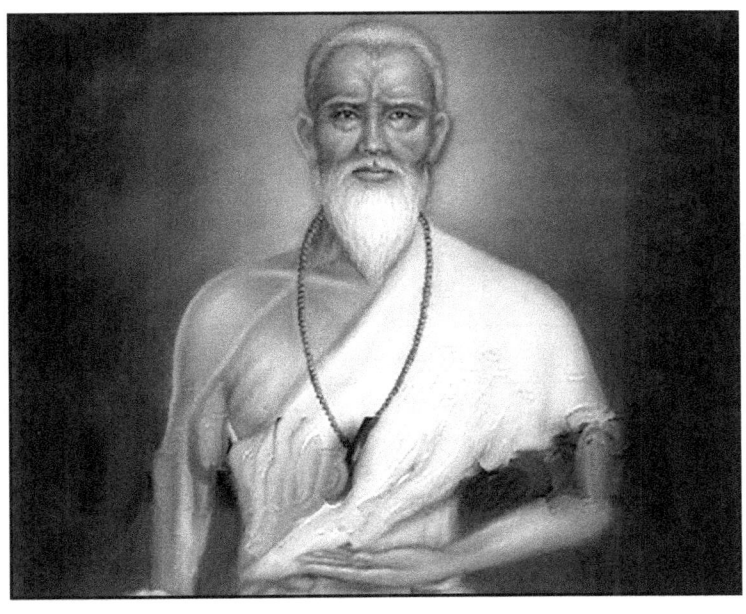

Илюстрация на Дживака. Източник: Гугъл

Твоите лични бележки

За да се задълбочи и увеличи ползата от прочита на тази книга, отдели няколко минути, за да отговориш на следните въпроси:

Кои мисли, разговори, храни и/или дейности чувстваш като отрова в живота си? (Намаляват жизнената ти енергия)

_____

_____

_____

_____

Кои мисли, разговори, храни и/или действия чувстваш като лекарство в живота си? (Увеличават твоята жизнена енергия)

_____

_____

_____

_____

Какви други прозрения, въпроси или идеи получи докато четеше тази глава?

_____

_____

_____

_____

ГЛАВА 4

Кое е от най-голямо значение?

Можете да отидете при почти всеки и вместо да питате „Как си?" да попитате „Къде боли?"
–Хенри Б. Айринг

Помните ли онова обаждане на баща ми, за което споменах във въведението към книгата? Това се случи на следващата сутрин. Не можех да пропусна сдържаното, но осезаемо неспокойствие в гласа му. „Сине, можеш ли да се прибереш? Трябва да поговорим."

Когато попитах баща ми какво се случва, той не каза. Само подчерта, че трябва да говори лично с мен.

„Колко скоро можеш да стигнеш до Юта?" попита той.

По стечение на обстоятелствата, Алиша и аз щяхме да летим следващата вечер. Тя се връщаше в Калифорния, а аз отивах в Ню Йорк, след това в Юта, където живееха родителите ми. През останалата част от деня мислите за баща ми изпълваха ума ми.

За да можете да ни разберете по-добре, искам да разкажа малко за моя баща и нашето семейство. Родителите ми отгледаха осем деца — цяла къща. Бях шестото дете, но ми беше приятно да казвам на хората, че съм им любимец. Веднъж в училище един приятел ме попита: „Защо има толкова много деца в семейството ти – родителите ти нямаха ли телевизор?"

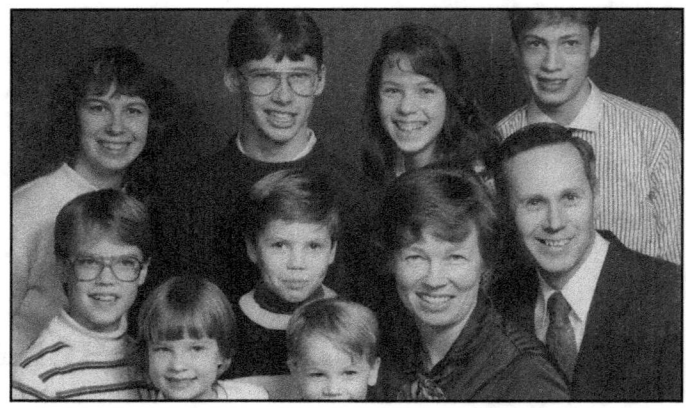

Семейството ми, когато бях на около 6 години; Аз съм в средата, майка и татко в десния край, а сестра ми Денис е в горния ляв край на снимката.

През повечето време обичах да имам толкова много братя и сестри. Разбира се, че се карахме за глупави неща, но също така много се смеехме и знаехме как да играем и творим. Спомням си, веднъж един от по-големите ми братя донесе вкъщи видеокамера и се запалихме да правим забавни видео клипове.

Загубата на най-голямата ми сестра Дениз, която се самоуби, ни сближи. Едно нещо, което не направихме както трябва, беше да говорим за чувствата си, но знаехме колко много ни е грижа един за друг, без изобщо да го казваме.

Родителите ми бяха женени повече от четиридесет години, като имаше добри и лоши моменти в живота им. Когато баща ми предложил на майка да се оженят, той казал: „Знаейки нещата, които знаеш за мен, все още ли би искала да станеш майка на децата ми?" Винаги съм смятал, че това е забавен начин да ѝ предложи брак.

Въпреки че никога не са имали много пари, те свързваха двата края. Обичах да получавам кутия, пълна с дрехи от съсед или от познато семейство от църквата. Още помня колко странно ми се стори това, когато разбрах, че повечето хора отиват в магазина и плащат много пари за дрехите си. Родителите ми ни научиха за стойността на пестеливостта, упоритата работа, молитвата, честността и ангажираността.

Мама и татко бяха много различни. Майка ми обичаше, когато работата е свършена, като талантливо караше хората да действат. Бях изумен от това колко ефективна беше и от това колко много постигаше всеки ден. Предполагам, че за да отгледаш осем деца, трябва да развиеш това умение. Баща ми, от друга страна, беше по-загрижен за това как се чувстват всички, отколкото какво правят. Страстта му беше да помага на родителите и учителите да разберат това, което той наричаше „липсващото парче в образованието„. Това според него е, че учим децата в училище какво да мислят, но не и как да мислят.

Той имаше мото, че „една идея може да промени живота на дете„. Вдъхновен от Бенджамин Франклин, той обичаше да комбинира етиката с образованието, учейки децата да развиват характер, и същевременно помагайки им да научат по-добре всеки предмет. Мечтата му беше да синтезира повече от тридесетте години от работата на живота си в книга, която да нарече „Липсващото парче в образованието„, като вид наследство за внуците му. Поради тази причина татко винаги имаше купчина документи на бюрото си, в които събираше ангажиращи въпроси, дейности и истории, които помагаха на децата, насочвайки ги как да мислят и как да вземат добри решения. За да съм напълно откровен, бих искал и аз да съм по-умел в това.

Татко имаше забавно, заразяващо чувство за хумор. Когато бях малък и се учех как да си връзвам връзките на обувките, го попитах: „Татко, можеш ли да ми обуеш обувките?" Той отговори с усмивка: „Да, мога да опитам, но не съм сигурен, че ще ми станат." След това лесно ме научи как да си връзвам връзките. Когато някой от нас минаваше зад гърба му, за да му направи масаж на раменете, той казваше: „Ще ти дам точно два часа, за да спреш."

Толкова много се смеехме! Например, веднъж баща ми казваше семейната вечерна молитва и заспа по средата. Седяхме и чакахме объркани. Най-хубавото беше, че когато

„Една идея може да промени живота на дете."

–Джордж Л. Роджърс

> *„Смехът е едно от най- силните лекарства за всеки човек или семейство."*
>
> -Джордж Л. Роджърс

разказваше историята, не можеше да не избухне в смях /на себе си/. Той се смееше толкова силно, че щеше да се разплаче от това колко смешна е цялата работа, и ние се спуквахме с него. Той ме научи, че смехът е едно от най-мощните лекарства за всеки човек или семейство. Колкото и да обичаше да се смее, той никога не би се присмял на другите и ни спираше, ако го правехме. Той ме научи с примера си, че ако можем да се смеем на себе си и грешките си, това помагаше някак си по-лесно да мина през тях.

Хората обичаха да са около него. Като подрастващо момче приятелите ми казваха, че чувстват колко много го е грижа за тях. Когато бях на около шестнадесет години, един приятел ме изненада, като каза: „Толкова е лесно да общуваш с татко ти. Поглеждам го в очите и се чувствам обичан."

Баща ми беше мил, но стриктен. Той не би направил компромис, когато ставаше въпрос за принцип, в който вярваше. Веднъж, когато бях на около дванадесет, той разбра, че ще презаписвам нелегално музика и видеоклипове, за да ги дам на майка и баба като коледни подаръци; това беше напълно логично за мен като начин да спестя пари! Можех да кажа колко силно той не одобряваше това, когато разбра. Той ми каза, че хората, които са създали музиката и видеоклиповете, трябва да получат възнаграждение за труда си. Той каза: „Никога не прави нещо, от което би се срамувал, ако стане публично достояние." Тогава, като разбра, че нямам много пари, ме заведе до магазина и добави към парите, които имах, за да мога да си позволя да купя видеото и музиката, които исках да презапиша. Той поправи грешката ми по начин, който ме накара да се чувствам добре със себе си.

> *„Никога не прави нищо, от което би се засрамил, ако стане публично достояние."*
>
> Джордж Л. Роджърс

Да разбера и оценя майка ми не беше толкова лесно и стана

чак в един по-късен етап от живота ми. Тъй като бях чувствително дете, забелязвах, че често има неща под повърхността, които я безпокоят. Не знаех какви са те или дали някои от тях са по моя вина, защото тя никога не говореше за тях, поне не и с мен. Вместо това тя гледаше да се впуска в непрекъсната работа и списъци със задачи като начин да поддържа чувство за контрол и постижение, като някак си подпомагаше семейство с осем деца да функционира.

В допълнение на това, че бях чувствителен, бях също и срамежлив и лесно приемах нещата лично. Когато бях девет годишен, бях много ядосан на майка ми, когато я чух да говори по телефона с една от нейните приятелки, и да се смее, докато споделяше засрамваща история за мен.

Това беше нещо, което другите деца може би биха пренебрегнали или приели с насмешка, но аз се почувствах наранен и обиден. *Тя трябваше да ме обича, а не да ми се смее пред другите.* Обвинявах я за болката, която изпитвах и исках също да я боли. Срам ме е да го призная, но е истина. Първоначално исках да избягам, но реших да остана вкъщи и да я накажа с мълчание. Това продължи около ден и половина, докато майка влезе в стаята ми на следващата вечер.

„Клинт, какво става?" попита тя. „Не мога да ти помогна, ако не знам какво не е наред."

Опитвах се да не говоря и накрая избухнах в сълзи. Тя протегна ръка и нежно погали гърба

> *Никой не може да те ядоса. Реакцията ти винаги идва отвътре."*
> Джордж Л. Роджърс

ми, показвайки толкова много състрадание, че вече не можех да си я представям като чудовище в съзнанието си. Признах си защо ме боли. Тя веднага се извини и силно ме прегърна.

Не ме разбирайте погрешно. Имах разочарования също и от баща ми. Разстроих се, когато ме изправи пред всички, че съм направил нещо нередно, когато веднъж ударих сестра си. Тя плачеше. Той ме дръпна здраво и ме изтласка на стълбите, за да седна и попита: „Защо удари сестра си?"

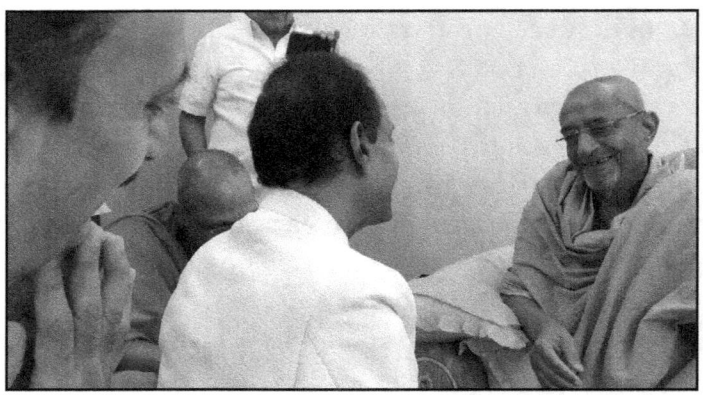

Д-р Нарам точно след пулсова диагностика на Харипрасад Свамиджи, духовен учител за милиони, насърчаващ концепцията за Атмията. Винай гледа и двамата с любов и преданост.

Чувствах се напълно оправдан да споделя причината „Защото тя ме ядоса".

Той направи пауза и каза нещо, което промени живота ми. „Сине, никой *не може* да те ядоса или да те *накара* да почувстваш нещо. Реакцията ти винаги идва отвътре. Хората могат да контролират емоциите ти, само ако им позволиш."

Въпреки че той ме наказа, за това че ударих сестра си, истината на неговата мъдрост ме разтърси дълбоко. Беше момент, който стопи гнева, който изпитвах. Той беше прав: никой не можеше да ме ядоса. Аз отговарях за собствените си емоции. Беше невероятно откритие.

Безценна доброта

Докато бях в Индия обаждането на баща ми събуди много спомени като тези. По-късно същия ден срещнах Винай, административният асистент на д-р Нарам. Като видя отнесеното изражение на лицето ми, той попита: „Добре ли си?"

Надявайки се родителите и семейството ми да се гордеят с мен, постигнах много неща. Завърших с отличие гимназията, държах реч на церемонията по връчване на дипломите и бях приет със стипендия в престижен университет. Работех много в Африка и други части на света, отложих ангажиментата си към университета, за да

> *„Атмията е когато, без значение как някой се отнася с вас, вие отговаряте с любов и уважение."*
>
> –Харипрасад Свамижди

се отдам на мисионерска работа за две години, станах първия в семейството, който получи докторска степен с дисертация, която бе наградена с отличие. Спечелих няколко награди и отличия като млад изследовател. Дори бях избран за един от дванадесетте млади учени от цял свят, които да отидат в Брюксел за среща на „млади лидери на мисълта", обсъждащи потенциални решения на световни проблеми. По това време се намирах във Финландия и координирах проект, финансиран от Европейския съюз. Водех новаторски курсове за това как да използваме технологиите и новите медии за междурелигиозна/междукултурна комуникация, международно развитие и усилия за изграждане на мир. Въпреки всичко това, в съзнанието ми, грешките, които бях направил надминаваха всичко добро, което бях постигнал.

Когато баща ми се обади тази сутрин и каза, че трябва да ме види, за момент се зачудих дали не е открил някоя от грешките, които бях направил. Освен да ме подкрепят, знаех, че родителите ми се тревожат за мен, както правят всички родители. И знаех, че много се молеха за мен. Пътувах и живеех в различни страни, но все още бях далеч от женитба. Изследвах собствената си връзка с духовността и науката, прекарвайки много време далеч от дома и от всичко, което им беше познато. Веднъж доверих на баща ми, че се чувствам тъжен и самотен, така че той винаги ме питаше как съм и дали нещата се подобряват. Мисля, че полагаше допълнителни усилия, заради случилото се със сестра ми. Опитвах се да поддържам близък контакт с тях, но това му обаждане и молбата да се срещнем изникна изневиделица.

Необичайно беше за него да си уговаря среща с мен. Аз бях негов син и той можеше да ми се обади по всяко време. Цял ден бях объркан, а след това и по-загрижен, когато майка ми се обади по-късно същата вечер.

„Моля те, не забравяй срещата с баща си,," ми каза тя с тон в гласа, с който не бях свикнал. „Не знам за какво става дума, но чувствам, че е важно."

Мистерията трябваше да почака. Имах още един ден в Мумбай и след това кратък престой в Ню Йорк, преди да разбера от какво има нужда баща ми.

И преди да отпътувам от Индия, д-р Нарам поиска да се срещне с мен още веднъж, за да сподели нещо, което според него щяло да промени живота ми.

Твоите лични бележки

За да се задълбочи и увеличи ползата от прочита на тази книга, отдели няколко минути, за да отговориш на следните въпроси:

С какви скрити проблеми се сблъскват тези, които обичаш, в момента? Какво би могъл да направиш, за да им помогнеш?

_____
_____
_____

Каква мъдрост научи от твоите родители или от други хора, която ти е помогнала?

_____
_____
_____

В коя сфера от живота си можеш да практикуваш лечебното изкуство на Атмията?

_____
_____
_____

Какви други прозрения, въпроси или идеи получи докато четеше тази глава?

_____
_____
_____

ГЛАВА 5

Една голяма тайна за успех във всичко

Когато не знаем какво да правим, ние сме стигнали до истинската си работа и когато вече не знаем по кой път да тръгнем, тогава започва истинското ни пътуване.

–Уендъл Бери

На следващата вечер, преди Алиша и аз да летим с изтощаващия полет за Съединените щати, д-р Нарам ни покани на прощална вечеря. Въпреки, че храната беше вкусна, хапнах бързо, надявайки се да имам повече време за разговор с него. Накрая той каза: „Можеш ли да дойдеш с мен насаме в моя кабинет? Искам да ти покажа нещо много специално."

След като затворих вратата на кабинета след себе си, д-р Нарам извади няколко свитъка, увити в оранжев плат. Когато развърза връвта, видях, че съдържат стари, изтъркани страници, с ръчно написани знаци, които не разпознавах. С притихнал тон на гласа си д-р Нарам каза: „Това са няколко страници от древни текстове, дадени ми от моя учител." Той внимателно разлистваше всяка страница, като сподели колко ценни са ръкописите за него и как древните принципи, формули и методи, които използваше го напътстват да помага на хората.

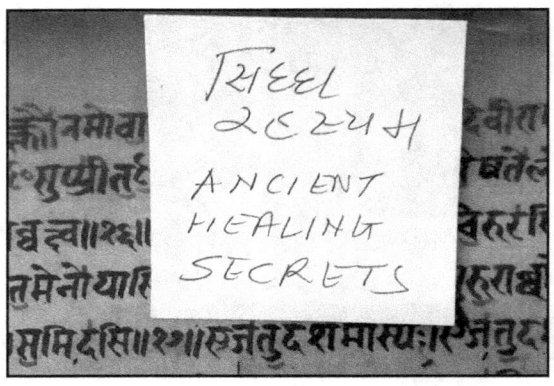

Древни ръкописи съдържащи древни тайни за изцеление.

Пожълтяло парче хартия в началото на всеки текст, написано на английски, даваше кратко описание на съдържанието. Те бяха написани на няколко езика: санскрит, тибетски, нерали, непалски и ардхамагадхи или магадхи пракрит. Имаше рецепти за домашни лекове и билкови формули за диабет, различни видове рак, проблеми с косата и кожата, както и древни мантри и марма точки за щастие, спокойствие и изобилие. Имаше дори и тайни формули за подмладяване, използвани от жена на име Амрапали, която според д-р Нарам била над шестдесет годишна, но изглеждала с тридесет години по-млада. Тя била толкова привлекателна, че един тридесет и пет годишен владетел, който въпреки, че имал красива и млада жена, се влюбил в нея. Имах силно желание да докосна тези древни писания, но не исках да рискувам да повредя деликатната хартия.

„Целият ми живот е посветен в следване на напътствията на моя учител", каза д-р Нарам, „за да мога да разкодирам принципите от тези древни страници и да ги пренеса във физическата реалност на съвременния свят по начин, който променя и дори спасява живота на хората." Последва дълга пауза, докато осмислях думите му. Наруших мълчанието и му зададох въпрос, който ме глождеше от известно време: „Как започна всичко това за теб?"

Докато внимателно опаковаше древните страници в оранжевия плат, д-р Нарам ми разказа своята история.

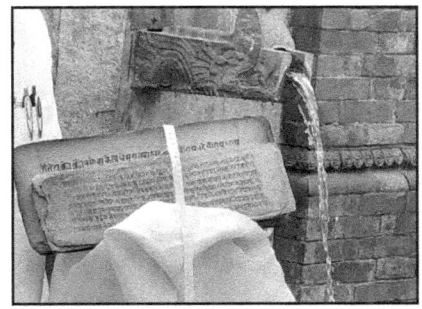 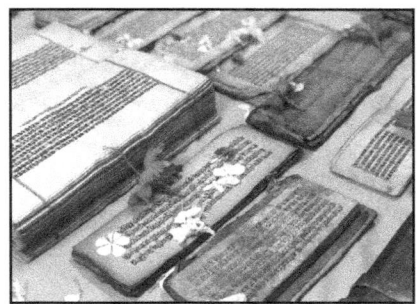

Отляво: Д-р Нарам държи един от древните текстове, съдържащи тайни от потеклото му за по-дълбоко изцеление.
Дясно: Още ръкописи на масата

„Преди 30 години завърших университета като лекар." „Какво? Преди да станеш лечител, си учил за лекар?" „Да, получих бакалавърска степен през 1978 г. от Бомбайския университет и дипломи по Аюрведична медицина за напреднали през 1982 г. и 1984 г. Единственият проблем беше, че все още бях неопитен. Имах голяма мечта да променя света. Исках да помогна на хората да постигнат цветущо здраве, спокойствие на ума и неограничена енергия, но самият аз нямах енергия, здраве или спокойствие. Нещо повече, въпреки цялото си образование, аз все още работех само с „теорията може би". Знаеш ли каква е „теорията може би?" Свих рамене и поклатих глава. „Да предположим, че дойде пациент и каже, че го боли корема. Бих му казал: „Може би имате газове, може би киселини или може би някакъв тумор", или „Може би имате някакъв проблем с жена си." Бих дал широк спектър от лекарства въз основа на „може би" предположения и той щеше да си отиде. Месец по-късно той щеше да се върне със същия проблем и аз щях да кажа: „Може би е психосоматично." Прекарвах часове в консултации с пациентите, без да получа резултат. Бях разочарован, депресиран, нервен и разтревожен. Чувствах се провален като лекар. Ядях нездравословна храна, за да успокоя безпокойството си и качих много килограми. Бях над 100 кг. и започнах да се съмнявам дали лекарствата, които използвах, са ефективни. Или може би проблемът беше, че не разбирах хората. Може би не разбирах истинските им предизвикателства, притеснения, страхове и тревоги. Може би това не беше работата за мен."

Докато д-р Нарам говореше за нещастията си, се замислих върху собствената си тъга. Не винаги бях тъжен, но тя се появяваше достатъчно често, за да ме накара да се съмнявам за много неща в живота си. Понякога се проявяваше като депресия; понякога като нетърпение или раздразнение от себе си и другите.

„Не изкарвах никакви пари и нямах удовлетворение от работата – никаква вътрешна радост,", продължи д-р Нарам, „Тогава, един ден, едно чудо промени завинаги живота ми. Лекувах пациент на име Шанкер. Той идваше всяка седмица и ние седяхме заедно в продължение на два часа, като обсъждахме проблема му и опитвахме нови решения и лекарства, но нищо не даваше резултат. Изведнъж, след две години срещи, Шанкер спря да идва и си помислих, че може би най-накрая съм излекувал някого. Няколко месеца по-късно го видях да върви по улицата и изглеждаше щастлив. Зачудих се *дали му помогнах*? Отговорът му ме разтърси.

„Шанкер ми каза: „Не, д-р Нарам, вие не ми помогнахте. Без значение колко време отделяхте за мен, така и не ме разбрахте. Просто ме объркахте все повече и повече." Отговорих: „Знам, че проблемът ми е, че не разбирам хората! И все пак, как се оправихте?"

Шанкер обясни, че е отишъл при велик лечител, който бил на 115 години. Човекът докоснал пулса му и само след две минути му казал какво точно се случва в тялото, ума и емоциите му и го посъветвал какво да направи, за да се излекува. Д-р Нарам не вярвал, че това е възможно, но не можел да отрече, че Шанкер изглеждал много по-добре. Неговите медицински изследвания показали забележителни подобрения с диабета, артрита, кръвното налягане, остеопорозата и бъбречните му функции. Д-р Нарам попитал: „Как мога да се срещна с този учител и да се уверя сам?" „Шанкер ми каза къде се намира,", продължи д-р Нарам, „Но преди да отида, направих списък на всичките си проблеми: депресия, тревожност, нервност, диабет, косопад и

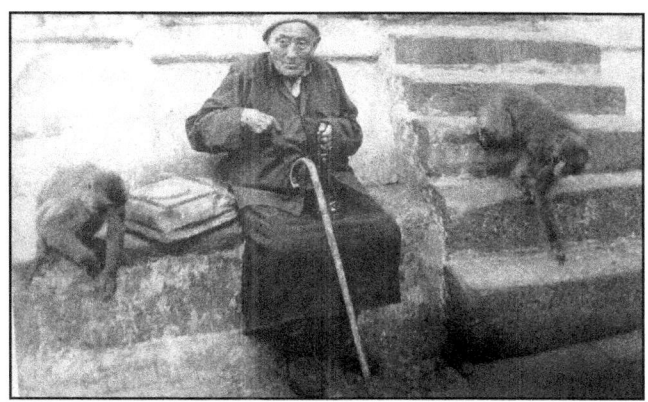

Учителят на д-р Нарам, Баба Рамдас, на 115 години.

затлъстяване. След това отидох при този велик лечител и чаках дълго на опашка, преди да дойде моят ред. През цялото време размишлявах как този 115-годишен човек все още преглежда деветдесет пациента на ден. Когато най-накрая дойде моят ред, лечителят сложи пръсти върху пулса на китката ми и каза: „Висока кръвна захар. Освен това искате да имате коса, да отслабнете и искате да смените работата си. Освен това сте депресиран, напрегнат и объркан за бъдещето."

Д-р Нарам спря за момент. „Не мога да ти опиша колко хубаво беше усещането да бъдеш така напълно разбран. По-късно моят учител ми каза: „През последните шест хиляди години от човешката история най-голямата нужда на хората е не от любов, а от разбиране."

Докато д-р Нарам разказваше историята си, се чудех: *Освен, че помага на хора с неща, като високо кръвно налягане, диабет, артрит и т.н., този учител имаше ли също и древни тайни, които могат да превърнат тъгата в щастие?*

Д-р Нарам продължи: „Баба Рамдас ме разбра и тази единствена среща промени живота ми. Даде ми рецепта за някакви билки и промяна в диетата и ми препоръча да дойда отново след шест месеца. Учителят ми каза, че няма бързо решение за мен. Ако исках бързо решение, трябваше да отида някъде другаде. Това, което той предлагаше, беше по-дълбоко изцеление, което

> *„В последните шест хиляди години от човешката история, най-голямата нужда на хората не е любов, а разбиране."*
>
> - Баба Рамдас, учителят на д-р Нарам

изискваше постоянство и търпение. Направих точно, каквото ми каза. Отне време, но моето търпение и ангажираност се изплатиха.

Рецептата подейства като магия. Отслабнах от 100 кг. до сегашните 58 кг. Нивото на кръвната ми захар спадна значително от 475 на гладно до сегашните 96 до 105. И косата ми порасна отново. Когато започнах, имах много време, но нямах коса. Сега имам много коса, но нямам време. И двамата се засмяхме.

Докато слушах историята му, казах: „Еха... какъв подарък."

„Да, но знаеш ли какъв беше най-големият подарък, който ми направи?" „Какъв?" „Той ме научи, по начин, който никога няма да забравя, на най-голямата тайна да разбираме себе си и другите. И също така ме научи на тайната как да успявам във всичко."

Да разберем себе си, за да разберем другите

Д-р Нарам обясни как срещата му с този учител е събудила желание да научи всичко за древните лечебни тайни. За него, научаването им е било начин да докаже на баща си и приятелите си, че не е пълен провал и да им покаже, че прави нещо, което си заслужава и не пропилява живота си. „Така че отидох при този велик учител и казах: ,Бих искал да науча това тайно изкуство и наука за лечение чрез измерване на пулса.'

Баба Рамдас казал: „Много добре. Ела утре. ,Така че отидох на другия ден и му казах отново: ,Бих искал да науча това тайно изкуство и наука за лечение чрез измерване на пулса.',Тогава той каза: ,Ела утре.' Той продължаваше да казва, че ще ме научи ,утре,", затова винаги се връщах на следващия ден... и така сто дни!"

Д-р Нарам разказа, че това било напълно объркващо за него и че на стотния ден решил, че е чакал достатъчно. Така той си обещал: *Ако не ме научи днес, ще стоя пред него като скала. Ще умра, но няма да помръдна.*

Той застанал пред Баба Рамдас и му казал: „Дойдох да уча и няма да си тръгна, докато не се съгласиш да ме обучаваш."

Баба Рамдас казал: „Кой решава?" „Аз решавам", казал д-р Нарам. „Това е твой проблем", отговорил Баба Рамдас. Д-р Нарам стоял пред 115-годишния учител като скала часове наред. „Беше удивително как, докато преглеждаше пациентите си, той наблюдаваше и мен. Докато стоях там, виждах как докосва пулса им и след това ги чете като книга, един след друг. Най-накрая, след четири часа, очевидно имах голяма нужда да отида до тоалетната. Той ме видя да се поклащам и да стискам краката си и каза: „Д-р Нарам, мисля, че искаш да отидеш до тоалетна." Казах: „Да." Той каза: „Тогава иди до тоалетната." Казах: „Но бих искал да се уча от теб." Той ми отговори: „Тогава ела утре."

Начинът, по който д-р Нарам разказа историята, със своите жестове и мимики, ме разсмя.

Той ме погледна и каза: „Може да се смееш, но аз започнах да плача. И в този момент нещо трябва да се е пречупило в учителя. Той каза: „Добре, спри да плачеш." Казах: „Какво да направя?" Той отговори: „Ела, днес започва твоето обучение." С известна надежда и изненада казах: „Какво трябва да направя първо?" Той отговори: „Отиди до тоалетна." Така че веднага отидох до тоалетната. Върнах се и казах: „Добре, какво трябва да направя, за да започна обучението си?" Този велик учител ме попита: „Колко души са използвали тоалетната днес?" Предположих, „Може би тридесет до четиридесет?" Той каза, „Много добре. Отиди да я почистиш." Това объркало д-р Нарам. Все пак той беше лекар и това беше по-нисше задължение за него. Д-р Нарам казал на Баба Рамдас: „Господине, мисля, че трябва да сте ме разбрали погрешно. Дойдох да се уча да лекувам чрез пулсова диагностика, а не да чистя тоалетни." Баба Рамдас бързо отговорил: „О, искаш да научиш за лечение чрез измерване на пулса. Няма проблем, ела утре."

И така младият д-р Нарам незабавно отишъл да изчисти тоалетната.

„Едва по-късно разбрах, че Баба Рамдас първо е трябвало да пречупи егото ми и да ми помогне да се изправя пред страховете си. Това беше най-големият подарък, който можеше да ми даде. Това е една тайна.

Нашите две най-големи пречки в живота (за да видим ясно себе си и другите) са егото и страха. Ако имаме голямо его или страхове, не можем да видим какво се случва в тялото, ума и емоциите на пациента. Понеже егото и страховете ни пречат да видим себе си ясно, как тогава да видим, какво се случва с тези, които идват при нас? Не можем да почувстваме какво те чувстват или да разберем какво преживяват. Не можем истински да разберем себе си или някой друг, докато не сме в състояние да се изправим пред егото и страховете си. Дотогава зрението ни е замъглено и неясно. Баба Рамдас ми каза: „Лечителю, първо излекувай себе си„ и моето изцеление започна с чистенето на тоалетни."

Като чух историята му, започнах да се питам:

Как ли ми влияе моето собствено его? Как ли моите страхове влияят на живота ми? Как ли и двете ме заслепяват, за да не виждам ясно себе си или другите? Как ли влияят на начина, по който съм в отношенията със семейството ми, на работа или в духовния ми живот?

Спомних си едно преживяване, което имах няколко месеца преди пътуването си до Индия. Изпълнявах проект на Европейския съюз в университета във Финландия и бях горд от това. Бях единственият американец и най-младият изследовател, докладващ на срещи в Брюксел. Не всички обаче одобряваха ролята ми. Дипломиран студент от Нидерландия ми написа критичен имейл, че не харесва начина, по който се справям със задълженията си.

Чувствах се неразбран и ядосан. *Всички останали ми правеха комплименти, така че какво не беше наред с този човек?* Вместо да го изслушам и да задам въпроси, за да разбера гледната му точка, аз го нападнах, посочвайки начините, по които аргументът му беше недалновиден, опитвайки се да опровергая мнението му. Казах, че някои хора в проекта са недоволни от неговия принос, за който му се плаща.

> *"Нашите две най-големи препятствия в живота (да видим ясно себе си или другите) са егото и страха."*
>
> Д-р Нарам

Не само, че пропуснах възможността да науча нещо за себе си и да подобря проекта, но и не успях ясно да го разбера. Чак по-късно разбрах, че е бил депресиран и е минавал през труден момент от живота си. Вместо да бъда част от решението, аз направих проблема още по-голям.

Слушайки д-р Нарам, размишлявах колко пъти в живота си не бях успял да видя ясно нещата поради страховете и егото си. Поглеждайки назад, осъзнах колко често се чувствах объркан и несигурен, понеже исках хората да ме харесват и да изглеждам по-успешен, отколкото всъщност бях. Дори бих излъгал за глупави неща, за да се опитам да повлияя на това как някой би ме възприел или да скрия грешка, която съм направил. Всички тези неща бяха странични ефекти на по-дълбоките проблеми: страх и его.

Запитах се:

С какво животът ми би бил по-различен, ако не бях повлиян от страха и егото? Как бих се променил към по-добро?

"Толкова много хора от цял свят ти се възхищават," казах на д-р Нарам. "Как успяваш да не позволиш на егото си да замъгли преценката ти насред толкова много хвалби? И в ситуации, в които репутацията ти е застрашена, как се предпазваш от страха?"

"Ще излъжа, ако кажа, че страхът и егото все още не идват и си отиват," отговори д-р Нарам. "Когато Джиа, момичето с тежка форма на аутизъм, ме одра и започнах да кървя, докато всички гледаха, за момент се бях притеснил. Не бях сигурен, че моите древни тайни ще ѝ подействат и изпитах нужда да се докажа пред всички тези хора."

"Наистина ли?" Бях трогнат от уязвимата му честност. "Да," каза д-р Нарам, "но продължи само за миг. Тогава направих две

> *„Коя е тайната за връщане във вашия център? Тишина, спокойствие и самота."*
>
> –Д-р Нарам

неща, които научих от моя учител, които ме върнаха обратно към центъра ми."

„Какво имаш предвид? Какво направи?" „Първо, учителят ми ме научи как да успокоя, утеша и уединя ума си. Това ме връща в центъра на същността ми, откъдето всички мои действия водят до много по-добри резултати.

От това място няма от какво да се страхувам или доказвам и виждам, че не се отнася за мен.

Отнася се за службата към Бог намиращ се вътре в човека срещу мен. Винаги, когато се почувствам неуравновесен или не знам какво да правя, се връщам към центъра си: тишина, спокойствие и самота„.

Не го разбрах. Сякаш говореше на чужд език. Щеше да ми отнеме години, за да разбера какво имаше предвид чрез собствения ми опит. В този момент обаче просто се надявах следващото нещо, което сподели, да има повече смисъл.

„Кое беше второто нещо, което твоят учител те научи да правиш?"

Тайната за успех във всичко

Д-р Нарам продължи: „Изчистих тоалетната набързо, нетърпелив да започна да уча лечение чрез пулсова диагностика. Когато се върнах, за да обявя, че съм готов, Баба Рамдас изглеждаше изненадан.

Той каза: „Нека проверя." „Какво искате да проверите?" „Искам да проверя работата ти." Д-р Нарам се почувствал притеснен, докато учителят му инспектира тоалетната. „Много лоша работа, д-р Нарам", казал Баба Рамдас. „Ако не знаеш как да почистиш тоалетната, как ще почистиш токсините, блокажите в телата, умовете, емоциите и душите на хората?" Д-р Нарам

Тайна за успех №1

„Каквото и да правиш в живота си, дай 100 процента от себе си /дори и да е чистене на тоалетни/"
д-р Нарам

замълча, погледна ме и каза: „От тази случка учителят ми ме научи на тази голяма тайна: каквото и да правиш в живота си – независимо дали чистиш тоалетни, приготвяш храна или преглеждаш пациент – прави го на 100 процента!"

Попитах го „А няма ли хора, които дават 100 процента от себе си и въпреки това не успяват?".

„Това може да е вярно, но повечето хора всъщност не дават 100 процента от себе си, защото са мързеливи или се страхуват от провал. Когато започнеш да се раздаваш на 100 процента във всичко, което правиш, в живота ти идва различно качество на удоволствие, страхът намалява и започваш да виждаш много различни резултати."

Докато д-р Нарам говореше, умът ми отново се отнесе.

Ако трябваше да съм честен със себе си, давах ли 100 процента във всичко, което правех?

Дали изобщо давах 100 процента в нещо, което правех? Давах ли всичко от себе си, независимо кой гледаше или колко важно изглеждаше?

За съжаление, можех да се сетя за много примери, при които отговорът беше „не" - или защото не оценявах нещо достатъчно или защото имах твърде много неща за вършене едновременно. Често се криех зад компютър или телефон и лесно се разсейвах от това да давам пълното си внимание на хората, които бяха в една стая с мен.

Д-р Нарам продължи „Според моя учител не можем да контролираме чуждите избори или даже резултатите от нашите собствени, можем само да им позволим да се разгърнат."

„Но можем да контролираме изборите си," - казах, опитвайки се да завърша мисълта му, „и да дадем 100 процента във всичко, което правим."

„Схвана го!" — каза той с удоволствие, когато разбрах първата тайна на древното учение. Докато д-р Нарам говореше, осъзнах, че се обръща към мен със същия ентусиазъм и енергия, както когато говори в зала пред хиляди души. Той даваше 100 процента от себе си докато ми разказваше тази история и примерът му ме впечатли по-силно, дори от думите му.

„Но как да направя това, когато вниманието ми е разделено между толкова много неща?"

„Искаш ли да ти покажа марма точка, която да ти помогне да си по-спокоен, в сегашния момент и фокусиран?"

„Да, ако обичаш." Той показа точката, която натиска, за да се чувства по-спокоен и в сегашния момент, за да може да даде 100 процента на всеки човек във всеки един момент.

Д-р Нарам каза: „В началото ме попита, как съм научил тези тайни за по-дълбоко изцеление? Е, простият отговор е, че последвах думите на моят учител преди повече от тридесет години. Той ми каза да давам 100 процента във всичко, което правя, така че веднага се върнах и почистих тази тоалетна на 100 процента. Когато приключих, казах: „Добре, сега искам да започна да се уча," на което учителят ми отговори: „Твоето обучение вече започна"."

Бележки от дневника ми
Тайната марма-шакти точка за повече спокойствие, съзнателно присъствие и фокус*

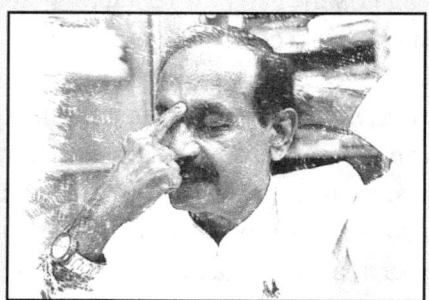

Многократно през деня с показалеца на дясната си ръка натисни 6 пъти точката между и леко над веждите.

Да останем млади на всяка възраст

Д-р Нарам изучавал изкуството и науката Сидха-Веда със своя учител в продължение на хиляда дни. Той научил тайни, които са били изгубени за света, но запазени живи от непрекъснато потекло от учители. Д-р Нарам решил да прекара остатъка от живота си, посветен на три неща: 1) лечебна пулсова диагностика и шестте ключа за по-дълбоко лечение; 2) тайните да живееш повече от сто години в цветущо здраве; и 3) „древната система за постижения" в помощ на хората да открият, постигнат и да се наслаждават на това, което искат най-много.

Преди всичко д-р Нарам искал да разбере как е възможно Баба Рамдас да е толкова младолик. „Ако искаш вярвай или не, в моята страна, когато си на петдесет и пет или шестдесет години, започваш да мислиш за пенсиониране", каза той. „Когато си на шестдесет се пенсионираш и имаш малко ентусиазъм за живота. Когато си на шестдесет и пет се озоваваш на опашка с чакащите смъртта.

Този човек беше толкова различен. Той беше на 115 години и имаше такова желание за живот, нещо което не бях виждал преди!"

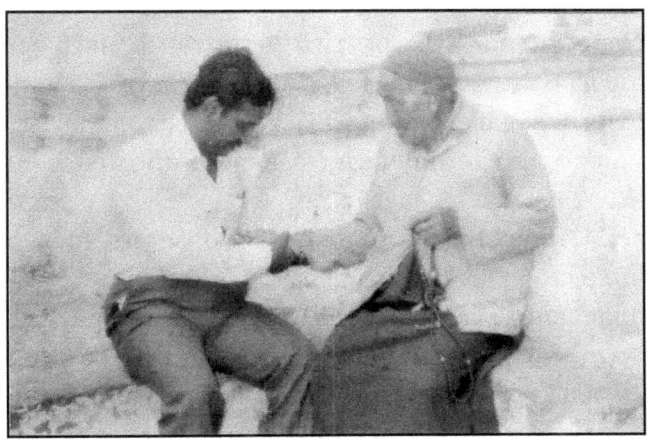

Младият Д-р Нарам бива изпитван за лечение чрез пулсова диагностика от неговият любим учител Баба Рамдас.

Начинът, по който д-р Нарам го описа, беше забавен — хора, чакащи на опашка за смъртта. И все пак изказването му имаше смисъл. Много от хората, които познавах развиваха сериозни здравословни проблеми през петдесетте, шестдесетте и седемдесетте години. Предполагах, че животът е такъв: остаряваш, тялото ти започва да боли и се разпада, след което умираш.

Д-р Нарам каза: „Когато хората питаха моят учител: „Колко възрастен си?", той казваше: „Аз съм млад на 115 години и ми предстоят още много." И в същото време той беше здрав, бодър и все така усилено работеше.

Осмисляйки думите му, се възхищавах от очакванията на д-р Нарам за живота, виждайки учителя си, да се чувства „млад" на 115 години.

> **Тайна за успех № 2**
> *„Върши работата си като молитва. Да правиш това, което обичаш, те кара да се чувстваш млад, независимо от възрастта ти."*
> –Д-р Нарам

„Искаш ли да ти споделя още една тайна за милион долара?"

„Да." „Докато в много страни хората се опитват да се пенсионират и да напуснат работа, в моя род сме трудолюбиви. За нас работата е като молитва. Да вършиш работа, която обичаш, те кара да се чувстваш млад, независимо от възрастта ти."

„Как го постигна учителят ти?"- попитах. „Каква беше неговата тайна да бъде млад на всяка възраст?"

„Сега ти ми задаваш въпрос за милиард долара. Само бъди готов, защото ако те науча на това, ще промени живота ти завинаги„.

„Добре." Станах още по-бдителен и отворих нова страница в бележника си.

„От споделянето само на част от тази тайна с хиляди хора от цял свят, от 108 страни, те получават резултати, които наричат „чудеса„. След като са опитали толкова много други неща, които не са проработили, когато опитат дори част от тази тайна, те често изпитват по-дълбоко изцеление. Диабетът им намалява или изчезва. Болката им от артрит отшумява и те отново започват да ходят нормално. Или изтръпналото им рамо се оправя; детето им с хиперактивност (ADD, ADHD) се подобрява; косата им пораства отново, ако са били плешиви; сънят им се подобрява; отслабват; депресията им намалява; алергиите и астмата им изчезват; кожата им се подобрява; увеличава се издръжливостта им и енергията; и още много други неща.

Тайната не е само в това как моят учител е доживял до такава напреднала възраст, но и как е продължил да бъде така гъвкав, с умствена сила, ентусиазъм и в цветущо здраве."

„Какво е направил?" - попитах. „Може ли да го споделиш с мен?" Д-р Нарам се поколеба за момент, след това се наведе към мен и каза с тих, но енергичен глас: „Сидха-Веда има шест тайни ключа за по-дълбоко изцеление, които могат да трансформират тялото, ума и емоциите на всеки – шестте ключа, чрез които ти видя как „невъзможните" неща стават възможни.

Чу се звук от клаксон. Той спря и погледна през прозореца. Беше нашето такси, което щеше да закара Алиша и мен до летището. Попитах бързо: „Какви са те? Кои са шестте ключа за по-дълбоко изцеление? Как мога да ги науча?"

„Ела утре," каза той с блясък в очите. „Но не мога. Отивам в Ню Йорк и след това в Юта." Той се усмихна, направи пауза отново, след това бавно каза: „По някаква причина Бог те доведе при мен и мен при теб, не мислиш ли?"

Кимнах и той продължи: „Следващият път, когато се срещнем, ако въобще се срещнем, може би ще споделя с теб тези шест мощни ключа, които моят учител ми каза, за изгубената древна тайна за запазване на младостта във всяка възраст."

Излязохме навън, където Алиша вече чакаше до таксито. Когато отворих вратата на колата, за да вляза, д-р Нарам ми каза: „Би било много добре, ако можеш да се срещнеш с

> „Сидха-Веда има шест тайни ключа за по-дълбоко изцеление, които могат да трансформират тялото, ума и емоциите на всеки."
>
> –Д-р Нарам

Марианджи в Ню Йорк."

Твоите лични бележки

За да се задълбочи и увеличи ползата от прочита на тази книга, отдели няколко минути, за да отговориш на следните въпроси:

Как мислиш, че егото и страхът влияят на живота ти?

_____
_____
_____
_____

Как мислиш, че животът ти би се променил към по-добро, ако беше по-малко повлиян от страха и егото?

_____
_____
_____
_____

Какви други прозрения, въпроси или идеи получи, докато четеше тази глава?

_____
_____
_____
_____

ГЛАВА 6

Може ли пречистено краве масло Гхи и тайни точки на тялото да нормализират кръвното ти налягане за минути?

Разумът е безсилен в изразяването на любовта. Вашата задача не е да търсите любов, а просто да търсите и намирате всички бариери в себе си, които сте изградили срещу нея

– Руми

Ню Йорк сити

Раздялата с Алиша на летището в Мумбай беше сладко-горчива. Въпреки че бях разочарован, че не започнахме връзка, бях доволен, че тя беше щастлива от това, което преживя в Индия и имаше по-ясна представа къде иска да я отведе живота. Колкото и нетърпелив да бях да стигна до баща си, се радвах, че имах осемнадесетчасов престой в Ню Йорк. Това щеше да ми даде достатъчно време да видя някои от забележителностите и да се срещна с Марианджи, която беше с д-р Нарам в първия ден, когато го срещнах в Ел Ей. Може би тя щеше да помогне като отговори на някои от въпросите ми.

Преди да кацна на летище Кенеди, бях виждал Ню Йорк само в телевизионни предавания и филми. Времето беше ясно и хладно, противоположно
на това в Мумбай, и се зарадвах, че носех палто и ръкавици със себе си. Качих се на метрото до Таймс Скуеър като разпознах мястото от телевизията, където пада топката в новогодишната нощ, заобиколен от всички страни с мигащите светлини на огромните екрани, рекламиращи продукти и представления на Бродуей. Минах покрай хиляди хора по улиците, говорещи десетки различни езици, всички вперили поглед в екраните и витрините.

Докато вървях по улиците се чувствах като мравка сред безкрайните стени на небостъргачите. Хора, гледки, звуци и миризми изпълваха улиците. Едва когато пристигнах в Сентрал парк, сградите отстъпиха място на зеленината. Купих си топли ядки от уличен търговец и харесах нюйоркския му акцент.

Отидох до известния магазин Мейсис, който разпознах от времето, когато бях дете, докато гледах парада за Деня на благодарността по телевизията и от това, че в нашето семейство гледахме отново и отново *„Чудо на 34а улица"*. Влязох в книжарницата Бордърс, свързана с Медисън Скуеър Гардън, стоплих се с гореща напитка и се шляех между рафтовете и масите, излагащи стотици книги. Погледът ми беше привлечен от едно заглавие, за което не бях чувал преди, а и не разбирах - *Алхимикът*. Купих книгата без да знам защо.

До ранния следобед бях видял Емпайър Стейт Билдинг, Пето авеню, Крайслер Билдинг, Рокфелер център, моста Бруклин, централата на ООН, музея на изкуствата Метрополитън и оживената улица Уолстрийт. Бях изумен от това колко много видях от Ню Йорк само за един ден и колко много още имаше да се види.

След това се спрях за малко. Обзе ме потискащо чувство, когато наближих мястото на бившите кули близнаци на Световният търговски център, които рухнаха по време на терористичните атаки на 11 септември 2001 г. Гледайки през оградата видях зейнали дупки в земята, където някога са били сградите. Въпреки че развалините бяха премахнати и на мястото се издигаше паметник, усетих ехото на разрушението. Всички, които познавам и които са били живи по това време, си спомнят къде са били, когато са чули за самолетите, разбиващи се в тези сгради. Всички гледахме по новините как кулите се обхващат в пламъци и се срутват на земята, докато хората се опитваха да се измъкнат, покрити с прах. Бях в апартамента при най-малката си сестра, когато тя каза: „Чу ли? Ню Йорк е атакуван!" Видяхме дим, излизащ от първата кула, когато самолет се разби във втората. Ужасен се чудех кой и защо ни напада и как можех да защитя себе си и семейството си.

В този ден загинаха 2977 души от 115 различни националности, включително 441 служители на спешна помощ, които се отзоваха на призива за помощ; сред тях имаше пожарникари, парамедици, полицаи и техници от спешна медицинска помощ. Бях изненадан да науча, че много повече хора са починали след това - заради токсините, на които са били изложени след атаките.

Напуснах този мрачен мемориален обект и се запътих към Батери Парк. Забелязах нещо много познато, макар че преди никога не я бях виждал на живо - Статуята на свободата.

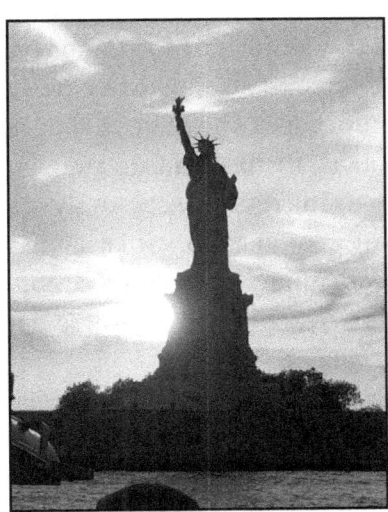

Статуята на Свободата на острова на свободата в Ню Йорк

Гледайки емблематичната дама, държаща книга и факел, си помислих за многото различни неща, които Съединените щати представляват за много хора по целия свят. Какво значение имаха те за приятелите ми в Европа, за хората в Индия, които току-що бял срещнах, за местните жители американци, които бяха тук много преди имигрантите, и за терористите, които забиха самолети в кулите близнаци?

Дълбоко замислен, с претоварени сетива, пристигнах на централната гара и се качих на влака за Уестчестър. Докато влакът преминаваше гара след гара, видях част от Ню Йорк, рядко показвана във филмите. След като небостъргачите останаха зад гърба ми, се появи безкрайна зеленина около красиви езера и реки, осеяни с малки градове и селца. Накрая, в момент на спокойствие и уединение, умът ми се насочи към предстоящата ми среща с Марианджи.

Той спаси живота ми

Марианджи е родена в Иран, с баща руснак и майка персийка. Сега тя живееше в Ню Йорк и от няколко години помагаше на д-р Нарам. Бях неспокоен за срещата с нея в дома ѝ. Тя беше силна и пряма личност и въпреки че се бяхме срещали веднъж преди, се притеснявах, че няма да ме хареса.

Тя сякаш разчете моите неизказани чувства и когато пристигнах Марианджи неочаквано ми каза, че не е нейна грижа дали хората я харесват или не. „Би било много дребнаво от моя страна, ако помагах само на онези, които харесвам или които ме харесват", каза тя.

За да смекча неудобството си, започнах да задавам въпроси. Седнахме да се храним със супа от боб мунг и тя разказа за живота си. Марианджи приписва на д-р Нарам спасяването на живота си повече от един път, включително и по време на пътуване в чужбина.

"По време на пътуването д-р Нарам ме попита: „Кръвното ти налягане високо ли е?" Отговорих: „Не, кръвното ми е винаги ниско."

„Когато бях дете," - каза тя, „майка ми получи тежък инсулт. Беше напълно парализирана и дори не можеше да затвори очи, за да заспи; трябваше да ги покриват с тъмно парче плат, за да може да си почива. Мислех, че е непобедима и има всички отговори, а като я виждах да лежи така уязвима, се почувствах толкова тъжна, малка и безпомощна."

> „Би било много дребнаво от моя страна, ако помагах само на тези, които харесвам или които ме харесват."
> –Марианджи

Докато Марианджи говореше се сетих за собствената си майка. Въпреки нашите противоречия тя винаги ми е изглеждала толкова силна, почти неудържима. *Какво би било ако един ден намеря майка си обездвижена и безпомощна? Какво ли бих направил?"*

Зарадвах се, когато Марианджи продължи да говори – исках да премахна тази мисъл от главата си. „Не исках хората да ме виждат, че плача," – каза Марианджи, „така че се скрих зад завесите.

Бях толкова объркана, въртейки се зад завесите, те се увиваха и засукваха косата ми. Болката от скубането на косата ми беше единственото, което можех да изпитам - почти отрезвяващо; внасяше усещане за присъствие в иначе сковаващото преживяване. Майка ми беше само на тридесет и девет. Дясната ѝ страна беше парализирана и тя остана обездвижена до края на живота си. От този момент винаги си спомнях, че това, което нарани майка ми, беше високото кръвно налягане."

Тъй като високото кръвно налягане предизвикало инсулта на майка ѝ, Марианджи се опасяваше от хипертония, така че често го измерваше. Четири часа преди да отлети за дома си в Ню Йорк, д-р Нарам я попитал отново дали има високо кръвно налягане. Марианджи била толкова сигурна, че кръвното ѝ налягане е наред, но му казала да го провери, за да е спокоен. Тя била изненадана като разбрала, че е изключително високо - 220/118!

Лесно можело да ѝ причини инсулт или нещо по-лошо.

„Да предприема седемнадесетчасов полет било изключено. Д-р Нарам ме погледна сериозно и ме попита дали ще му разреша да ми помогне. Страхът ми и спомените за борбата и страданието на майка ми завладяха съзнанието ми. Бях толкова неспокойна и разтревожена, че не можех да се успокоя."

Д-р Нарам ѝ казал да легне, като сложи глава на възглавница. Той сложил с върха на пръста си пречистено краве масло Гхи и го втрил в темето ѝ, потупвайки леко, позволявайки на маслото да попие. След това отново с върха на пръстите си намазал Гхи по слепоочията ѝ с кръгови движения по посока на часовниковата стрелка. После сложил същото количество в пъпа ѝ и върху свода на всяко стъпало. Той повторил целия процес два пъти.

Бележки от дневника ми

Древни лечебни тайни за поддържане на нормално кръвно налягане *

1) Марма-шакти – Сложи Гхи на темето, на пъпа и на стъпалата, като количеството е едно загребване с пръст. Също така, втрий Гхи с кръгови движения на слепоочията, натискайки надолу при последното движение. Вдишай дълбоко няколко пъти, почини си от пет до десет минути, след което отново повтори процеса.

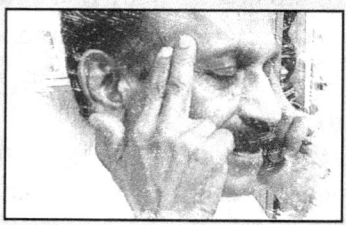

2) Билкови лекове – Марианджи приемала билкова рецепта, създадена за поддържането на нормално кръвно налягане, която включвала съставки като кора от арджуна и готу кола; и една билкова формула за успокояване на ума, която включвала съставки като воден исоп, готу кола, женско биле и ашваганда.*

*Информация (включително основни съставки) за билкови формули, споменати в тази книга, може да намерите в приложението. Допълнителен материал: За да видите демонстрация на тази марма, моля, посети сайта с безплатно членство.

„В този момент д-р Нарам измери отново кръвното ми налягане," каза Марианджи. „Беше спаднало с почти четиридесет единици, отчитайки 182/104. Д-р Нарам повтори процеса още веднъж и моето кръвно налягане спадна до 168/94. Той все още не беше удовлетворен от резултата, като знаеше, че трябва да издържа дългото пътуване до Ню Йорк. Затова повтори процеса и след това бях близо до нормалното си кръвно налягане - 120/75."

„Еха, това е невероятно," казах аз. „Знам, че може да изглежда просто или дори примитивно за някои," каза тя, „но древното лечение може да бъде изключително ефективно. И не е само за спешни случаи. Марма, в допълнение към другите ключове на Сидха-Веда, може да се прави редовно за дългосрочни резултати. Благодарение на тези тайни поддържах нормално кръвно налягане в продължение на почти седем години без помощта на каквито и да е лекарства."

„Можете ли да ми кажете повече за това откъде идва Сидха-Веда?" „Древното лечебно изкуство и наука на Сидха-Веда е сред най-старите и най-сложни записани форми на медицина. Древните текстове, съдържащи лечебни техники и указания, са били предавани от поколения лечители на избрани ученици. Номадският начин на живот на лечителите играел важна роля в събирането на информация. Пътуващите лекари са се сблъсквали с различни среди, болести и култури. Те също така научавали от местните хора за техните лечебни методи и билки, типични за района."

„Древните ръкописи са предадени на д-р Нарам от неговия учител Баба Рамдас, който по това време е бил главният лечител в рода. Той живял до 125 години и преди да премине към следващия си живот, определил д-р Нарам за глава на потеклото. Заедно с ръкописите, д-р Нарам получил званието Сидха Нади Вайдя, което означава ,Майстор на пулсово лечение,"."

„Начинът по който д-р Нарам свали кръвното ми налягане за по-малко от час, без медикаменти, е нещо, което съвременните лекари не разбират, но всеки, който желае да научи този метод, може лесно да го приложи и да се възползва от него."

Да служиш на тези, които служат

В същия ден, в който бях там, други двама гости дойдоха в дома на Марианджи: Маршал Стакман и Хосе Местре. Те бяха съоснователи (заедно с Розмари Нълти и Нехемая Бар-Йехуда) на организация с нестопанска цел, наречена „Да служиш на тези, които служат„ (Serving Those Who Serve). Заедно те полагат усилия в помощ на пожарникари, полицаи и други лица, които първи са се отзовали при атентатите на 11 септември. Оказа се, че това е една от онези срещи, които ми се искаше да бяха продължили по-дълго.

„След като прахът се разнесе, повечето хора се върнаха към живота си„, обясни Маршал. „Но повече от тридесет хиляди души, които първи реагираха, вдишаха токсични вещества или ги абсорбираха през кожата си, което се отрази на белите им дробове, храносмилането, съня и ума им, правейки живота им много по-труден."

Хосе каза: „Връзката ми с д-р Нарам ми даде идеята, че може би древното лечение би могло да помогне там, където други методи се оказаха недостатъчни. По-рано бях посетил семинар на д-р Нарам, който ми даде яснота какво искам да правя с живота си. Знаех, че искам да помогна на тези пожарникари и хората, които първи се отзоваха на помощ." Той сподели как тези смелчаги са страдали от различни състояния като депресия, белодробни проблеми, посттравматично стресово разстройство, черни петна по белите дробове, загуба на памет и т.н.. Маршал и Хосе с гордост ми показаха купчина писмени разкази от пожарникари и други, които са се възползвали от билковите добавки на д-р Нарам, предоставени безплатно за тях.

Те ми разказаха за Вирджиния Браун, бивш служител на полицията в Ню Йорк, която е работила осем месеца на кота нула, докато отломките все още са били разчиствани. Тя помагала на екип травматолози и охранителите, но въпреки, че носила маска през цялото време, развила упорита кашлица. Капацитетът на белите ѝ дробове намалял, токсините засегнали костите и ставите ѝ и тя не можела да спи добре. Един от медицинските работници ѝ казал за програмата на организацията и тя не се поколебала да се възползва. След като приемала билките в продължение на две години, нейният лекар бил изумен. Показаха ми писмо, което тя беше написала: „Има много полицаи и други работници от кота нула с подобни проблеми,

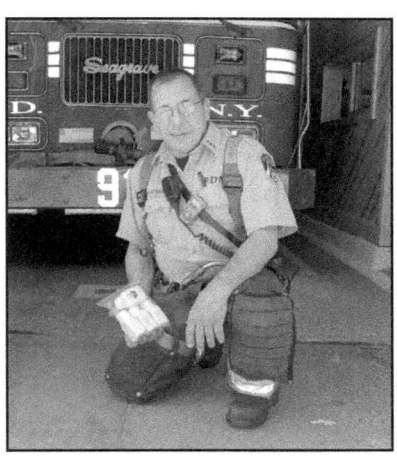

Пожарникар от Ню Йорк, който се възползва от билковите формули.

които се влошиха. Много умряха. Познавам някои, които се разболяха от рак, емфизем и от различни проблеми на белите дробове, които не изчезват. Капацитетът на белите ми дробове се подобряваше. Лекарят ми беше изумен. Костите ми също се подобриха, вместо да се влошат! Наистина вярвам, че има много общо с билковите формули на д-р Нарам, защото тези, които познавам и които не са ги приемали, се влошиха. Даже след като се пенсионирах продължавам да вземам билките и смятам, че те допринасят по положителен начин за здравето ми. Спя много по-добре и цялото ми тяло функционира по-добре. Благодаря много за всичко."

Докато слушах, си помислих, че е хубава история, заради нещата, които вече бях видял и част от мен искаше да вярва, че всичко това е вярно. В същото време разбрах, че истории като тази са невероятни и исках повече доказателства. Може би се е подобрила поради други причини. Попитах: „Има ли убедителни доказателства, че билките са ѝ помогнали? Със сигурност правителството трябваше да е предоставило възможно най-доброто медицинско обслужване на героите от 11 септември. Не може ли нещо друго, което е приемала, да ѝ е помогнало?"

„Нямаше липса на грижи или помощ за тези хора„, каза Хосе. „Лекари идваха отвсякъде, за да се притекат на помощ.

Те даваха всичко от себе си, но хората още страдаха. Когато другите методи не бяха достатъчни, за да им помогнат, билките на д-р Нарам правеха чудеса."

„Но не вярвайте само на думите ни", каза Маршал. Той ми даде рецензирана статия, публикувана в медицинското научно списание *Алтернативни терапии в здравеопазването и медицината (Alternative Therapies in Health and Medicine),* която документира проучване върху хората, първи реагирали на случилото се на 11 септември, които участваха в пилотната програма, спонсорирана от „Да обслужиш тези, които служат". „Проучването е проведено от двама високо уважавани лекари, които са документирали преживяванията на пожарникари и други лица, първи отзовали се на помощ, които са използвали билковите формули на д-р Нарам в сравнение с конвенционалното медицинско лечение."

Според изследователите, тези, които вземали билките, са имали „значителни подобрения". Те казваха, че резултатите, наблюдавани при „тази високорискова, изложена на токсини популация" са забелязани „специфични симптоми, за които се съобщава, че не се подобряват при конвенционално медицинско лечение, включително кашлица, затруднено дишане, умора, изтощение, нарушения в съня и други." Докладът описва липсата на отрицателни странични ефекти от билките, с изключение на малък процент, които са имали лек стомашен дискомфорт за няколко дни в началото на приема им. Участниците в проучването забелязали значително подобрение в неразрешени преди това медицински симптоми; вече нямали нужда от инхалатори, сънят им значително се подобрил, имунитетът – също; спряла кашлицата, изчезнали кистите, изчезнали черните петна по белите им дробове, паметта се подобрила, намаляла депресията и умората, енергията им се повишила и те отново имали надежда.

„Имаме толкова много истории като тези, които мога да споделя с вас", каза Маршал. „Деветдесет и осем процента от участниците в проучването казаха, че биха препоръчали билковата програма на приятел с подобни симптоми. И го правят, поради което програмата се разраства и затова дойдохме да говорим с Марианджи. Трябва да намерим начин да си набавяме повече билки и при това редовно."

„Обикновено, когато има криза в развиваща се страна,", добави Хосе, „като например хора гладуващи в Индия или Африка, тогава Съединените щати или Европа им

> *„Имам усещането, че има причина, поради която сте въвлечен в това."*
>
> *- Марианджи*

помагат. Това е един от първите примери, за които се сещам, когато някой от така наречена развиваща се страна идва в световна сила като САЩ и прави толкова значима хуманитарна дейност. Д-р Нарам помогна и продължава да помага на хората в САЩ по време на нашата криза по начин, от който отчаяно се нуждаем и то за негова сметка!"

Исках да слушам още истории, но отвън се чу клаксон. Отново чакаше такси, за да ме откара до летището.

Марианджи ме изпрати до вратата. Погледна ме право в очите и каза: „Имам чувството, че има причина, поради която сте въвлечени в това. Може би има връзка, която е съществувала още преди вашето раждане. Кой знае, може би се срещаме с вас заради нещо, което ви е писано да свършите в живота си и в нашия."

Не знаех как да отговоря, затова й благодарих за отделеното време и се качих в таксито. Поглеждайки от задния прозорец към къщата ѝ, забелязах разликата в това как се чувствах сега, спрямо когато дойдох. Имах много да мисля. Начинът, по който Марианджи, Маршал и и Хосе говореха за д-р Нарам и неговата работа, с такова непоклатимо убеждение, ме накара да се съмнявам в собствения си скептицизъм. Срещата ми с тях ме накара да се замисля върху вярванията ми относно това какви храни бяха добри за мен, колко дълго е възможно да живее човек и защо сега аз бях жив. Може би вярванията ми бяха ограничени, базирани на неверни сведения. И може би ме възпираха от нещо по-добро.

Беше забележително да видя как тези методи работят за хората, но имах своите резерви. Все още смятах, че успехът на лечението на д-р Нарам се дължи на плацебо ефекта или може би идва от трик, достъпен само за д-р Нарам. Исках да науча повече.

Твоите лични бележки

За да се задълбочи и увеличи ползата от прочита на тази книга, отдели няколко минути, за да отговориш на следните въпроси:

Бил ли си изложени на нещо, което е било физически, психически и/или емоционално токсично?

_____
_____
_____
_____
_____

Защо мислиш, че си бил привлечен от тази книга за древно лечение?

_____
_____
_____
_____
_____

Какви други прозрения, въпроси или идеи получи докато четеше тази глава?

_____
_____
_____
_____
_____

ГЛАВА 7

Момент, който промени живота ми

Мястото, на което се намирате в момента, е оградено на картата за вас от Бог

–Хафиз

Юта

Когато стигнах до дома на родителите си в Мидвейл, Юта, баща ми ме посрещна на вратата. Вдишах аромата на домашен хляб, който майка ми току-що беше извадила от фурната. Тя топло ме поздрави от кухнята, преди да се върне към многото задачи в списъка си за деня. Можех да кажа, че тя и баща ми изпитаха облекчение, че бях там. Когато погледнах в очите на баща си, забелязах, че под нежната му усмивка се крие дълбока загриженост и отивайки към кабинета му, видях затруднение в начина, по който се движи..

„Не съм казал на майка ти" — започна той, „и още не съм казал на братята или сестрите ти". Последва дълга пауза и той отново сведе поглед към земята.

Челото му се сбръчка и лицето му се стегна от притеснение.

Очите ми се разшириха от тревога и ме обзе несигурност. Той вдигна поглед от пода и ме погледна само за част от секундата, преди бързо да отмести погледа си към празното пространство до мен. След това вдигна дясната си ръка към челото си и бавно го разтри с пръсти. Въпреки, че ръката му покриваше част от лицето, видях как очите му се пълнят със сълзи. Затруднявайки се да проговори, най-накрая изрече - „Дори не знам дали ще доживея до края на тази седмица."

Устата ми се отвори, но бях безмълвен от шока, докато го гледах как търка сълзите от очите си. *Правилно ли чух?* Това ме свари напълно неподготвен. Имах чувството, че някой ме удари с юмрук в корема. Главата ми се въртеше. Всичко, което беше в ума ми преди тази среща, внезапно избледня в далечината до пълна незначителност. Сърцето ми се разтуптя. *Не можех да загубя баща си. Не бях готов. Не толкова скоро. Не така.* Трябваше да знам повече.

„Какво става, татко?"

„Не знам как да ти го кажа." Той се затрудняваше да ми каже, така както и аз се затруднявах да слушам. „Цялото тяло ме боли толкова много, че имам чувството, че някой ме е блъснал в стената. Нощем лежа буден в такава агония, че..." Челото му отново се сбръчка и лицето му се изопна, когато погледът му се сведе надолу в земята.

„Какво, татко?"

С все още вперени очи в земята и клатейки глава настрани той каза бавно: „Знам, че никой син никога не трябва да чува това от баща си, но когато изпитвам такава болка, честно казано не знам дали искам да доживея до сутринта."

Думите му натежаха в сърцето ми като камъни. Баща ми винаги беше позитивен човек. Рядко говореше за предизвикателствата си и ако някога го правеше, винаги влагаше доза оптимизъм в това, че нещата се подобряват или че има добри хора, които му помагат. Никога преди не го бях чувал да изрича толкова мрачно изречение като това. И не можех да контролирам чувствата си.

Баща ми вдигна поглед, докато изтривах сълзите, стичащи се по бузите ми. Той се протегна и нежно сложи дясната си ръка на рамото ми.

Загубата на сестра ми като дете имаше такова силно въздействие, че не можех да се справя и със загубата на баща си. Винаги съм предполагал, че той ще присъства на бъдещата ми сватба и ще чете приказки на бъдещите ми деца. Имаше толкова много въпроси, които никога не съм му задавал, и неща, които никога не съм правил с него, защото предполагах, че ще има време. Възможно ли беше сега да ми остават само няколко ценни дни с него?

С препускащ ум се опитах да върна фокуса си към най-важното в този момент. Овладях се достатъчно, за да попитам: „Как мога да ти помогна, татко?"

„Да, имам нужда от помощта ти, синко", каза той. „Винаги си бил отговорен, а аз трябва да уведомя някого къде са моите записи, сметки и пароли. В случай, че някоя сутрин не съм жив, не искам майка ти да трябва да се занимава с неуредици. Говореше бавно, запазвайки самообладание, но беше ясно, че е изтощен и депресиран. Когато отвори чекмеджето на бюрото си, за да извади папката с паролите, забелязах още нещо зад нея. Върху бюрото му обикновено имаше купчина документи. Той ги събираше за мечтата си да напише книга, обобщаваща работата на живота му. Сега те бяха оставени настрани, пъхнати в бюрото. На тяхно място стоеше кутия за обувки, пълна с различни лекарства.

„Сине, в този момент ти си единственият, на когото казвам нещо, защото не искам другите да се тревожат, но трябва да подредя всичко."

Не исках да приема това, което казваше за края на живота си, но знаех, че споделянето на паролите му ще му осигури спокойствие. Слушах, доколкото можах.

След това отново започнах да го разпитвам. „На какво лечение си? Трябва да има нещо друго, което можем да направим. Нещо, което би помогнало!"

„Посещавам четирима висококвалифицирани лекари, които опитват всичко, което им хрумне, за моето лечение. Двама от тях ми казаха този месец, че не знаят какво друго могат да направят за мен. Те казаха, че са опитали всичко, което знаят и вече са изчерпали идеите си. Другите двама също не дават много надежда."

Баща ми е страдал от години, но тъй като никога не се оплакваше, нямахме представа, че е толкова зле. Той беше на седемдесет и една, но когато бил на двадесет и пет му поставили диагноза ревматоиден артрит, за който му давали силни лекарства. Страничните ефекти причинили други сериозни проблеми и той бил изпратен при други лекари, които му предписали още лекарства. Сега той приемаше дванадесет лекарства за много неща, включително висок холестерол, високо кръвно налягане, болка в гърдите, болка в краката, диабет, проблеми със съня, стомашно-чревни проблеми, непоносима артритна болка, слаба енергия, депресия и начална форма на деменция.

Майка му имала тежка форма на Алцхаймер и той се страхуваше, че ще се прояви и при него. На всичко отгоре, имаше два стента на сърцето, а и са обмисляли поставяне на байпас. При липсата на каквото и да било друго решение и сред чувството на отчаяние, казах: „Татко, не съм ти разказал за пътуването си до Индия. Мога ли да споделя повече за това, на което станах свидетел?"

Не бях казал преди, защото и аз самият още не го бях осмислил. Разказах на баща ми всички истории, които можах да си спомня, за неща, които биха могли да му донесат надежда, че е възможно изцеление.

„Също така, татко, за Деня на бащата искам да ти подаря нещо,", казах, поемайки дълбоко дъх. „Искам да ти купя самолетен билет, за да се срещнеш с д-р Нарам, където и да е той в момента."

Мислех, че възможността да бъде прегледан от д-р Нарам ще му даде надежда, но вместо това той изглеждаше по-изтощен. С толкова много болка в тялото му, самата мисъл за летене го изтощаваше. Нещо повече, той не можеше да си представи, че просто измервайки пулса му, някой би могъл да му помогне. Особено когато подробните медицински изследвания и грижите на най-добрите лекари не можеха да помогнат.

„Вече опитах алтернативни терапии,", каза той. „Опитах хомеопатия, рефлексология, акупунктура, китайска медицина и много други. Всички обещаваха страхотни резултати, но в моя случай така и не получих голямо облекчение. Наистина, синко, искам просто да запомниш къде са паролите ми."

„Татко, само ми се довери за това. Може ли поне да опитаме?" Напрежението, което изпитвах, трябва да е било очевидно в упоритостта на молбата ми.

„В този момент,", каза той, като се насилваше се да се усмихне, „добрата новина е, че поне нямам какво да губя."

Калифорния
Обратно в Градът на Ангелите

Истината беше, че не знаех дали д-р Нарам може да помогне на баща ми, но нямаше къде другаде да се обърна за помощ. Влязох в сайта, намерих графика на д-р Нарам, обадих се на телефонния номер и запазих час за баща ми в Лос Анджелис. Не губех време.

Когато пристигнахме, вече имаше тълпа от чакащи. Няколко десетки души попълваха документи или чакаха да бъдат повикани. Баща ми изглеждаше уморен и блед от пътуването и болката в тялото. Казаха ми, че времето на чакане е между три и шест часа.

Имаше дори повече хора от обикновено поради събитие, на което д-р Нарам е участвал предния ден. Бях изненадан да чуя от други, че докато е бил на сцената, имало шестминутни овации за него. Докато с баща ми чакахме, от време на време някой излизаше от консултацията при д-р Нарам и се приближаваше до мен.

Те питаха: „Вие ли сте д-р Клинт?"

„Да, но аз не съм лекар. Аз съм изследовател в университет — поясних аз." „Д-р Нарам ме помоли да споделя историята си с вас."

Питах ги как се казват и какво ги е довело при д-р Нарам. Отново бях изненадан колко от далеч пътуват хората, за да го видят. Те идваха от цял свят. Забелязах колко различни бяха те, хора от почти всяка раса, етнос, религия и социално-икономически статус.

Баща ми изглеждаше твърде уморен, за да участва в разговорите, така че се отдръпвахме настрана в коридора, за да поговорим. Между разговорите се връщах при баща ми, за да споделя какво съм научил. Пациентка, която идвала за първи път, разкри как д-р Нарам описал всичко, което не е наред с нея, без тя да каже дори и дума. Това включвало откриване на проблем с два от нейните прешлени. Тя ми показа медицински изследвания и снимки, които потвърдиха това, което той е установил от пулса й. Друг мъж беше изумен как д-р Нарам разбрал за неговия диабет и сърдечен блокаж само като докоснал пулса му. Д-р Нарам правилно прогнозирал, в рамките на една десета от точката, какво е нивото на кръвната му захар и точно описал колко е запушена артерията му. Собственик на хотел от района ми каза, че има тежка форма на цьолиакия – непоносимост към глутен. Преди да посети д-р Нарам, приемането на храна с какъвто и да било глутен му причинявало невероятна болка. „Сега мога да изям цяла пица и да изпия две бири без проблем."

Беше ми любопитно да разбера какво е накарало всички тези хора - особено американците - да бъдат отворени към този алтернативен лечебен метод. Попитах д-р Джовани, за който знаех, че се е обучавал известно време при д-р Нарам в Индия. Той оспори формулировката ми и каза, че не знае защо подходът на д-р Нарам е наречен „алтернативен," след като е с хиляди години по-стар от западната медицина. Той каза, че ако не друго, това, което правят д-р Нарам и други традиционни лечители, трябва да се счита за оригинал, а западната медицина трябва да бъде алтернативата. Той предпочиташе термина "допълнително лечение", тъй като не е нужно двете форми да си противоречат. Докато говорех с д-р Джовани, видях баща ми да се размърдва на стола си в очевидно неудобство.

След като чух за вярата на този лекар в метода на д-р Нарам, му доверих нещо, което ме тревожеше. "Знам,

> *"Как може древното лечение да бъде ,алтернативно', след като е хиляди години по-старо от западната медицина? Най-малкото, трябва да се нарича ,допълнително лечение', тъй като тези методи няма нужда да са в конфликт."*
> –д-р Джовани

че за повечето хора д-р Нарам описва точно какво чувстват, като докосне пулса им. Но също така разговарях с други, които казаха, че е пропуснал нещо важно, когато им измервал пулса, и те са се почувствали разочаровани."

"Общо с колко души сте говорил?" ме попита той. "Досега, включително от Индия и тук, вероятно около сто."

"И колко от тези хора казаха, че е пропуснал нещо?"

След като помислих, отговорих "може би двама или трима".

"Първо, не е ли забележително, че средният резултат е толкова висок? Според данните от вашата извадка, това е деветдесет и седем процента точност. Това също е за кратък период от време и с толкова голямо разнообразие от проблеми. Знаете ли, че в западната

медицина, дори след обширни прегледи, ние лекарите често не можем да определим източника на проблема? Например, можем да видим, че някой има високо кръвно налягане, като го измерим, но само около 20 процента от времето можем да определим причината. Това означава, че 80 процента от времето просто правим най-доброто предположение и предписваме лекарства, за да го контролираме. Ако лекарствата причиняват твърде много странични ефекти, тогава опитваме с друго лекарство, за да видим дали работи по-добре. Не казвам, че д-р Нарам е перфектен или, че не прави грешки. Колкото и забележително способен да е, той все пак е човек. Признавам само, че процентът пъти, в които той правилно успява да установи основния проблем и да помогне на хората да се излекуват от него, като следват съветите му, е изключително висок.

„И още нещо, което трябва да знаете, е, че д-р Нарам използва различна парадигма и речник за описване на проблеми, отколкото западната медицина. Той използва древен метод за разбиране и класифициране на болестите и би нарекъл някои от тях „неразположение„ вместо болест.

Няколко души през годините също ме питаха защо е пропуснал нещо в пулса им. Когато се връщах да разгледам бележките на д-р Нарам, виждах, че той всъщност правилно е определил основния проблем според призмата на неговата древна лечебна наука, дори и да не е назовал болестта според западния речник. Например, в неговото потекло на лечители няма проблем, наречен рак. Те не виждат рака като проблем. Това, което ние наричаме рак, те считат като симптом на по-дълбок дисбаланс, който наричат *тридошар*. И тези майстори лечители използват сложни, изпитани във времето методи, за разрешаване на този дисбаланс, чрез богат опит, показващ, че болестта и нейните симптоми могат бавно да изчезнат."

Не разбрах напълно това, което ми казваше, затова зададох още въпроси. Увереността му облекчи част от тревогите ми, повече от колкото отговорите му. Търсех колкото се може повече уверения, че не съм луд да доведа баща си тук. Всеки път, когато се връщах, за да седна до него, той се усмихваше насила, преди да се размърда на стола. Този път му донесох вода. Леко хвана чашата с две ръце, и я изпи с благодарност.

При мен дойдоха още няколко пациенти, родени на места като Индия, Пакистан и Бангладеш, но живеещи сега в САЩ. Освен, че чух техния опит с д-р Нарам, научих и нещо повече за живота им. Една майка ми каза: „Съпругът ми и аз дойдохме в Америка с надеждата, че ще бъде от полза за нашите деца. Само че сърцето ми се разби, когато децата ми загубиха интерес към нашата индийска култура, вяра и традиции. Вместо това, те се пристрастиха към своите телефони и компютри и се интересуваха повече от приятелите си, отколкото от училище. Тя се притесняваше, че децата ѝ ще нарушат традицията и няма да се грижат за нея и съпруга ѝ на стари години. Имаше група млади хора от Индия и Пакистан, които сега учат и работят в Калифорния. Една или друга причина в крайна сметка ги е довела до д-р Нарам за помощ.

„Деца като нас често имат проблеми със своята идентичност," ми каза един млад мъж, „не чувстваме, че принадлежим към нито една от двете култури." Дори когато са приети в най-добрите университети в Америка, някои са били привлечени от наркотици, алкохол, секс и връзки с хора, които родителите им не одобряват. Това ги карало да се чувстват отдалечени от семействата си. „Често се борим да намерим прилична работа, държани сме на по-ниски позиции и се очаква да работим по-усилено за по-ниско заплащане и получаваме по-малко уважение, заради статута ни на пребиваване." Бях натъжен да чуя, че понякога работодатели са искали сексуални услуги от млади жени, само за да ги запазят на работата, която им позволява да останат в страната.

Една студентка каза: „Стресирана съм заради училище и връзките ми с хората, ям храна, която не е добра за мен. Бях диагностицирана с хормонален дисбаланс и напълнях много. След това получих акне и други кожни проблеми. Преди няколко години бях модел, а сега дори не искам да излизам.

Не се чувствам добре в кожата си и се притеснявам, че никога няма да се омъжа като изглеждам по този начин. В разочарованието си започнах да негодувам срещу родителите си и за натиска, оказан върху мен да бъда перфектна, когато не съм." Думите ѝ ме докоснаха. Аз също чувствах натиска да бъда перфектен, когато знаех, че не съм.

След това историята на един млад адвокат ме вдъхнови. Родителите му бяха от Индия. Те се преместили в Съединените щати, когато бил малък, така че той не чувствал силна връзка с Индия. В някои отношения, всъщност, гледал надменно на културата на родителите си. „После, докато бях в юридическия

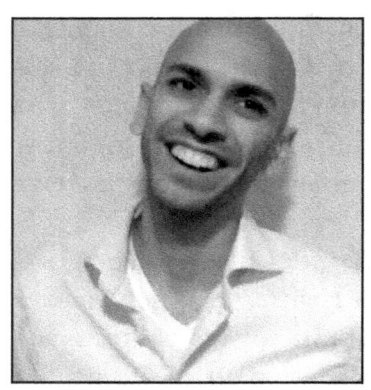

Самир, младият адвокат от Бостън, който превъзмогна витилигото.

факултет," каза той, „развих проблем, наречен витилиго, който причинява появата на бели петна по кожата. Първо се появиха по ръцете ми, после и по лицето. Много млади хора в това състояние имат проблем със самочувствието си и се притесняват, че това ще повлияе на възможността им за женитба. Нямаше медикамент от западната медицина, който да предлага решение на проблема. Така че ми се стори малко вероятно д-р Нарам да може да помогне." Но Самир все пак опитал.

„Отначало цветът започна бавно да се връща и две години по-късно всички бели петна изчезнаха! Има много американци от индийски произход като мен, които са израснали предимно в Америка и които не уважават нашата индийска култура. Методите на д-р Нарам," - каза той, „ме промениха по повече от един начин. Ако не бях отделил време да го изпитам сам, нямаше да го повярвам." Като видял, че решението на този здравословен проблем не е намерено никъде в западната медицина, а идва от индийски специалист по древната лечебна наука, той каза: „Спечелих повече уважение към моята култура, моето наследство и мястото откъдето идвам, отколкото иначе бих имал."

„Ако не бях отделил време да го изпитам сам, нямаше да повярвам в древното лечение. Това ми даде повече уважение към моята култура, наследство и мястото откъдето идвам, отколкото иначе бих имал."

- Самир

След това, хубава двойка млади мюсюлмани се приближи към мен. „Напуснахме родината си, за да живеем в Америка, с надеждата за повече спокойствие и възможности," каза ми съпругът. „След като пристигнахме тук, установихме че много хора се отнасят зле с нас, понеже се

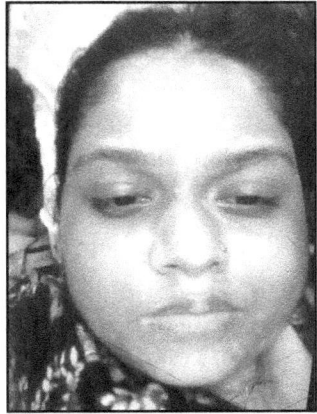 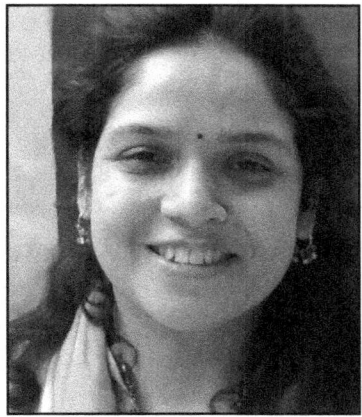

*Ляво: жена с витилиго от 10 години.
Дясно: месеци след диетата и билките от д-р Нарам*

Бележки от дневника ми
Три древни лечебни тайни за хубава кожа

1) Марма-шакти - Натисни и отпусни 6 пъти точката, която се намира от двете страни на горната фаланга на безименния пръст на дясната ръка, прави се многократно през деня.

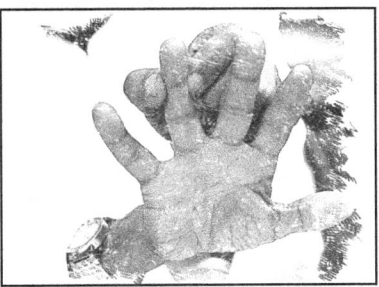

2) Билкови лекове – Самир е използвал крем и приемал няколко билкови таблетки за кожа, които включват съставки като нийм, куркума, кокосово масло, босилек и черен пипер.*

3) Тайна диета – Яж само храни без глутен, без млечни продукти и без захар.

*Информация (включително основни съставки) за билковите формули, споменати в тази книга ще намериш в приложението.

Допълнителен материал: За да откриеш още тайни за страхотна кожа, моля, посети безплатния сайт за членство MyAncientSecrets.com.

страхуваха, че сме терористи. Работихме усилено, за да завържем нови приятелства и да покажем, че истинският ислям е за мира. Дойдохме в Америка с надеждата да имаме семейство и да отгледаме деца, но тази мечта беше разбита. Лекарите диагностицирали младия мъж с азооспермия, което означавало че броят на сперматозоидите му е нула.

„Шест години опитвахме да имаме дете,„ каза ми той. „Бяхме при толкова много специалисти и похарчихме близо осемдесет хиляди долара за всякакви начини да имаме бебе, но западната медицина нямаше решение за нас. Това ни изтощаваше финансово и емоционално. Бяхме съсипани.

Тогава срещнахме д-р Нарам. Следвахме всичко точно както той ни каза, за да постигнем по-дълбоко изцеление. След една година се върнах да ме изследват и броят на сперматозоидите ми беше пет милиона. Лекарите казаха, че това е чудо, като се съмняваха дали първият тест е бил правилен. Показа ми медицинските прегледи преди и след лечението. „В рамките на две години жена ми забременя,„ гласът му трепереше от емоциите, докато говореше, „и днес дойдохме просто да покажем на д-р Нарам нашето бебе и да му благодарим." Като видя сълзите, които се стичаха по бузите на съпругата си, той протегна ръка да я прегърне и нежно я погали по гърба. Двамата гледаха заедно своето бебе „чудо,".

Един сикх на име Гурчаран Сингх, с тюрбан и дълга брада, дойде към мен. Той ми каза, че се е занимавал с политика в Бейкърсфийлд, Калифорния. Каза ми, че сикхите са едни от най-неразбраните хора в Америка. А този човек силно усещаше, че д-р Нарам ги разбира. „Д-р Нарам помогна на мен, семейството ми и приятелите ми да преодолеем толкова много предизвикателства като висок холестерол, артрит, диабет, високо кръвно налягане и хормонален дисбаланс." От благодарност той уредил кметът на Бейкърсфийлд, Калифорния, да награди д-р Нарам за неговата подкрепа и принос към общността на сикхите. „Знаете ли, че един от пациентите на д-р Нарам беше Йоги Бхаджан Сингх, може би най-известният сикх в света?" каза той.

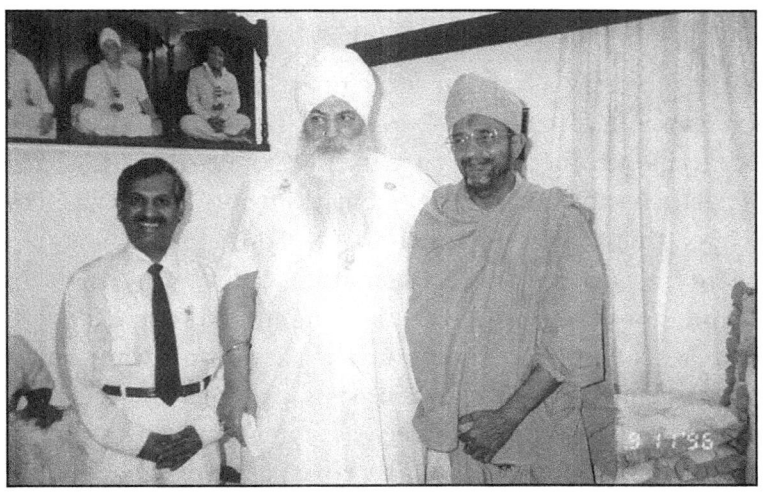

Д-р Нарам с Йоги Бхаджан Сингх и Негово величество Харипрасад Свамджи

Бях много заинтригуван от това, което казаха Гурчаран и другите пациенти, защото исках да знам дали наистина д-р Нарам може да помогне на баща ми. Когато за първи път отидох в Индия, скептицизмът ми беше около 80 процента, а любопитството ми - 20 процента. Сега имах достатъчно доказателства, че повечето хора се подобряват, но не знаех до каква степен това води до трайна промяна. Също така не знаех дали лечението се дължи на възможността д-р Нарам просто да ги е убедил, че ще се подобрят, така че да го повярват. В този момент, след като видях и чух множество забележителни случаи, бих казал, че скептицизмът ми се стопи до около 50 процента. Въпреки, че все още бях предпазлив, останалите 50 процента бяха смесица от нарастващо любопитство и искрена надежда, че това, което прави д-р Нарам, е надежден начин за изцеление или най-малкото ще може да помогне на баща ми. Само че, докато ставах все по-обнадежден с всяко преживяване, което чувах, болката в тялото на баща ми се влошаваше. Резервирах стая в хотела и го заведох да си почине, докато дойде неговият ред.

Лечител, нуждаещ се от изцеление

Когато се върнах в чакалнята, един възрастен, но добре изглеждащ господин с брада се приближи до мен. С топло, здраво ръкостискане се представи като равин Стивън Робинс. Освен че е бил равин и кабалист – практикуващ древна еврейска духовна традиция, бил и клиничен психолог. Той бил съосновател на Академията за юдаизъм в Калифорния, първата духовна трансденоминационна семинария на Западния бряг.

Няколко години по-рано Стивън имал преживявания, близки до смъртта, поради редица заболявания. Преди да се разболее той бил здрав и атлетичен, можел да вдигне над 130 кг. След това мускулна дистрофия започнала да изяжда мускулната му маса. Лекарите му дали огромни дози кортизон, който причинил ужасна остеопороза. На всичкото отгоре, той се разболял от грип, белите му дробове отказали да работят два пъти и той умрял — два пъти — преди да бъде реанимиран. Различните му здравословни кризи нарушили функцията на хипоталамуса му, хипофизната жлеза и цялата ендокринна система до такава степен, че той не произвеждал сам тестостерон или хормон на растежа (HGH). Без тях, клетките му не биха могли да се възстановяват.

„Направих всичко възможно, но нищо не проработи,", обясни Стивън. „Медикаментите и леченията едва ме поддържаха. През 2005 г. ме хвана друга белодробна инфекция и дробовете ми отново отказаха."

Стивън прекарал седмици наред в болницата, преди да може да диша самостоятелно. Точно когато смятал да се прибере, той получил тежка форма херпес зостер, който засегнал прешлените на гърба му. Херпес зостерът засегнал нервите от дясната страна на торса му толкова силно, че той живеел в нетърпима болка през цялото време. „Изпитвах такава болка, която се усещаше като мълния отпред назад и отзад напред в тялото ми, болки по кожата усещащи се като киселина, както и мускулна болка, причиняваща спазми, които затрудняваха функционирането или дишането ми.

След като вземах метадон и обезболяващи в продължение на седем месеца, звучах като идиот и се чувствах така, сякаш ще съм като „растение", до края на живота си. Лекарите не знаеха какво да правят."

Нещата продължавали да се влошават, докато един приятел не посъветвал Стивън да отиде на преглед при д-р Нарам.

„Цялата концепция за възможността да се диагностицира човек само за няколко минути изглежда ирационална за западния ум, където сме отдадени на западната парадигма на кръвни тестове, ЯМР и множество лекари. Моделът на изцеление на д-р Нарам обаче не се основава на това да се лекуват болести, а на това човек да поддържа цветущо здраве. Това е напълно различен подход, при който вашето тяло, ум и дух са в състояние да участват с вас в по-дълбоко изцеление." Той ме погледна в очите и каза: „Аз съм равин и лечител от шестнадесетгодишен и сега, на шестдесет и една, срещата с д-р Нарам беше първият път в живота ми, когато можех просто да се отпусна и да се оставя в чужди ръце, за да ме изцелят. Беше проницателен момент."

Слушах внимателно, като се чудех дали и баща ми ще има същия опит като неговия. Стивън пристигнал в Индия в клиниката на д-р Нарам в инвалидна количка, слаб и отчаян. Той занесъл синтетичен HGH, за да го поддържа жив, като инструктирал домакина си, че трябва да се съхранява в хладилник. Нещата станали по-зле, когато домакинът без да иска унищожил цялото количество, като го сложил във фризера. Стивън бил съсипан. Той се обадил на своите американски лекари за решение, но те не могли да направят нищо. Тогава Стивън се обърнал към д-р Нарам.

Той му приготвил специална смес от билки, основана на принципите на неговото древно потекло, за регенериране на HGH и възстановяване на нивата на тестостерон.

„Нямах друг избор, така че точно следвах указанията му. До края на първата седмица бях станал от инвалидната количка и се чувствах все по-силен с всеки изминал ден. На третата седмица си направих кръвен тест, за да видя какво се случва.

И тогава видях това, което считам за чудото на чудесата. След цялата тази травма новите кръвни изследвания показваха нещо забележително. За първи път от години тялото ми произвеждаше свой собствен хормон на растежа - и то на нива, които бяха равносилни на тези при хора, много по-млади от мен! Преди приемах и синтетичен тестостерон, но сега тялото ми отново го произвеждаше само. Щитовидната ми жлеза почти се нормализира. Панкреасът ми, слава Богу, е нормален. Тимусът и имунната ми система се поддържат от билките и функционират добре."

„Лечението продължи и, когато слязох от самолета, жена ми не ме позна. Бях свалил петнадесет килограма и бях по-силен. Тя каза, че съм изглеждал така, както когато се срещнахме за първи път, преди тридесет години. Косата ми също беше по-тъмна и гъста. Беше невероятно."

Оттогава равинът се върнал във фитнес залата. За да докаже твърдението си, той издърпа ръкава на ризата си до рамото си и показа стегнатия си вече бицепс. Не можех да не се усмихна с него. Никога няма да забравя образът на възторжения равин, който ми показва стегнатия си бицепс с детска радост в очите. Чудейки си как бих могъл да опиша неговото изцеление на баща ми, попитах Стивън: „Как би обяснил това на хора, които не го разбират, които може да си помислят, че твоят случай звучи невъзможно?"

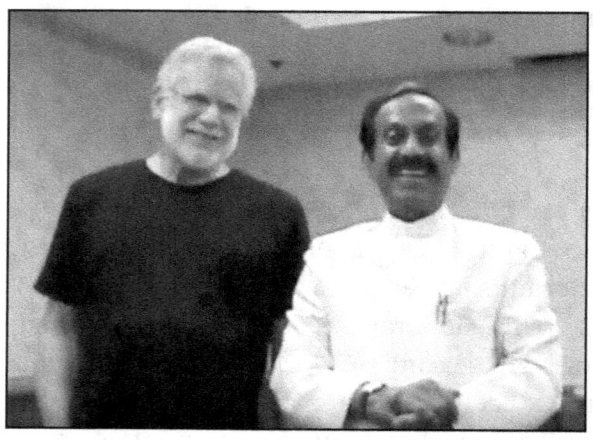

Равин Стивън Робинс с д-р Нарам

Бележки от дневника ми

Четири древни лечебни тайни за поддържане на здравословни хормонални нива при мъжете (напр. HGH или тестостерон)*

1) Билкови лекове – Стивън приемал билкови таблетки, създадени да поддържат здравословна хормонална функция, които включват съставки като сусамово семе, трибулус, индийска тиноспора, корени от ашваганда, коренище от индийско кудзу и семена от кадифен боб.*

2) Марма-шакти – На лявата ръка, четири пръста под китката от вътрешната страна, натисни точката 6 пъти, многократно през деня

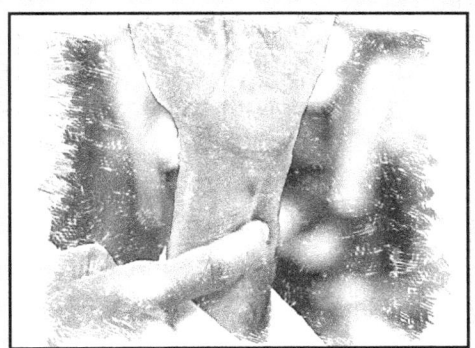

3) Домашен лек от д-р Нарам. Тайният домашен лек на Махараджата: Смеси и изяж на гладно сутрин 3 бадема (накиснати за една нощ и обелени), 3 фурми, 3 шушулки кардамон (накиснати за една нощ, след това извади вътрешните семена), 3 ч.л. копър, 1/4 ч.л. брахми на прах, 1/4 ч.л. ашваганда на прах, 1/2 ч.л. кауча на прах, 1/2 ч.л. шатавари на прах и 1 ч.л. масло Гхи.

4) Д-р Нарам препоръчва да избягваш кисели и ферментирали храни.

*Информация (включително основни съставки) за билкови формули, споменати в тази книга, ще намериш в приложението.

Допълнителен материал: За да откриеш повече тайни за здраве и мъжественост, моля, посети безплатния за членство сайт MyAncientSecrets.com.

> *Мъдростта на Сидха-Веда е дълбока. Тя разбира целостта на човешкото същество; не от това, което сега описваме с научни западни термини, но което се разбира според разбиранията на древната наука."*
>
> – Равин Робинс

„Има много начини за намиране на истината,", отговори той. "Няма такова нещо като „лошо лекарство,", но има грешно лекарство, използвано в неподходящ момент и приложено по неправилен начин. Д-р Нарам дава лечебна подкрепа по начин, който помага тялото, умът и духът да се излекуват по-дълбоко. Много от формулите му са „против стареене,", въпреки че мразя да използвам този термин. Това е повече за поддържане на младостта. Според моя опит, билките помагат на тялото да произвежда и изгаря енергия по здравословен, а не по саморазрушителен начин. Невероятни са силата и енергията, които усещам като резултат от приема им."

Той завърши с тези трогателни думи: "Мъдростта на Сидха-Веда е дълбока и не само защото е древна. Просто защото нещо е старо, не означава, че е вярно или мъдро. Познавам някои възрастни хора, които са много глупави и има някои стари религиозни вярвания, които са много разрушителни. Но има и мъдрост, дълбока мъдрост, в Сидха-Веда, която разбира целостта на човешкото същество; не от това, което сега описваме с научни западни термини, но според разбиранията на древната наука. Принципите са наистина ефективни за по-дълбоко лечение, и те са резултат от хилядолетен опит и практика.".

Не всеки беше доволен

След като благодарих на равин Робинс, се върнах в чакалнята, за да видя дали наближава реда на баща ми и видях, че е настанала суматоха. Един мъж викаше: "Не искам да чакам!"

Напрежението в стаята се увеличи с виковете му. "Знаете ли кой съм аз?" попита той. "Аз съм един от първите индийци, признати от списание Форбс. Дадох милиони на медицинското училище на UCLA. Не искам да чакам."

"Каква цента сте готови да платите?"

– д-р Нарам

Другите хора, които чакаха, не искаха да го пуснат първи, само защото беше богат и шумен, но за да избегнат по-нататъшен проблем, придружителите го вмъкнаха възможно най-скоро при д-р Нарам. По-късно той ми разказа какво се е случило.

Като докоснал пулса му, д-р Нарам казал на мъжа за здравословните му проблеми, най-неприятният от които бил изтръпналото му рамо, което му причинявало силна болка. Човекът опитал всякакъв друг вид лечение, но без резултат. Колкото и средства да е дарил на престижното медицинско училище, лекарите не можели да му помогнат. Започвал да губи надежда, че някога ще възвърне пълното движение на ръката си.

Д-р Нарам го уверил, че има лек и го попитал директно:

"Въпросът е каква цена сте готов да платите?" Човекът не бил изненадан. Със здравата си ръка той извадил чековата си книжка и подписал празен чек. "Вече съм похарчил толкова много пари за най-доброто медицинско обслужване, но без резултат. Ако оправите това, можете да посочите цената си. Колко искате? Десет хиляди, двадесет хиляди, петдесет хиляди?"

Д-р Нарам се усмихнал и казал спокойно: "Всяко нещо си има цена; понякога плащаме с пари, понякога плащаме с време или усилия. За това не можете да платите с пари. Моят въпрос към вас е каква цена сте готов да платите?"

Мъжът изглеждал объркан. "Вече ви казах, ако го оправите, ще платя всичко. Каквото е необходимо. Ще платя каквато и да е цена!"

Д-р Нарам го погледнал право в очите и казал: "Добре. Ако ще направите каквото е необходимо, тогава... ще изчакате ли?"

"Какво имате предвид?"

"Това е цената, която трябва да платите днес,"

Д-р Нарам обяснил. „Казахте, че ще направите всичко, че ще платите всякаква цена; сега ви питам, ще изчакате ли? Той колебливо се съгласил, но все пак искал повече обяснения.

Д-р Нарам казал: „Днес аз искам да изчакате..." Той направил кратка пауза, за да помисли, след което казал „шест часа".

„Мога ли да отида в стаята си да поспя и след това да се върна?" попитал той. „Разбира се, изчакайте шест часа, след това се върнете и едва тогава ще видим дали мога да ви помогна."

Мъжът излезе от кабинета на д-р Нарам много по-спокоен, но объркан. След малко извикаха името на баща ми; казаха, че е почти негов ред, така че бързо отидох да го взема.

Шест дълги минути

Баща ми внимателно тръгна с мен от хотелската стая по коридора до конферентната зала и после до вратата на д-р Нарам. Докато чакахме отвън, той призна, че не знае как да започне да обяснява на д-р Нарам всичко, което изпитва. През целия ден той наблюдаваше как хората влизат и излизат от кабинета, прекарвайки вътре само пет или шест минути. Татко ми показа листа със списъка лекарства и каза: „Дори не мога да го прочета целия за толкова кратко време."

Бях изпратил съобщение на д-р Нарам, че ще доведа баща ми, но не казах нищо за състоянието му. Предполагам, че го изпитвах. Въпреки, че вече бях чул и видял много невероятни случаи, част от мен все още се чудеше: Дали това не е измама?

Гледах как баща ми влиза бавно в стаята, леко прегърбен и видимо изпитващ болка. Д-р Нарам го посрещна с широка усмивка, докато аз чаках напрегнато отвън. Изглеждаше цяла вечност, но само след около шест минути вратата се отвори и бях изненадан от това, което видях. Баща ми изглеждаше и ходеше по различен начин. Той държеше главата си по-високо и стоеше по-изправен, с изумление в очите.

„Откъде знаеше?" – попита баща ми.

„Това беше забележително, наистина." „Какво стана? Какво знаеше той? - попитах.

„Нямаше нужда да му казвам нищо. Д-р Нарам постави пръсти на китката ми и за минути описа състоянието ми по-ясно и точно, отколкото бих могъл. Даже ако тук бяха моите четирима лекари, за да обяснят моят случай, което никога не се е случвало, те не биха могли да опишат това, което преживявам, с такава точност, с която д-р Нарам току-що го направи."

Слушах, без да зная какво да кажа или как да осмисля това, което чувствах. Баща ми каза: „Той попита и за моята професия. Изглеждаше искрено заинтересован и ми каза, че това е важна работа, която трябва да свърша и за която трябва да живея. Всичко беше много окуражаващо! Все още не знам какво да мисля, но предполагам, времето ще покаже, нали? Той се огледа и попита: „Какво да правя сега?"

Бях удивен да видя положителното въздействие върху баща ми, от това как д-р Нарам го беше разбрал напълно. Той беше в по-добро настроение и дори започна да вярва, че може да се излекува. Като го видях в това състояние на очакване, дишането ми спря. Опитах се да го скрия, но за няколко мига преминах от напрегнатост във въодушевление и отново в напрегнатост.

По ирония на съдбата, точно когато баща ми започна да изпитва надежда, аз започнах да се съмнявам. *Заблуждавах ли баща си давайки му фалшива надежда? Наистина ли д-р Нарам имаше решение за него? Правех ли най-доброто нещо за него, или пропилявах последните дни от живота му в преследване на несъществуващ лек?*

Твоите лични бележки

За да се задълбочи и увеличи ползата от прочита на тази книга, отдели няколко минути, за да отговориш на следните въпроси:

Каква цена си готов да платиш за това, което искаш (като време, енергия, усилия, пари, дисциплина и т.н.)?

_____

_____

_____

_____

_____

Защо си струва да платиш тази цена?

_____

_____

_____

_____

_____

Какви други прозрения, въпроси или идеи получи докато четеше тази глава?

_____

_____

_____

_____

_____

ГЛАВА 8

Изворът на младостта

Съществува извор на младостта: той е твоят разум, твоите таланти, креативността, която внасяш в живота си и в този на хората, които обичаш. Когато се научиш да пиеш от този извор, ти в действителност ще си победил възрастта.

– София Лорен

Лос Анжелис, Калифорния

След като баща ми се качи в хотелската стая, за да си почине, един човек от персонала на д-р Нарам дойде при мен и каза: „Д-р Нарам би искал да говори с вас. Имате ли няколко минути?"

Д-р Нарам ме поздрави с широка усмивка. „Е, как си?" — попита той с купичка супа от боб мунг пред себе си.

Благодарих му, че е разбрал баща ми така добре и за надеждата, която му е дал. Исках също да изразя притесненията си, но д-р Нарам се намеси, преди да успея да ги изрека, „Баща ти е невероятен, а? Той е много добър човек, което ми помага да разбера, откъде си го наследил. Татко ти има важна мисия с децата и мисля, че можем да му помогнем. Той има работа в този живот, която все още трябва да довърши."

Попитах го направо: „Мислиш ли, че има надежда за него? Кажи ми истината."

„Истината, както я виждам, е, че баща ти има две

възможности. Той може да продължи да прави това, което прави, и да живее още няколко месеца в болка, преди да почине. Или да промени съдбата си, като използва шестте ключа на Сидха-Веда за по-дълбоко изцеление. Ако направи това, той ще може да живее дълги години жизнен, изпълнен с енергия и присъствие на духа. Кое предпочиташ?"

„Разбира се втория вариант. Но как?" Попитах, изненадан от увереността на д-р Нарам относно прогнозата за баща ми.

„Помниш ли как се запозна с учителя си?" — попита д-р Нарам. „Да, как бих могъл да забравя?" „Колко поредни дни учителят ми каза да дойда утре?" „Сто дни." — „Да, сто дни или три месеца. За тези три месеца, в които бях извън стаята му, аз не просто седях и чаках. Правех проучване, каквото и ти правиш сега. Разговарях с пациенти за техните проблеми. Видях хора, страдащи от хроничен диабет, артрит, сърдечни проблеми, проблеми с бъбреците, остеопороза, различни видове рак, проблеми с черния дроб и много други неща. Разговарях с хора, които се връщаха след месеци или години в изпълнение на това, което Баба Рамдас им е казал да направят, и видях големи промени в тях – като пряк резултат от по-дълбокото изцеление. Спомняш ли си на колко години беше учителят ми?" Преди да успея да отговоря, той каза: „На сто и петнадесет! Бях изключително заинтересован какво прави той по-различно от другите, така че прекарах последните тридесет и шест години, изучавайки тайните на моя учител и използвайки ги в помощ на хората. Искаш ли да разбереш каква според него е тайната на извора на младостта?" Кимнах. Кой не би искал да знае? Той бавно продължи: „Не съм съвсем сигурен защо споделям това с теб, Клинт, но имам чувството, че може би ще бъдеш инструмент в помощ на много други хора."

Не знаех как да отговоря на това. Докато бях на ръба да повярвам на всичко, което казваше, в съзнанието ми се появи нотка притеснение, че може би в крайна сметка ще разбера, че той е измамник и се възползва от надеждите на отчаяните. Колкото повече се сближавах с него и започваше да ми пука, в някои отношения ставах по-предпазлив. Ако той беше мошеник, щях ли да развенча неговата "клиника" веднъж завинаги? Вместо да помагам да популяризира своя древен метод на лечение, бих ли станал инструмент в защитата на други хора от него?

Древната тайна да останеш млад

Лицето на д-р Нарам изразяваше дълбоко вътрешно спокойствие и увереност, когато ме погледна право в очите. Каза ми, че с тези тайни всеки може да има цветущо здраве, неограничена енергия и душевен мир на всяка възраст. Той каза: "Първо, трябва да имаш ясна представа какво е 'младост'. Само тогава ще можеш да разбереш тайната как да останеш млад."

Докато д-р Нарам продължи да говори, извади снимки, за да ми ги покаже. "Ето снимка на скъпия Бабаджи, един от братята на моя учител. Той живее в Хималаите и е на 139 години."

Той извади друга снимка. "Ето го Садананд Гогои, който

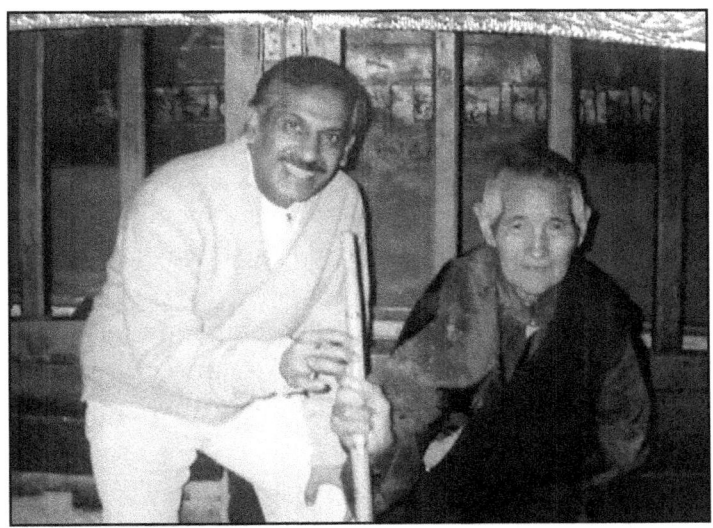

Д-р Нарам с любим учител, който е млад на 139 г. в Хималаите

стана Мистър Индия като младеж на шестдесет и пет години! Така изглежда тялото му сега, на седемдесет годишна възраст„.

Втренчих се в мускулестото тяло, което изглеждаше като на човек около четиридесетте.

Д-р Нарам каза: „Той използва древните тайни, за да изгради

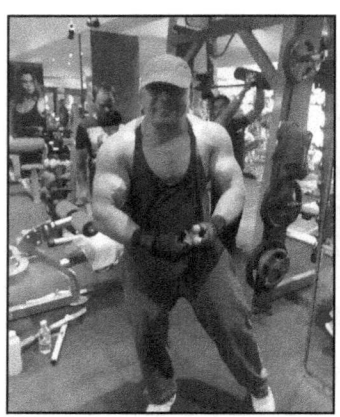 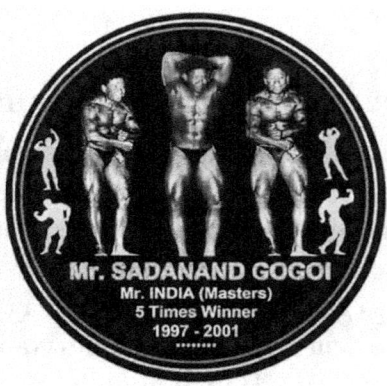

Садананд Гогой на 75 г., петкратен победител в конкурса Мистър Индия.

тяло, мускули и ум, без да уврежда бъбреците си. Мечтата на този човек, след като спечели Мистър Индия, е да се състезава за Мистър Вселена!"

Гледайки с умиление друга снимка, д-р Нарам ми разказа за Кусум Атит, която сега е осемдесет и шест години „млада„. Тя беше една от първите му пациентки. Когато отишла при него на петдесет и шест години и не е могла да ходи, имала високо кръвно налягане, остеопороза и артрит и планирала смяна на тазобедрената става. „Какво мислиш, че се случи с нея, когато започна да използва тайните на младостта?"

Аз свих рамене. „Жената, която преди дори не можеше да ходи, спечели първата награда в състезание по танци в Бомбай!" — каза той възторжено. „Бях изненадан. Изпитах радост, каквато не можеш да си представиш!"

Показа ми друга снимка на учителя си. „Това е, когато той беше на 115 години и бях благословен да прекарам с него десет години преди да напусне тялото си. Той почина на 125-години.

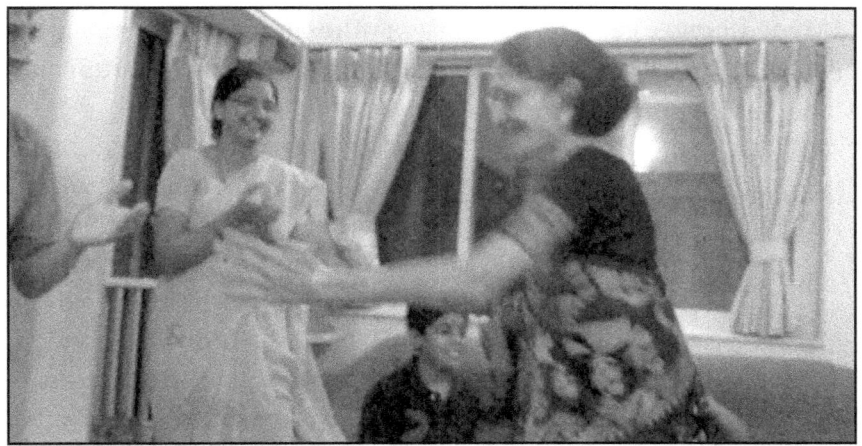

Кусум, на 86 г. танцува от радост, след излекуването на артрита й.

По време на обучението си при него научих тайни, мъдрости, мощни прозрения и истини. Сега ми позволи да ги споделя с теб."

Той ме попита:

„Клинт, какво за теб означава ‚младост‘? Как разбираш, че човек е млад или стар?"

Предложих няколко идеи: „Може би как изглеждат? Тяхното душевно състояние?

Състоянието на кожата или косата им?"

Д-р Нарам се усмихна. „Моят учител казваше, че човек може да бъде стар на двадесет години или млад на сто години. Как може един човек да е стар на двадесет, а друг да е млад на сто?"

„Как?"

„Всичко зависи от *гъвкавостта*?", каза той. „Някой може да бъде стар само на двадесет години ако е физически схванат, умствено упорит и емоционално сух. Или човек може да бъде млад на 100 години, ако е физически подвижен, с бодър ум, има

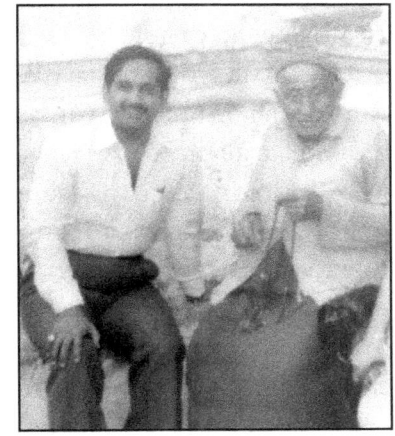

Dr. Naram with his beloved master and teacher, Baba Ramdas.

> *„Младостта е състояние, постижимо на всяка възраст, когато човек е гъвкав, с бодър ум и има желание да учи и е изпълнен с любов."*
>
> Баба Рамдас /Учителят на д-р Нарам/

желание да учи нови неща и е изпълнен с любов. Интересно, не мислиш ли?"

Направих пауза, за да го осмисля. „Значи ,младост, означава гъвкавост - на ума, тялото и емоциите?"

Той каза: „Да, Клинт, точно така! Това е начинът, по който моето потекло разбира младостта." Имах нужда от пояснение. „Значи, тайната да бъдеш млад на всяка възраст е да се научиш как да бъдеш гъвкав?"

Той кимна и добави, че младостта е възможна на всяка възраст, ако начинът ти на живот е в

съответствие с вътрешната ти природа.

„Младите хора са изпълнени с надежда. ,Старите, хора губят надежда. Ако гледаш новините, всичко в тях се отнася за страх, бедствия, за ,трудните времена, които идват,. Толкова много хората предвещават ужасни неща за бъдещето и това ги прави неспокойни. Житейският им опит често ги оставя наранени, уплашени, с разбито сърце и затворени. Да си млад на всяка възраст означава да останеш пълен с надежда за бъдещето, надежда за себе си, надежда за човечеството. По този начин и ти можеш да бъдеш ,млад, дори и на 115."

След това д-р Нарам каза: „Основната цел на древните лечебни тайни, на които моят учител ме научи, е следната: Първата цел е да помагаш на хората да поддържат или подобрят здравето и гъвкавостта на тялото, ума, емоциите и духа си. Древните методи предоставят възможност за по-дълбоко изцеление и усещане за младост на всяка възраст.

Второ, тази трансформация дава на хората енергията да открият какво искат най-много в живота си. Те научават как да са в хармония с вътрешната си природа и с целта на живота си."

„Но, ако това е твоето определение за младост," попитах аз, „все още не ми е ясно как някой може да живее до толкова напреднала възраст."

„Почти всеки може да живее над сто години, ако поиска. Всичко, от което се нуждаеш, са шестте ключа на Сидха-Веда за по-дълбоко изцеление."

„Какви са тези шест ключа?" - попитах.

Той каза: „Вече видя как работят някои от ключовете. Да видим колко можеш да определиш."

„Мисля, че първият ключ са домашните лекове. Като кръгчета лук, които облекчават главоболието ми. Тайната е, че всяко нещо може да бъде леко или отрова, ако знаеш как да го използваш."

„Да, много добре, Клинт! А спомняш ли си тайния домашен лек за неограничена енергия във всяка възраст, която ти дадох по време на интервюто ни?"

„Не." Д-р Нарам отново ми даде рецептата за „Супер

Бележки от дневника ми

Тайната рецепта на д-р Нарам за супер енергия*

Домашен лек

1) Накисни тези съставки за една нощ във вода:
   3 сурови бадема, 3 шушулки (или 30 семена) кардамон, 3 ч.л. семе от копър

2) Сутринта добави:
   3 фурми (или по желание, 3 кайсии, 3 смокини)
   ¼ ч.л. канела
   ¼ ч.л. брахми на прах
   ¼ ч.л. ашваганда на прах
   1 ч.л. масло Гхи
   2 нишки шафран

3) Обели бадемите и шушулките кардамон

4) Смели или пасирай с топла вода и се наслади на напитката

*Допълнителен материал: За да видиш как се прави това, моля, посети раздел „Видео", в безплатния за членство сайт MyAncientSecrets.com.

енергийна напитка", която неговият учител използвал, за да се чувства млад на 115 години. Този път я взех на сериозно.

„Вторият инструмент свързан ли е с билковите формули?"

„Да", отговори той. „Учителят ми ме научи на тайни древни методи за отглеждане, събиране, приготвяне и комбиниране на билки, подпомагащи по-дълбокото изцеление. Така те се превръщат в лечебно средство" Докато говореше за билките се сетих за таблетките събиращи прах вкъщи в едно чекмедже, които бях прибрал след само два дни употреба. Направих си мислена бележка да науча повече за тях.

„Марма е третият инструмент на Сидха-Веда", каза той. Записах го, въпреки че все още не бях съвсем сигурен какво е или как действа.

„Какви са другите три?" - попитах. „Ще ти ги кажа по-късно. Трябва да прегледам останалите хора, които все още чакат. Защо не дойдеш довечера, когато приключа с прегледите и да присъстваш на марма сесия?"

Съгласих се да се върна, след което заведох баща си на летището. Докато стояхме на вратата го прегърнах.

И двамата имахме предпазлива надежда за бъдещето. Той беше решен да направи това, което д-р Нарам му е предложил – диета, билки, всичко. Имаше обаче една препоръка, която го плашеше най-много.

Д-р Нарам го е поканил да се отиде в Индия за няколко задълбочени процедури, наречени *панчакарма*.

Преди да влезе в летището, баща ми попита: „Искаш ли да знаеш истинската причина, поради която дойдох с теб в Ел Ей?" Аз свих рамене. „Не беше ли, за да видиш д-р Нарам?" „Не," — той поклати глава. „Не мислех, че той ще може да ми помогне. Дойдох, защото се притеснявах в какво се забъркваш." Той ме прегърна силно, след това ме погледна в очите и каза: „Да видим... но каквото и да се случи, надявам се, че знаеш колко много те обичам."

Твоите лични бележки

За да се задълбочи и увеличи ползата от прочита на тази книга, отдели няколко минути, за да отговориш на следните въпроси:

Какво означава „младост" за теб? Какво е да се чувстваш млад на всяка възраст?

_____
_____
_____
_____
_____

Ако „младост" означава „гъвкавост", кои са областите в живота ти, в които би могъл да бъдеш по-гъвкав?

_____
_____
_____
_____
_____

Какви други прозрения, въпроси или идеи получи докато четеше тази глава?

_____
_____
_____
_____
_____

ГЛАВА 9

Съвременни медицински чудеса от една древна наука?

Има само два начина да изживееш живота си. Единият е сякаш нищо не е чудо. Другият е, като че ли всичко е чудо.

-Алберт Айнщайн

След като изпратих баща си, се върнах в хотела за марма сеанса на д-р Нарам. Радвах се да видя, че и д-р Джовани също е там. Въпреки че беше след полунощ, д-р Нарам влезе в стаята с освежаваща жизненост. Ако не бях там през целия ден, никога нямаше да предположа, че е прегледал над сто пациента. Изглеждаше така, сякаш току-що започваше. След като поздрави няколко човека, отиде в средата на стаята и попита: „За колко от вас това ще е първа марма сесия?"

Почти всички вдигнаха ръце.

„Добре тогава, какво е марма? Това е древна технология за по-дълбока трансформация, работеща на всички нива на тялото, ума, емоциите и духа."

Д-р Нарам каза, че можем да прочетем повече за този подход към лечението в Махабхарата, един от основните епични санскритски текстове от древна Индия. Според писанията имало война, която не приличала на съвременните конфликти. Тя се

> *„Тази древна технология няма нищо общо с религията. Тя просто работи, подобно на електричеството, независимо от вашата религия или вяра. Тя е универсална."*
>
> –Д-р Нарам

водела по конкретни правила. Започвала и свършвала в определено време на деня. Докато дхармата или задължението на войника било да се бие, дхармата на лечителите от рода на д-р Нарам била да лекуват. Те не се интересували дали войникът е добър или лош - те помагали на хората, без значение кои са, независимо на коя страна се бият.

„Лечителите от моето потекло нямали врагове, точно както ние нямаме религия. Нашата ‚религия' е просто да помагаме на човечеството."

Той описа как предшествениците му ежедневно отивали на бойното поле, след края на битката, за да видят кой не може да ходи, кой е бил улучен от стрели или е паднал от слон и си е счупил нещо. Често помагали, като използвали марма, технология на хиляди години за незабавно облекчение.

„Днес няма битка като в Махабхарата, но моята работа е да укрепя здравето ви така, че да можете да изпълнявате вашите житейски задължения."

Д-р Нарам обясни, че за да разберем тази древна технология, която е толкова мощна, трябва да знаем, че тя няма нищо общо с религията. „Мислете за нея като за електричество," каза той. „Включвате лампите и те просто работят, независимо от вашите вярвания. Светлините не се интересуват дали сте мюсюлмани, християни, индуси или атеисти. Ключовете на моето потекло също така са универсални. Лечебните инструменти марма могат да помогнат на всеки с хронични и остри предизвикателства, като болки в гърба, сковаността, болки във врата, замръзнало рамо, прещипани нерви, ишиас, болки в глезените и в коленете или дори невъзможност за ходене."

„Вярвате или не," каза той, „за няколко минути марма докосва фините енергийни точки и започва да освобождава блокажа.

Започвате да виждате или усещате по-малко или никаква болка. Колко от вас имат болки?"

Повечето хора в стаята вдигнаха ръце.

Ще ви науча на някои марма точки, които можете да правите сами в къщи. Някои марма точки могат да бъдат направени само от мен или някой, когото съм обучил. Това, което на пръв поглед изглежда като чудо, е цяла наука. Начинът да се възползвате от този хилядолетен процес е да сте наясно какво искате. Какво искате – от тялото си, от ума си, от емоциите си, от живота си? Но какво става, ако не знаете какво искате?" Той направи пауза, тъй като някои от публиката поклатиха глави.

„Получавате най-голямо предимство от древните лечебни методи, когато сте наясно какво точно искате?"
–Д-р Нарам

„Е, ако не знаете, ето ви марма, за да откриете какво искате. Затворете очи. Представете си бяла рамка над дясното си око. След това натиснете върха на десния си показалец шест пъти и се запитайте ,Какво искам?' и вижте какво се появява в бялата ви рамка."

Заснех видео, докато д-р Нарам показваше процедурата. Бях скептичен и не вярвах, че натискането на точка върху пръста ми ще ми даде яснота за каквото и да било. Въпреки това, докато никой не ме гледаше натиснах точката на пръста си, в случай, че помогне. Не забелязах нищо да се случва, освен че стисках пръста си.

„Повечето от вас го правят неправилно. Всеки път, когато правите марма, седнете на стола - двата крака здраво стъпили на земята и гърбът изправен."

Седях прегърбен с кръстосани крака, така че промених позата си - с прав гръб и краката стъпили на земята. Д-р Нарам изчака, докато всички заемат тази позиция, след което продължи: „Ето един много важен момент. ,Искането' от вас трябва да бъде положително. Не може да бъде това, което не искате или което избягвате. Нека ви дам един много ярък пример."

Мечтите стават реалносту

"Майка ми не можеше да ходи. Имаше артрит, остеопороза и дегенерация на ставите", каза д-р Нарам. "Тъй като не можеше да се движи, тоалетната и банята ѝ бяха в леглото. Това беше преди тридесет години. Бях готов да бъда добро индийско момче и да си стоя вкъщи, за да чистя и да я храня всеки ден. Но тя не искаше да прекарваме живота си по този начин."

"Реших да използвам древните методи за нея", продължи д-р Нарам. "Сметнах, че ако с тях не мога да помогна дори на собствената си майка, тогава колко добри можеше да бъдат?""

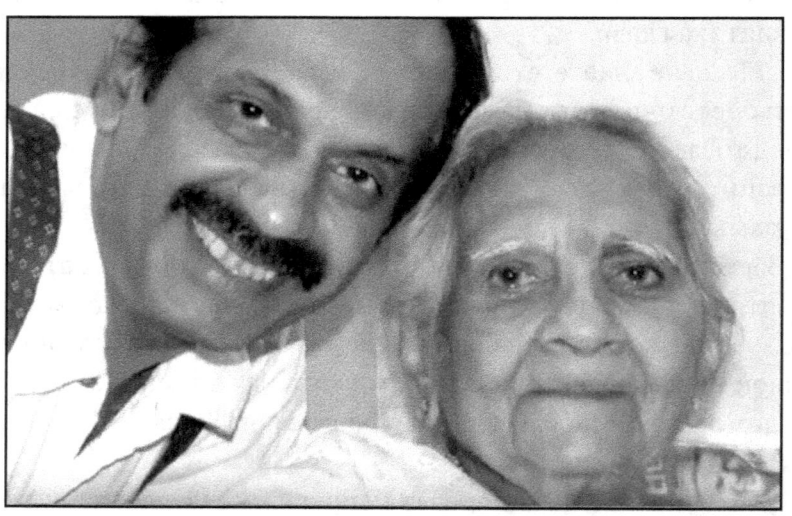

Д-р Нарам с любимата си майка.

"Позволете ми да споделя с вас една голяма тайна, която знам от моя учител. Качеството на живота ви зависи от качеството на вашите въпроси. Повечето от нас задават грешните въпроси. Преди питах: ,Защо съм дебел?' Учителят ми каза: ,Ужасен въпрос, д-р Нарам.' Бях съсредоточен върху това, което не харесвам. Той ми каза, че добрите въпроси са фокусирани върху това, какво искаш, а не какво не искаш.

Така че, натиснах марма точката на пръста на майка ми и попитах:
„Мамо, какво искаш?"
„Тя отговори: ,Не искам болка'.

> *„Качеството на живота ви зависи от качеството на зададените въпроси."*
>
> *–Д-р Нарам*

Да кажеш ,не искам', не действа добре, понеже е отрицание."

Като посочи към главата си, д-р Нарам каза: „Има нещо, известно като съзнателен ум", после посочи към сърцето си, „освен това има и подсъзнателен ум". След това, посочвайки някъде над главата си, „А има и свръхсъзнателен ум."

„Свръхсъзнателният ум е този, който може да ви напътства, ако знаете как да достъпите до него. Когато установите непосредствена връзка, вие получавате отговор на вашите въпроси. Марма е технология, която стимулира и кара всички сили на съзнанието ви да работят за вас. Една от тайните е да се фокусирате върху положителното изображение на това, което наистина искате, вместо върху отрицателното, което не искате.

След това д-р Нарам отново натиснал марма точката на пръста на майка си и задал въпроса по друг начин: „Мамо, ако не изпитваше болка, какво би направила?"

Тя казала: „Бих ходила".

Д-р Нарам обясни, че трябва да създадете бъдещето и да се откажете от миналото. Това е един от важните принципи - да твориш, да виждаш бъдещето, да оставиш миналото зад себе си и в същото време да не изпускаш от поглед настоящето. В този момент реалността за майката на д-р Нарам била, че тя не може да се движи. Имала артрит и остеопороза и дори специалисти казвали, че няма да може да ходи. Д-р Нарам отново каза: „Но най-важното нещо беше какво искаше тя?"

Той ни каза, че след като майка му добила идеята за нещо положително, което може да си представи, той я накарал да затвори очи. Натиснал друга марма точка по-надолу на пръста ѝ и попитал: „Ако знаеше, че можеш отново да ходиш, къде би искала да отидеш?"

> „Фокусирай се върху това, което искаш, а не върху това, което не искаш?"
>
> –Д-р Нарам

Тя отговорила: „Искам да отида в Хималаите„.

След всеки отговор, д-р Нарам казвал „Много добре„ и натискал марма точка до сърцето ѝ шест пъти. Накарал я да си представи бяла рамка над дясното си око и попитал, „Виждаш ли как се разхождаш в Хималаите?"

Тя кимнала утвърдително и той казал: „Много добре„, като отново потупал мястото до сърцето ѝ. В този момент бащата на д-р Нарам, който ги гледал, много се ядосал.

„Каква безсмислица! Ти луд ли си? Защо даваш напразни надежди на майка си? Тя не може да ходи. Знаеш това. Защо говориш за Хималаите? Забравете Хималаите. Тя дори не може да отиде до тоалетната. Има нужда от операция за смяна на коленна и тазобедрена става, а вие говорите глупости за Хималаите. Тя не може да ходи! Защо не можеш да разбереш това?", изкрещял той.

Д-р Нарам продължи: „Казах на баща си: ‚Важно е какво иска жена ти, моята майка, а не това, което ти мислиш, че тя иска!' Баща ми беше много суров човек и това беше първият път, когато му се противопоставих."

„Баща ми отговори: ‚Тя е идиот и не знае какво иска. Тя не знае, че не може да ходи.' „

Това преляло чашата на д-р Нарам. Той погледнал право към баща си и казал с твърдост, която би накарала тигър да замръзне на място: „Махай се. Тя избира. Това е нейният живот и нейният избор."

След тези думи баща му вдигнал ръце и излязъл от стаята.

Д-р Нарам каза: „Баща ми ми беше много ядосан, вярвайки, че лъжа майка си, като ѝ давам напразни надежди."

Въпреки че не го казах на глас, разбирах съмненията на бащата на д-р Нарам. Чудех се дали новата надежда на баща ми ще даде положителни резултати или е просто още едно нещо, от което той ще бъде разочарован.

Д-р Нарам описа съставянето на план за майка си. Той се консултирал с учителя си кои лечебни тайни биха могли да ѝ помогнат да проходи отново. Учителят му казал: „Има две неща, които трябва да се вземат предвид: едното е настоящето, а другото е бъдещето. Важно е да гледаш какво се случва днес, но това да не ти пречи да вярваш или да виждаш как нещата могат да бъдат много по-различни и по-добри в бъдеще. Не се вкопчвай в реалността, която възприемаш днес. Пътуването от хиляда мили започва с една единствена стъпка. Така че направи

Бележки от дневника ми

Тайна рецепта на д-р Нарам за здрави, подвижни стави*

1) Домашен лек — Смеси следните съставки и приемай сутрин на гладно: ½ ч.л. млян сминдух, ½ ч.л куркума на прах, ¼ ч.л. канела на прах, ½ ч.л. джинджифил на прах и 1 ч.л. масло Гхи

2) Марма-шакти — На дланта на лявата ти ръка, между средния и безименния пръст, измери 4 пръста надолу и натисни точката 6 пъти. Повтаряй многократно през деня.

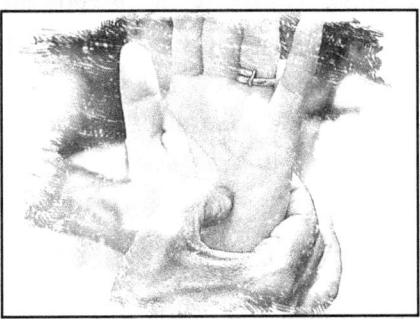

3) Билкови лекове — Майката на д-р Нарам е ползвала крем и е вземала няколко таблетки за поддържане на здрави стави, които включват съставки като кора от цисус, индийски тамян, листа от витекс, джинджифил и смола от гугул.*

*Допълнителен материал: За да научиш повече за древните тайни за стави, моля, посети безплатния за членство сайт MyAncientSecrets.com.

тази първа стъпка, след това друга и така нататък. И скоро може да се изненадаш къде си се озовал."

В продължение на няколко години, майката на д-р Нарам приемала определени билки, променила начина си на хранене и редовно натискала марма точки, като си представяла мечтата да проходи отново.

Един ден, години след започването на по-дълбокото лечение и спазвайки дисциплина, майката на д-р Нарам му се обадила „Панкадж, направих го! Тук съм в Хималаите, наистина съм тук."

Тя стигнала до храма, който искала да посети, и лагерувала на един от върховете. „Въпреки че беше прикована на легло, когато беше на шестдесет и седем години, сега на осемдесет и две, тя беше на поход в Хималаите„, каза д-р Нарам. „Докато другите хора яздели коне или били носени на носилки от силни мъже, тя вървяла. Носела само малка бутилка вода, а много по-млади хора на коне я подминавали като казвали: ,Какъв стиснат син имаш, че не ти дава пари, за да си наемеш кон, бедна старице? Ако той да ти наеме кон, ние можем да платим вместо него.' "

„Тя казала: ,Не, синът ми може да ми купи кон, но аз избирам да вървя. Той е чудесен син, защото ми подари способността отново да мога да ходя.' Това беше един от най-щастливите дни в живота ми." Сияещ, с насълзени очи и широка усмивка, д-р Нарам каза: „Тя ми каза: ,Благославям те, Панкадж. Сподели тези древни тайни с всички, за да може да помогнеш и на други като мен.' " Всички в стаята ръкопляскаха. „Благословията на майка ми означаваше всичко за мен."

Докато разказваше историята, аз мислех за състоянието на баща си и какво е възможно за него. Мислех също и за майка си. Обичах я, но не я разбирах. Това понякога създаваше конфликти. Като слушах историята на д-р Нарам, се чудех:

Какво ли най-много искаше майка ми в живота си? Коя ли нейна мечта би искала да стане реалност?

И какво ли най-много би искал баща ми, ако някога се оправи? Каква беше мечтата му?

Д-р Нарам широко се усмихна и каза: „Моят учител ме научи на една безценна тайна и тя е, че всички жени са интелигентни, а всички мъже са идиоти, включително и аз." Той се засмя. „Знаете ли какво е *шакти*? Шакти е божествена женска, творческа сила. Моят учител ме научи на древни тайни за това как всяка жена може да развие шакти в себе си. А за един мъж, само когато уважава жените, едва тогава е интелигентен и шакти също идва при него. Което ни връща отново към въпроса, *какво* искаш?"

Д-р Нарам отиде в средата на стаята и поведе всички през същите стъпки, през които беше преминал с майка си, за да могат хората да получат ясна представа какво искат.

„Но това как действа?" попита някой. И аз се чудех същото.

Д-р Нарам се усмихна и отговори: „Хубав въпрос. Съзнателно или несъзнателно, всички сме програмирани. Подсъзнанието ни е програмирано от нашите родители: как да мислим, как да говорим, какво да правим. Ние също сме програмирани от училище, от обществото, от вестниците, а сега и от интернет. Въпросът е, можем ли да се препрограмираме, за да имаме добро здраве, да сме жизнени, с добри взаимоотношения, с добра финансова свобода? Отговорът е - да. Марма е технология, която ни помага да се препрограмираме, да приведем живота си в съответствие с най-истинската ни цел. Не само, че болката може да изчезне, но можете да постигнете всичко, което искате."

Това наистина ли е вярно? Бил ли съм програмиран от миналото да вярвам или да действам по определен начин? Ако е така, дали това програмиране е в несъответствие с целта на живота ми?

Д-р Нарам каза: „Когато откриете какво искате, то се прехвърля от съзнателния ум към подсъзнателния и след това към

Бележки от дневника ми

Марма-шакти тайни на д-р Нарам за откриване на това, което искаш*

1) Затвори очи и си представи бяла рамка пред дясното ти око.

2) Натисни десния си показалец в горната част 6 пъти и се запитай - „Какво искам?"

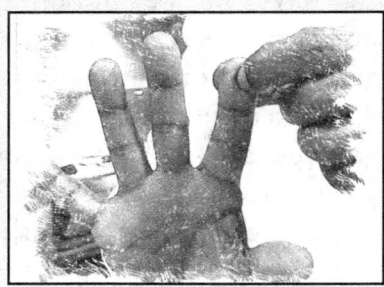

3) Позволи на всякакви мисли, чувства или образи да изникнат в съзнанието ти. Запиши ги без значение какви са. Потупай лявата страна на гръдния си кош с дясната ръка 6 пъти и кажи - „Много добре".

4) Натисни средата на десния си показалец 6 пъти и се запитай - „Когато го получа, какво бих направил?"

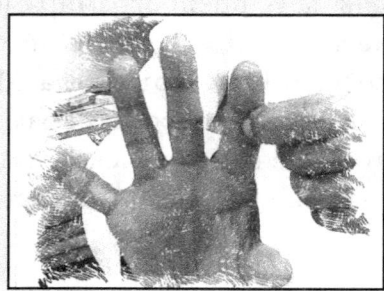

5) Позволи на всякакви мисли, чувства или образи да изникнат в съзнанието ти. Запиши ги без значение какви са.

6) Потупай лявата страна на гръдния си кош с дясната ръка 6 пъти и кажи - „Много добре".

*Допълнителен материал: За да видиш видео, демонстриращо процеса, моля отиди на MyAncientSecrets.com. (Повече информация за този процес има в Глава 14.)

свръхсъзнателния ум. Тогава става създаването. То е мощно и е отвъд всичко, което можете да си представите. Вече съм го правил над милион пъти. Това е моята професия, моята работа, моята мисия, моята страст. Знам само няколко неща и ги правя много добре. Марма е едно от тях. И едно от най-мощните й приложения е, че тя ви помага да откриете това, което искате."

После направи пауза, сякаш, за да добави нещо важно. „Мога да помогна с премахването на блокажите, но вие трябва да си представите какво искате, какви резултати искате да видите в живота си и в бъдещето си. Тази работа трябва да бъде свършена от вас. В известен смисъл съм като акушерка. Помагам ви да родите, но бебето го раждате вие. Сега, кой би искал да бъде първи?"

Не можете да върнете старата си съпруга

Много ръце се вдигнаха и д-р Нарам избра Тереза, жена от Канада в инвалидна количка. Бях се запознал с нея и съпруга й Върн по-рано същия ден и те ми се сториха най-невероятната двойка. Тереза беше изключително приятна и интелигентна. Върн изглеждаше така, сякаш трябваше да бъде на корицата на списание за лов или риболов, а не да чака на място за алтернативно лечение.

И двамата бяха с наднормено тегло и се чудех как нейната инвалидност се отразява на връзката им. От моя гледна точка изглеждаше, че имат дълбока връзка, за каквато повечето хора мечтаят. Въпреки, че Върн прекарал целия си съпружески живот в грижи за нея, той ми каза, че тя е тази, която се грижи за него. Общуването им беше изпълнено с любов и уважение и те не можеха да държат ръцете си далеч един от друг. Те бяха очарователни. Голямата любов на Върн към Тереза го вдъхновила да търси и да направи всичко, за да й помогне. Бяха опитали много неща, които той се надявал да й помогнат, но без резултат. Любовта му го накарала да доведе жена си в Ел Ей чак от Канада, в очакване тези древни методи да помогнат. По-рано през деня чух Върн да умолява д-р Нарам много пъти: „Много ви моля, направете нещо, за да помогнете на жена ми." Те чакаха близо осем часа в клиниката. Сега гледах как Върн помага на Тереза, докато тя се мъчеше да стане от инвалидната количка. Той я подкрепи, докато тя закуцука с една патерица във всяка ръка към средата на стаята. Стъпалата ѝ бяха извити навътре и тя не можеше да свие коленете си, така че ходенето ѝ беше по-скоро клатене. Тереза премести тежестта си от едната страна на тялото си, след това завъртя бедрата си, за да завърти другия си крак напред.

Д-р Нарам я преведе през същия процес, който беше правил с майка си, като я попита какво иска. Беше ясно, че иска да ходи без патерици. След като успя да си го представи в ума си, д-р Нарам я накара да легне върху чаршаф на пода. Тя не можеше да легне сама и се притесняваше, че няма да може да се изправи. Д-р Нарам я увери, че всичко е наред и Върн се притече на помощ. Докато Тереза лежеше по гръб, д-р Нарам даде знак на Върн да наблюдава отблизо. Той взе шивашки метър и постави единия край на пъпа ѝ, след което измери разстоянието до пръста на десния ѝ крак. „Колко е това?" д-р Нарам попита Върн. — „Изглежда като тридесет и шест и половина инча." Тогава д-р Нарам премести метъра до края на пръста на левия ѝ крак. „Колко е това?" — „Това е тридесет и девет инча и половина."

„Значи разлика от три инча! Забравих да ви кажа," каза той на всички в стаята, „важен страничен ефект от идването тук е, че след марма ще изпитате отделяне на хормони, което може да ви накара да се почувствате много, много щастливи. Така че, ако не искате да се чувствате щастливи, моля, не идвайте тук."

Всички се усмихнаха, особено Тереза.

„Сега се обърни." Той ѝ направи знак да се обърне по корем. Тя се затрудняваше, но с решителност успя.

Той притисна пръстите си по гърба ѝ по лек и нежен начин, потупвайки шест пъти на различни места. Изглеждаше така, сякаш свиреше на пиано. Той помоли д-р Джовани да повдигне ризата от долната част на гърба ѝ и да я намаже с крем, предназначен да помогне с процес, наречен дард мукти. Дард може да се преведе като „болка", а мукти означава „освободен от". Този крем е направен според древните принципи, за да помогне за облекчаване на различни видове мускулен или ставен дискомфорт. Д-р Нарам го разтърка с кръгови движения, след което ѝ каза да се обърне. Само това? Чудех се. Как може нещо толкова бързо и нежно да промени нещата?

Тереза се обърна по гръб и д-р Нарам отново измери дължината на краката ѝ.

„Колко дълъг е десният?" попита д-р Нарам.

— Трийсет и осем инча — каза Върн.

— А левият?

— Също трийсет и осем инча — смаяно каза Върн.

Д-р Нарам ѝ каза как да ходи след марма, правейки шест стъпки, като започне с десния крак. Тереза се изправи с известна помощ, патериците ѝ все още бяха на земята, след което всички гледахме в очакване. Върн застана наблизо, за да я хване, ако падне, но д-р Нарам му каза да отиде по-далеч. Той я накара отново да затвори очи и да се види как върви. Той натисна още точки зад всяко коляно, след това я потупа по гърба и каза: „Сега иди при мъжа си." За първи път от години направи крачка без патерици! После направи още една, бавно, но напред. Тя се олюля, но продължи да се движи. Когато стигна до Върн, се прегърнаха. Цялата стая изръкопляска с изключение на Върн, чиито уста и очи бяха широко отворени от изненада, докато нежно я прегръщаше.

„Yes."

„Как се чувстваш в момента?" — д-р Нарам попита Тереза.

Тя отговори: „Шестдесет до седемдесет процента по-добре."

„Наистина ли?" — попита Върн. Тя кимна ентусиазирано.

Д-р Нарам каза: „Много добре. Ами сега, ако трябва да направиш нещо, което не си правила от дълго време? Какво би било това?"

Тереза отговори: „Дори просто да седна или да стана беше невъзможно."

Д-р Нарам я накара да затвори очи и да си представи как лесно сяда и става без помощта на съпруга си.

„Махнах физическият блокаж, но сега трябва да премахнеш блокажа на системата от вярвания. Виждаш ли се как сядаш и ставаш?"

„Да."

„Много добре. Сега го направи!"

Тя седна неудобно, после леко се заклати, опитвайки по един начин, после по друг и накрая успя. Изправи се съвсем сама.

Върн каза: „Това е първият път, когато тя прави това от повече от седем години." Всички ръкопляскаха.

Д-р Нарам каза на Върн: „Сега имаш нова жена. Всяка сутрин ще я виждаш щастлива, ентусиазирана. Не се връщай при мен да се оплакваш, че жена ти е твърде млада и енергична! Не казвай: ,Върнете ми старата жена' . Това не е възможно!"

— Много ви благодаря — каза Тереза с блестящи очи. Тя отиде без патерици до д-р Нарам и го прегърна най-сърдечно. Сълзи се стичаха по бузите ѝ, когато мъжът ѝ дойде да прегърне и двамата с големите си ръце и като я притисна към себе си, я целуна по челото. За момент си помислих, че ще целуне и д-р Нарам.

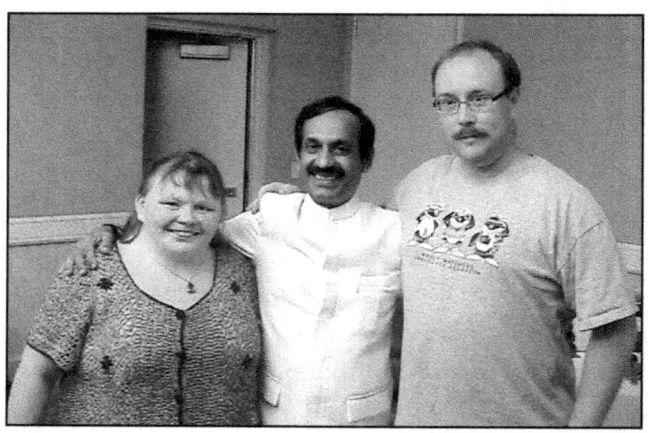

Д-р Нарам с Тереза и Върн след марма-шакти сесията.

Д-р Нарам ѝ каза: „Това чувство или способност ще остане. Особено, ако в допълнение към билките и препоръчителната диета, дойдеш за още три-четири марма сесии през следващите месеци и години. А тази, можеш да правиш редовно у дома."
Д-р Нарам показа марма, която всеки може да прави, за да подпомогне по-дълбокия лечебен процес.

Д-р Нарам накара Тереза отново да направи няколко крачки. Тя го направи и всички възторжено заръкопляскаха. Виждахме отчетливата разлика само от преди минути. Това беше първият път в живота ми, когато виждах нещо подобно и не знаех как да го възприема. Единствените истории, които съм чувал за хора с физически увреждания или парализирани, а след това изцелени и прохождащи, бяха свързани с Исус Христос. И все пак д-р Нарам каза, макар че това изглежда като чудо, зад него стои древна наука. „Понякога резултатите са моментални, както при Тереза," каза той. „А понякога отнемат години търпение и постоянство, за да се проявят, като случая с майка ми. Въпреки, че времето необходимо за това може да е различно, резултатите от по-дълбокото лечение са предвидими."

След това се обърна към всички нас и каза: „Това е реално. Скованост и блокажи възпрепятстваха способността ѝ да ходи. Освобождаването на стреса, независимо дали е физически, психически или емоционален, е феноменално изживяване. Трудно е да се проумее такава огромна промяна за толкова кратък момент. Ако сте били на тъмно толкова дълго време и след това има светлина, какво правите? В началото може да е объркващо, но е реално. Искате ли да ви кажа какво прави и как работи?" Всички кимнаха.

Блокажи и пробиви

„Нека започна с една метафора. В живота на всеки човек има блокажи. Те могат да бъдат физически, емоционални, духовни, финансови и такива във взаимоотношенията. Когато ни блокират, ние засядаме, животът засяда и започва да мирише. Можем да прекараме пет или десет години на едно място с малък или никакъв напредък. И се питаме: ,Защо нещата не се случват?' Отговорът е: имаме блокаж."„

Д-р Нарам грабна един стол и го сложи в средата на стаята. „Да предположим, че този стол е блокаж. Ако искам да се придвижа оттук до вас, д-р Клинт, не мога, защото има блокаж. И така, какъв избор имам? Мога да го заобикаля, да мина отдолу, отгоре или..?"

- „Можете да премахнете блокажа,„ извика Тереза.

„Точно така. Може и да знаем, че имаме блокаж в живота, но повечето от нас не знаят от какъв вид е. Какво е естеството му? На колко години е блокажът? Колко е силен? Чрез пулсова диагностика, с марма, аз съм обучен да откривам какво представлява."

Д-р Нарам продължи закачливо: „Вие задавате въпроса „О, г-н Блокаж, кой сте вие?" Докато говореше, той извади лист от джоба си. „Да предположим, че блокажът ми казва, че е направен от хартия — просто." Той демонстрира късайки хартията с лекота и минавайки през нея.

„Лесно. Но животът не винаги е толкова прост. Да предположим, че блокажът ми казва, че е направен от дърво. Какви инструменти са ми необходими, за да го премахна?" Хората се провикнаха с идеи: трион? брадва? огън?

„Има различни инструменти, които могат да се използват. Разбирате ли какво искам да кажа?"

Повечето от хората кимнаха.

„А сега да предположим, че блокажът е направен от стомана. Имаме ли нужда от различни инструменти?"

Хората кимаха в потвърждение.

„По подобен начин, има различни марма точки и други инструменти, които да гарантират, че целият блокаж ще изчезне. Също можете да мислите за него като за врата, за която просто трябва да намерите правилните ключове, за да я отключите, отворите и преминете през нея. Например, за болки в ставите, каквито имаше майка ми, има лек направен от масло Гхи – пречистено краве масло. Ако вратата скърца,

Бележки от дневника ми

Вълшебните ползи от маслото Гхи*

Освен многото други ползи, то може да помогне като:

- смазва и подмладява тялото, ума и емоциите;
- балансира вата, пита и кафа;
- прави кожата сияеща без грим;
- успокоява емоциите;
- подобрява съня;
- спомага за гладкото движение на ставите;
- и още много, много други;

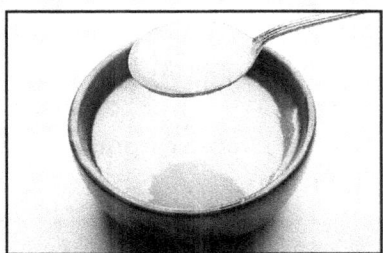

Две домашни рецепти с Гхи, за да откриеш многото му предимства в живота ти:

1) За поддържане на здрави стави, кожа, храносмилане и мозъчна сила, вземи 1 ч.л. Гхи сутрин на празен стомах и 1 ч.л. вечер.

2) За добър сън: вземи малко Гхи на върха на два пръста и разтрий слепоочията си с кръгови движения по посока на часовниковата стрелка. С показалеца натисни слепоочията 6 пъти

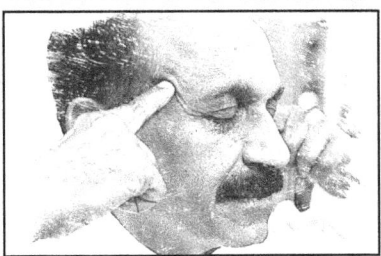

*Допълнителен материал: За да видиш рецепта за приготвяне на Гхи по древен начин, както и някои интересни научни изследвания за това как приемането в умерени количества на Гхи не повишава холестерола, моля, посети безплатния за членство сайт MyAncientSecrets.com.

какво правим? Смазваме я. Така че можем да попитаме Гхи: ,О, г-н Гхи, вие кой сте?' Тогава Гхи отговаря: ,Аз смазвам и подмладявам. Намалявам или балансирам *вата, пита и кафа*. Карам кожата ви да сияе без да използвате грим, успокоявам емоциите ви, подобрявам съня ви и помагам на ставите ви да работят гладко.' Гхи е вълшебно. Веднъж моят учител ми каза, че никога не трябва да крада, но ако се наложи да открадна нещо, това да бъде Гхи. Той не ми казваше да крада, но просто подчертаваше колко важно е маслото Гхи."

„Без значение от естеството на блокажа, има шест ключа за по-дълбоко лечение, за да го премахнете и да ребалансирате вашата система. Много хора се опитват да намерят пряк път или най-бързото или евтино решение. Обикновено не се получава. Напротив, може да влоши нещата!"

„Какво имате предвид?" — попита Тереза.

„Нека ви дам един пример от практиката ми. Моят баща имаше високо кръвно налягане и диабет - това е наследствено в семейството ми. Какво правят повечето хора? Те приемат лекарство, което потиска симптомите, вместо да премахва блокажа. То не ви лекува от диабет или високо кръвно налягане или какъвто и да е проблемът. Вие все още имате диабет или високо кръвно налягане. Всичко, което правите, е да потискате симптомите и често получавате странични ефекти.

След това д-р Джовани се включи, за да добави нещо: „Като алопатичен лекар имах подобни ситуации с много пациенти, които приемаха съвременни лекарства."

„Какво означава ,алопатичен лекар' ?" — попита Тереза.

„Добър въпрос. ,Алопатия' или ,алопатична медицина' е другото име на западната съвременна медицина. Учих за лекар в медицински университет в Италия и докато предписвах различни видове съвременни лекарства, осъзнах, че не помагам на пациентите да избягат от проблема, от блокажа. Само обезболявах болката или потисках симптомите. Алопатията е добра, но съвременната медицина не е окончателният авторитет. Тя върши добра работа за много неща, но в крайна сметка вашето тяло и вашето здраве са ваша отговорност. Питате ли какви могат да бъдат страничните ефекти от лечението, което ви е предписано, като например какви проблеми могат да се появят в резултат на *лекарствата* или операцията? Проучвате ли дали имате други опции? Няма нищо лошо в съвременната медицина или която и да е лечебна система. Това е ваш избор. Просто се уверете, че задавате достатъчно въпроси, за да знаете последиците от всеки вариант, за да направите правилния за вас избор."

Д-р Нарам се обърна към мен, въпреки че говореше на всички. „Двамата ми чичовци не знаеха, че имат избор. Те вземаха силни лекарства за високо кръвно налягане и диабет, докато не починаха млади от инсулт, бъбречна недостатъчност и увреждане на мозъка. Виждайки това, баща ми, с когото имах трудности през целия си живот, най-накрая каза: ‚Не, не искам пряк път на лечение, който само потиска симптомите. Панкадж, можеш ли да ми помогнеш? Избирам да открия начин да стана здрав, да преборя диабета, да нормализирам кръвното си налягане и да стана силен.' Когато древните лечебни методи проработиха и за него, той все пак се разочарова от мен, като този път каза: ‚Защо не срещна учителя си десет години по-рано? Защо не ме убеди по-рано, че това може да помогне? Можех да избегна толкова много страдания и да направя много повече!' " Д-р Нарам се засмя на спомена.

„За да постигне това, което направи баща ми, той трябваше напълно да премахне блокажа, а за това са нужни правилните ключове. Без лекарства и без операции, моите учители премахваха успешно всичко, което причинява всякакви здравословни проблеми - от високо кръвно налягане, диабет и аутизъм, до рак и депресия."

„Кои са шестте ключа за по-дълбоко изцеление?" — попита Тереза.

„Много добър въпрос. Единият е марма. Другият са домашните лекове – знанието за това че нещо може да бъде лекарство или отрова, в зависимост от това как го използвате. Третото е диета - да знаете кои храни създават блокажи или помагат за премахването им. Ако искате лечението да премине по-бързо и по-надълбоко, има определени билкови рецепти, които

> *„Шакти е сила, която е вътре във вас. Марма влиза навътре и спомага да я извадите навън Лечителят е просто акушерка, но вие сами раждате своето бебе."*
>
> – Д-р Нарам

действат според древната наука за изцеление. Те не са предназначени да дадат бързо решение, а дългосрочно. Те са напълно безопасни и работят по фин, но задълбочен начин, като стигат до корена на проблема. „Ключовете помагат за премахването на блокажите и възстановяват баланса на тялото, така че то да може да работи естествено по начина, по който е предназначено."

Обяснението за блокажите беше доста просто, но все още не разбирах как тази древна наука помагаше за решаването на толкова много проблеми, които западната наука очевидно просто потискаше.

„*Шакти* е нашата дума за 'сила', божествената сила да вършиш или да създаваш неща. Тя е вече във вас. Марма влиза вътре във вас и спомага да извадите шакти навън. Лечителят е просто акушерка, но вие сами раждате своето бебе. Марма работи с другите ключове, за да можете да имате цветущо здраве. Всеки ден благодаря на учителя си, че ме научи на тях."

Д-р Нарам продължи да преглежда човек след човек. Накрая остана само един — богатият мъж със замръзналото рамо, който трябваше да чака шест часа.

Премахване на блокажите, които причиняват болка

Когато д-р Нарам за първи път влезе в стаята, видях този мъж да става, за да го посрещне. Чух д-р Нарам отново тихо да го пита колко много иска да получи облекчение от замръзналото си рамо и каква цена е готов да плати.

„Казах ви, че съм готов да платя всяка цена, само че вие не искате да ми вземете парите."

Д-р Нарам каза: „Да, не можете да купите това с пари. Много

съм горд, че платихте цена от гледна точка на времето. Сега, за по-дълбоко изцеление, ще трябва да платите цена с услуга. Вие сте последният, на когото ще помогна тази вечер, и първият, който ще оказва съдействие на всички тук." Съпругата на мъжа изглеждаше шокирана и всички наблюдавахме с различна степен на удивление как съпругът ѝ помагаше на пациентите цяла нощ с обувките им, носеше им вода, държеше метъра и искрено намираше начини да помогне на онези, които са дошли преди него. Почти в два през нощта, след като всички останали си бяха тръгнали, най-после дойде и неговият ред.

Д-р Нарам започна като му направи две различни марми. За първата го накара да легне на пода като Тереза. За втората му каза да седне на стол с лице към облегалката. Преди д-р Нарам да започне втората марма, помоли мъжа да вдигне ръката си със замръзналото рамо възможно най-високо. Той успя да я повдигне само наполовина, преди да изкрещи: „Ох!"

На въпроса от колко време е имал този проблем, мъжът отговори, че е от години. Д-р Нарам попита дали иска да вдигне ръката си шест инча по-високо. Мъжът кимна, като каза, че ще се радва.

Д-р Нарам го помоли да затвори очи и да си представи как вдига ръката си шест инча по-високо. „Можете ли да се видите в съзнанието си как вдигате ръката си шест инча по-високо?" попита той.

Той тихо каза да.

Д-р Нарам потупа мъжа по челото и каза: „Много добре". Той натисна няколко точки, намести врата и избута ръката му назад, докато се чу леко прищракване. Д-р Нарам го накара да вдигне ръка и той започна бавно. Стигна до точката, в която спря преди, с изражение на лицето, очакващо съпротива и болка. Погледът му се стопи в израз на пълна изненада, когато ръката продължи да се вдига. Той гледаше с учудване заедно с всички нас как ръката му се вдига право над главата, вече напълно подвижна.

Мъжът свали ръката си и се опита да я вдигне отново, за да

се увери, че е истина. Отново пълен кръг на движение. „Не мога да повярвам, не мога да повярвам," повтори той. Жена му се приближи, за да го прегърне, удивена от промяната. Не само болката си беше отишла. Раздразнението и гневът на съпруга й се стопиха в мекота, доброта и благодарност.

Чудех се на колко нива на изцеление работеше д-р Нарам и как това по-дълбоко лечение преминаваше отвъд физическото заболяване или проявление?

Всяко преживяване през онази нощ ме остави с чувство на благоговение. Бях свидетел на толкова много различни примери на трансформация, а мислите ми се променяха. Бях по-малко загрижен дали това е истина и бях по-любопитен да разбера как работи тази древна лечебна система. Неизбежно се чудех *дали ще помогне на баща ми?*

Неочаквана покана

След като приключи марма сесията, попитах д-р Нарам дали мога да му покажа някои от видеозаписите, които бях заснел през деня. Докато гледаше как всеки споделя опита си, усмивката на д-р Нарам стана дори по-голяма от нормалната за него.

Видях колко емоционален стана, като чу историите. Той нежно каза: „Сега, може би започваш да разбираш защо обичам работата си и как мога да спя толкова добре през нощта."

Той ме погледна и попита: „Клинт, знаеш ли кое е едно от най-хубавите неща в теб, една от най-силните ти страни?" Бях изненадан. Не се познавахме толкова добре. Откъде може да знае силните ми страни? „Кое?" - попитах.

„Имаш присъствие, което кара хората да се отварят пред теб." Получаването на комплименти не е нещо, което правя добре, така че не знаех как да отговоря. „Наистина ли?" тихо отвърнах.

„Да, наблюдавах те и те изпитвах. Помолих хората да говорят

с теб и да се върнат след това, за да ми докладват.
Не знаех какво да мисля. Той ме изпитваше? Мислех, че аз го изпитвам. Изведнъж се почувствах смутен, че го прави без мое знание или позволение. В същото време ме изпълваше любопитство защо мисли за мен и защо иска да ме „тества" на първо място. Какво ли му показаха резултатите от „тестването"?
Той продължи: „Твоето същество, това което си ти, кара хората да са по-отворени и да споделят живота си и житейския си опит."
Настъпи неловко мълчание. Опитах се да отговоря, но звук не излезе от устата ми. Никога преди не бях мислил за себе си по този начин.

След това ме погледна отново и каза: „Къде отиваш след това?"
„Връщам се към изследователската си работа във Финландия,", казах аз.
Д-р Нарам каза: „Добре. И аз ще идвам в Европа съвсем скоро. Ще посетя Германия, Италия и Франция. Искаш ли да видиш нещо наистина удивително?"
„Какво имаш предвид?"
„Може ли да се срещнем в Европа?" Той извади графика си. Погледнах своя и видях, че имам няколко свободни дати, докато той беше в Италия. Колкото и да ми беше любопитно, не знаех как интересът ми към това, което правеше, ще се вмести в останалата част от живота ми. Истината беше, че въпреки, че се надявах, че ще помогне на баща ми, все още имах съмнения, защото противоречеше толкова много на онова, на което са ме учили още от малък.
Д-р Нарам забеляза колебанието ми. „Ако дойдеш, това ще бъде едно от най-невероятните преживявания в живота ти."

Твоите лични бележки

За да се задълбочи и увеличи ползата от прочита на тази книга, отдели няколко минути, за да отговориш на следните въпроси:

Какъв процент от времето се фокусираш върху това, което не искаш вместо това, което искаш?

_____

_____

_____

Следвай процеса, описан в тази глава, за да разбереш какво искаш. След като натиснеш марма точката и си зададеш въпроса, кое е първото нещо, което ти идва на ум - какво искаш?

_____

_____

_____

Какво ще направиш, когато го получиш?

_____

_____

_____

Какви други прозрения, въпроси или идеи получи докато четеше тази глава?

_____

_____

_____

ГЛАВА 10

Може ли жена в менопауза над 50г. да има бебе?

*При конфликт между сърцето и ума,
следвайте сърцето си.*

Свами Вивекананда (индийски мистик, 1863-1902)

Милано, Италия

Бях благословен. Въпреки, че родителите ми никога не са имали много пари, успявах да си намирам стипендии, работа и начини да пътувам. Душата ми винаги е била привличана от пътуването. Когато ме питаха защо ми харесва толкова много, отговарях: „Чувствам се жив, когато видя как хората по света живеят живота си по различен начин." И това е самата истина. Подтикнат съм да разбера повече за това какво е човешко извън границите на моята култура. Най-бързият начин да открия това, което първоначално не виждам в себе си, е потапянето в други култури..

Това, което не бих казал на хората - и не разбирах съзнателно по онова време, беше, че пътуването също е удобен начин да се разсея от страховете от миналото и бъдещето си. Това ме отвличаше от моите собствени неудобства и самовъзприемани неадекватности.

Италия беше едно от любимите ми места за бягство. И то по основателни причини: сладоледът, пицата, произведенията на изкуството, сладоледът, италианският език, пастата, сладоледът, шоколадът, хората... Споменах ли сладоледа?

Летях от Хелзинки за Милано и се качих на автобус до централната жп гара. Величествени мраморни арки, тежки статуи, сложни страстни картини, аромати на вкусни ястия и енергични гласове – всички те ме приветстваха в Италия.

Д-р Джовани уреди кола да ме вземе. Скоро след като пристигнах, малко червено кабрио спря отпред.

„Чао!" — каза шофьорът, дружелюбен италианец, който се представи като Лучано. Имаше големи мустаци, със завити върхове, говореше със силен италиански акцент. Беше облечен в жълто спортно яке, тиранти и носеше шапка с бяла периферия. Подаде ми нарцис и каза: „Бонджорно! Милано ви поздравява с добре дошли!"

Мелодичният му начин на говорене звучеше така, сякаш всеки момент щеше да запее. Благодарих му и скоро потеглихме към мястото, където щях да остана през следващите няколко нощи. Той не говореше много английски, а аз още по-малко италиански, но някак си се разбирахме.

Минахме покрай богато украсени църкви, оживени кафенета и странен парк, който имаше конструкция, подобна на замък, с преливащ фонтан в средата. Пристигнахме в очарователна, тиха къща, с бели колони и зелени пълзящи растения, виещи се нагоре и надолу по стените. В този скромен, уютен дом, ме очакваха вкусни плодове, черен шоколад и горещ билков чай. Докато заспя, всичките ми сетива бяха напоени с красивата Италия.

Може ли на осемдесет години да имате по-добър сексуален живот, отколкото младоженците?

Рано на следващата сутрин тръгнах към клиниката, която беше домакин на д-р Нарам. Заведоха ме до стаята, която щях да използвам, за да интервюирам хората, нагласих видеокамерата си и се настаних. Разбрах, че това, което започна в Индия като заснемане на истории на изцеление, за да стане подарък за д-р Нарам, в Ел Ей се превърна в опит да събера повече информация и доказателства, които биха могли да помогнат на баща ми. В Италия, това беше първият път, когато документирайки случаите на хора, се чувствах като полуофициална част от екипа. Дори и да бях само доброволец, имах чувството, че това, което правя, може да има по-голяма стойност, отколкото първоначално си мислех.

Д-р Нарам пристигна невероятно жизнен и с възхищение, сякаш беше първият ден от живота му и всичко бе ново и цветно. Той ме поздрави, попита за баща ми и ми каза колко се радва, че съм успял да дойда.

Д-р Джовани ме поздрави с целувка по двете бузи и голяма прегръдка. Той държеше двете ми ръце толкова силно, че нямаше как да се измъкна. Той ме погледна право в очите и имаше топла усмивка на лицето. Обикновено бих се чувствал неудобно да гледам някого толкова дълго, но усещането за неговата любов и доброта стопи неловкостта ми и се отдадох на момента. Нямаше нужда от думи, за да изрази чувствата си и беше приятно да знам, че е доволен, че можах да се присъединя към него в родната му страна.

Чакалнята започна да се изпълва с хора. Докато те преминаваха, замечтаното ми състояние, че съм на такова красиво място, бавно избледня, докато ставах свидетел на силната болка, която мнозина от тях изпитваха.

Една възрастна жена с изкривени пръсти хвана в ръце проходилката си, докато мъчително се бореше да влезе в стаята. Друг мъж дишаше тежко и учестено с помощта на кислородна бутилка, която синът му носеше със себе си. Една жена със сълзи на очи държеше бебе в ръцете си, но не можех да кажа защо плаче. Влезе млада майка е с две деца: едното със синдром на Даун, а другото със сериозен кожен проблем.

По това време икономиката в Италия далеч не беше розова. Много от предприятията са били затворени и приблизително двадесет процента от младите били безработни. Традиционното здравеопазване се е покривало от правителството, но застрахователните планове не включвали древни лечебни методи, така че хората трябваше да плащат от джоба си. Прегледът при д-р Нарам струваше около седемдесет евро (приблизително 100 щатски долара) плюс около две до пет евро на ден (три до седем щатски долара) за билките, които получаваха след това. И все пак ден след ден тълпите от хора нетърпеливо чакаха да го видят.

Бях изключително любопитен защо толкова много италианци се редят на опашка, за да бъдат прегледани от д-р Нарам. Какво ли ги бе накарало да изберат това?

Първият човек, с когото д-р Нарам ме запозна, беше млад мъж, който го посетил за първи път преди деветнадесет години, когато още бил малко прохождащо бебе. По онова време лекарите казали на родителите му, че бъбреците му са недоразвити и отказват, че се нуждае от диализа и че скоро ще има нужда от трансплантация. Той имал бъбречна поликистоза и повечето хора в това състояние се борят неимоверно за живота си. След много години лечение с древните методи на д-р Нарам, резултатите от изследванията показали, че бъбреците му са нормални, без да се нуждае от диализа или трансплантация!

„Последният път ме попита дали може да си има приятелка," каза д-р Нарам. „Казах: ,Разбира се, защо не?' Той каза: ,Но д-р Нарам, аз имам проблем с бъбреците.' Аз казах: ,Не, ти имаше проблем с бъбреците.' " Той радостно се засмя от резултата.

Д-р Джовани ми каза: „Здравето на това момче е забележително; той изглежда много добре. И момчето гордо ни каза, че вече има приятелка!"

След това дойде възрастна двойка на около осемдесет години,

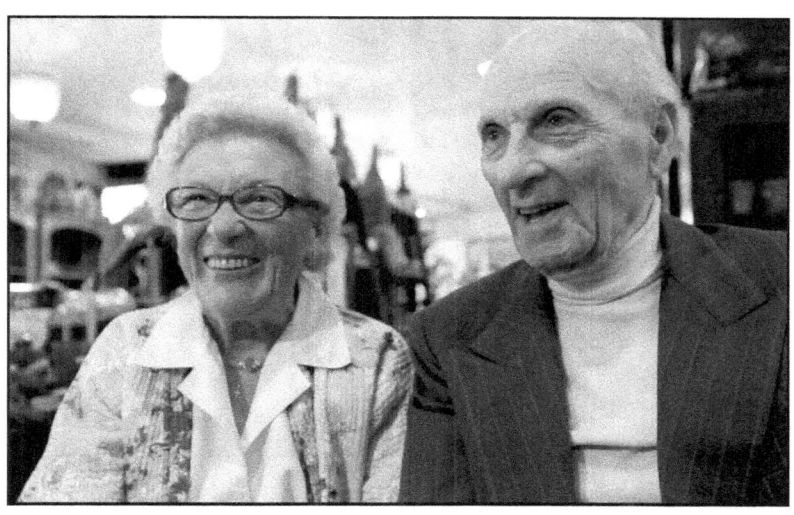

Възрастна двойка италианци, влюбени и изразяващи любовта си по всеки начин. Снимка от: Фабио Флорис и Андреа Пигручи.

които разговаряха със заразителен италиански ентусиазъм. Те не говореха много английски, но една мила жена в клиниката ми превеждаше. Те ме изненадаха, като споделиха, че не само свързаните с възрастта им болки в ставите почти са изчезнали и храносмилането им се подобрило, но също така са изпитали нещо, за което повечето хора на половината от тяхната възраст само си мечталият. Те казаха, че имат по-добър сексуален живот от младоженци! Възрастната жена сподели всички подробности, които нямах нужда да знам, но това не я спря. Тя ми каза как е усещала сухота и болка във влагалището си. Нямала желание да се целува или да бъде прегръщана, избягвала съпруга си, който също имал проблеми. „Сега не можем да държим ръцете си далеч един от друг! Обичам да го докосвам и обичам, когато той ме докосва."

Тя каза, че диетата, билките и домашните лекове, предписани ѝ от д-р Нарам, са подобрили нивото на хормоните ѝ и естествено са увеличили овлажняването, така че тя изпитвала повече удоволствие във всеки един аспект от живота си. След това тя каза нещо, което накара очите на преводачката широко да се отворят и да се изсмее от изненада. След пауза, за да си поеме

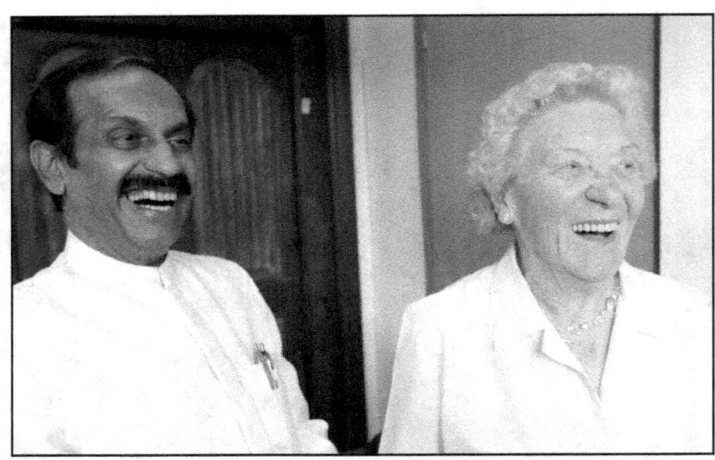

Д-р Нарам се смее от изненада и радост, докато тази възрастна италианка описва младежкото преживяване на своя нов живот
Снимка от: от Фабио Флорис и Андреа Пигричи

дъх, тя преведе. Тази възрастна жена обясняваше с такъв плам как сега правят секс поне три пъти седмично.

Не можах да се сдържа и също се засмях. Беше неловко да слушаш тази баба да говори за секс, но нейният ентусиазъм изглеждаше невинно и красиво. Тя дори знаеше точно по кое време сутринта съпругът ѝ най-вероятно щеше да има ерекция, за да може да бъде готова за него.

„Каква полза, ако мога да ям само паста и пица, но не и да се наслаждавам на съпруга си като любовник? Ние сме по-влюбени от всякога и се радваме да го показваме енергично един на друг!" Сигурен съм, че се изчервявах и се надявах усмивката ми да го скрие.

Тяхната история ме заинтригува, защото познавах приятели мъже на двадесет или тридесет години, които имаха проблеми с еректилна дисфункция, което се отразяваше на самочувствието им. Чувстваха се безсилни и засрамени. А тук имаме осемдесет и седем годишен мъж и осемдесет и една годишна жена, които правят секс няколко пъти седмично!

Излизате от менопауза, за да имате бебе?

След това интервю д-р Нарам дойде да ми каже, че трябва да говоря с жена на име Мария Киара. Мария беше висока, с тъмна коса и светли очи. Тя ми разказа историята си как за първи път е дошла при д-р Нарам преди три години.

„Д-р Нарам ме попита: 'Какво искаш?' Казах му, че искам отново месечния си цикъл, за да мога да имам още едно дете. Знаех, че искам невъзможното, но въпреки това го желаех."

„По това време вече бях в менопауза и нямах менструация от три години,", каза тя. „Когато започна менопаузата, се почувствах депресирана и имах промени в настроението. Болеше ме навсякъде и не можех да спя. Цялото ми тяло пламтеше от горещи вълни. През нощта трябваше да отварям прозорците, защото се потях като луда. Опитвах се да спя, сменях възглавниците, чаршафите, позата си, но не можех да заспя. Бях толкова уморена и имах подуване на корема, спазми и лошо храносмилане. Също така имах сухота във влагалището и липса на либидо. Превръщах се в старица, сърбеше ме кожата. Тогава започнаха пристъпите на замаяност — както си ходех и изведнъж целият свят започваше да се върти. Имах нужда да ходя до тоалетна много пъти на ден и през нощта. За да се справя с това, трябваше да нося превръзки. Започнаха болки в гърба, костите ми пукаха, за което лекарите казаха, че е остеоартрит. Чувствах се стара. И най-лошото е, че започна окосмяване на странни места."

„Но след това си хванах ново гадже, което е по-младо от мен и въпреки че имаме някои предизвикателства във връзката, имам голямо желание да родя дете от него."

„Нейният случай ми напомни за друга жена, която дойде веднъж при мен,", ми каза д-р Нарам. „Тя каза, че Исус дошъл в съня ѝ и ѝ казал, че д-р Нарам може да ѝ помогне да излезе от менопаузата. Изненадан, аз ѝ казах: 'Исус може да е дошъл в твоя сън, но не е идвал в моя.' " Д-р Нарам се засмя. Докато е помагал на тази жена, д-р Нарам открил тайни, които според него биха могли да помогнат и на Мария.

Когато за първи път отишла при него, д-р Нарам казал на Мария: „Вие сте много добра жена. Проблемът не е във вас. Вашите хормони предизвикват горещи вълни, подуване на корема, гняв и възбуда. Вашият приятел може да мисли, че сте ядосана жена, но това не сте вие. Той не разбира."

„Може да се чувствате виновна и объркана, но отново казвам, че този хаос е в следствие на небалансираните хормони, а не от вас."

Той предупредил Мария, че древните тайни може да предизвикат и някои странични ефекти, като например повече млади мъже да я искат. „Най-първият лечител, Дживака, лекувал Амрапали, която на шейсетгодишна възраст била смятана за най-красивата жена в света и продължавала да привлича млади мъже. Дори тридесет и пет годишният крал, който вече имал по-млада жена, искал да се ожени за нея."

„Не мога да обещая нищо относно това да имате бебе," казал ѝ той, „но според тези древни тайни определено мога да ви помогна да изглеждате и да се чувствате по-млада. И можем да видим какво още ще произтече от това. Готова ли сте да поемете този риск?"

„Какво стана?" - попитах.

Тя ми каза, че съвестно е спазвала диетата и е приемала всички домашни лекове и билки в продължение на около една година. С огромна усмивка на пълно щастие каза: „Сега съм на петдесет и шест години и менструалният ми цикъл отново започна!"

Д-р Джовани също не можеше да не се усмихне, като добави, че се е съмнявал, когато д-р Нарам говорил с Мария преди три години. Беше виждал по-млади пациентки в менопауза да си възвръщат цикъла, но никога жена на нейната възраст. „От медицинска гледна точка," каза той, „това беше безпрецедентно и невероятно."

Мария добави: „Вече мога да творя, мога да имам дете. Чувствам се като в рая!"

Аз я попитах : „Имате ли някакво доказателство за възрастта ви, като шофьорска книжка, например?"

С голяма усмивка Мария извади от чантата си шофьорската си книжка и ми показа снимката и датата на раждане, като каза: "Билките ми помогнаха да изглеждам и да се чувствам по-млада. Всички, които срещам, предполагат, че съм на около четиридесет. Дори гаджето ми ревнува, когато ме гледат по-млади мъже. Гордея се от това как се чувствам сега."

Д-р Джовани добави: "Много се гордея с нея, защото има толкова силна вяра и желание. Дори когато повечето хора вярват, че не можете да забременеете, след като влезете в менопауза, тя вярва, че може. Тя избра различен път за себе си. Следваше стъпките на лечение и в резултат постигна нещо забележително."

Като чу тези коментари, д-р Нарам каза: "Моят учител, където и да се намира той, трябва да се чувства така добре, от това как древните лечебни тайни, които ми даде, помагат на Мария. Тя сбъдва мечтите си! Мога ли да споделя още един подобен случай?" Аз кимнах.

"В Париж има още една жена, която искам да срещнеш. Елен дойде при мен, когато беше почти на петдесет. Менструацията ѝ беше спряла от шест години и въпреки това, когато я попитах 'Какво искаш', тя каза: 'Наистина искам да имам дете.' В този

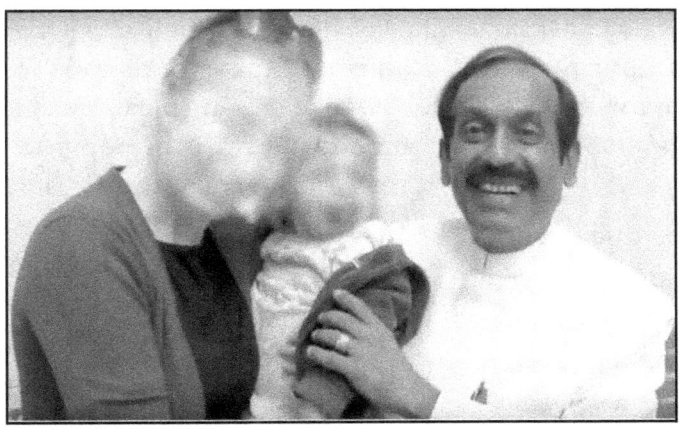

Д-р Нарам в Париж с Елен на 52 г. и нейното красиво момиченце. Тя не искаше да бъде разпозната, затова замъглихме образа ѝ, но се съгласи, че тази снимка излъчва толкова много радост, че трябва да бъде в тази книга.

> *„Резенето е най-добрият приятел на жената. По естествен начин поддържа балансирани нива на естроген и прогестерон."*
>
> –Д-р Нарам

момент аз казах: ,Много добре,', само че д-р Джовани, който беше с мен по това време, каза: ,Какво имаш предвид?', и ме дръпна настрана. Той каза: ,Д-р. Нарам, ти не разбираш. Тя е в менопауза от шест години! Няма как да има бебе. Защо ѝ даваш напразни надежди?' Казах му, че не става дума за това, какво той иска или смята за възможно, а за това, какво иска тази прекрасна жена. Дадох ѝ всички древни тайни, домашни лекове, билкови формули, диета, всичко и тя беше дисциплинирана. Тя ги изпълняваше точно, с търпение и постоянство. Тогава, вярвате или не, получих обаждане от нея. Тя беше толкова щастлива и когато попитах защо, тя каза, че сега получава спазми. Удивително, а? Да си развълнуван от получаване на спазми. Казах ѝ, че това е добър знак и да продължи. Няколко месеца по-късно тя отново ми се обади. Тя каза: ,Д-р. Нарам, отново започнах да имам менструация, както когато бях на двадесет години!' Това беше празничен момент и за двама ни – не мога да го опиша с думи. Исках да танцувам и да плача. Проработи!"

„Тя беше развълнувана, че вече може да има бебе, но каза, че има друг проблем. Попитах: ,Какъв проблем?' Тя каза: ,Д-р Нарам, нямам гадже!,'" Очите на д-р Нарам бяха широко отворени, докато разказваше тази част от историята. „Дори

> *„Когато имаш горещо желание, с огромна вяра, отдаденост и дисциплина, тогава всичко е възможно."*
>
> Баба Рамдас
> (учителят на Д-р Нарам)

това препятствие не я спря, тъй като тя категорично знаеше какво иска. Така че тя намерила свой собствен начин да забременее с помощта на изкуствена имплантация. Следващият път, когато отидох в Париж, тя доведе със себе си здраво, прекрасно момиченце! Каза, че това е чудо на древната и на съвременната наука.

Радостта и удовлетворението, които изпитах, виждайки как се сбъдва нейната мечта, как тя държи това прекрасно бебе, бяха невъобразими! Беше по-хубаво от това да спечелиш Нобелова награда."

Д-р Нарам изрази благодарност на своя учител, който го е научил на тази древна наука, както и за вярата и постоянството на тази жена, довели до такива невероятни резултати. Той беше развълнуван от силата на билковите формули и простите домашни лекове, които й е дал, като кимион, аджвайн, хинг, семе от копър, черна сол, алум и резене.

„Резенето е най-добрият приятел на жената. По естествен начин поддържа балансирани нива на естроген и прогестерон."

Д-р Нарам подчерта, че неговият учител го е научил: „Когато имаш горещо желание, с огромна вяра, отдаденост и дисциплина, тогава всичко е възможно."

В главата ми се въртяха толкова много въпроси за методите, които той използваше, за да постигне резултатите, които бях видял в Индия, Съединените щати и Италия. Докато в началото скептицизмът ми беше около 80 или 90 процента, сега той беше около 30 процента. Въпросите ми и любопитството ми бяха около 65. Останалите 5 процента показваха увереност и доверие в този древен лечебен метод. „Как помогна на тези жени да имат отново менструация след менопаузата?", попитах д-р Нарам. „И какво точно направи, за да помогнеш на тази възрастна двойка да стане отново толкова млада, като младоженци?"

„Наистина ли искаш да знаеш?", ме попита д-р Нарам.

„Да,", казах.

„Всъщност, аз наистина искам да знаеш. От моето сърце към твоето, Клинт, искам да знаеш как работи."

„Кажи ми, тогава, моля те."

„За това, ще трябва да дойдеш утре."

**Допълнителен материал: За да откриеш тайните лекове на Амрапали и как тази възрастна двойка е останала толкова млада. Д-р Нарам сметна, че предоставянето на повече контекст и подкрепа, би било полезно. За целта, моля, виж приложението и безплатното видео в сайта MyAncientSecrets.com

Твоите лични бележки

За да се задълбочи и увеличи ползата от прочита на тази книга, отдели няколко минути, за да отговориш на следните въпроси:

Какви горещи желания имаш в сърцето си, дори и ако може да се струват невъзможни на някой друг? (Ако не съдиш себе си или желанията си като правилни или грешни, добри или лоши, възможни или невъзможни и не се тревожиш какво мислят другите за тях, тогава какво би открил, че наистина искаш?)

_____

_____

_____

_____

_____

Какви други прозрения, въпроси или идеи получи докато четеше тази глава?

_____

_____

_____

_____

_____

ГЛАВА 11

Тайна диета за живот над 125 години

Лекарят на бъдещето няма да предписва лекарства, но ще заинтересува пациентите си от грижата за човешкото тяло, диета и причината и предпазването от болести.

Томас Джеферсън
(3-ти президент на Съединените американски щати и автор на Декларацията за независимостта)

На следващия ден говорих със Симоне Роси Дориа, човекът, който координираше логистиката по време на пътуванията на д-р Нарам. „Италия беше първата страна извън Индия, където д-р Нарам разказа за своята древна система на лечение. Това беше преди повече от двадесет и пет години„, каза гордо той. Действително около деветдесет и пет души дойдоха при него в деня, когато бях в клиниката му в Милано. Откъде всички тези италианци знаеха за д-р Нарам? „За популяризирането много помогнаха статиите във вестниците, реклама от уста на уста и списъци с имейли." ми каза Симоне.

Той сподели, че няколко хиляди италианци от над шестдесет града вече са се възползвали от прегледите на д-р Нарам. Няколко италиански лекари са обучени от него на древните методи, но всичко започнало със сестрата на Симоне - Сузи.

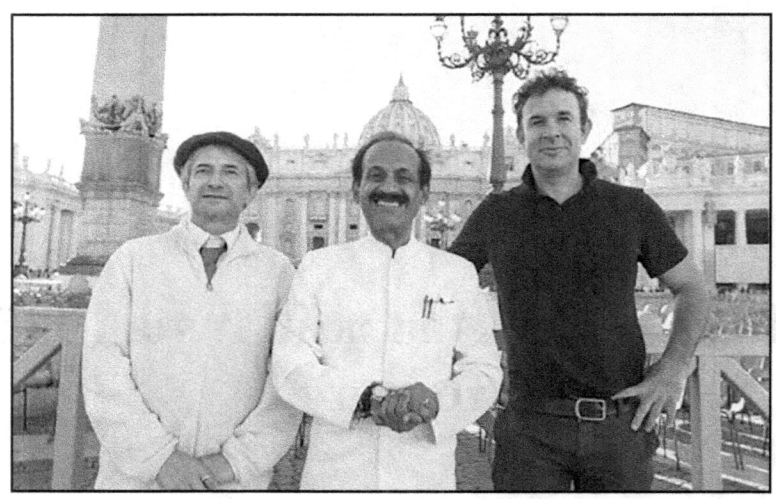

Д-р Джовани, д-р Нарам и Симоне пред Ватикана.

Запознах се със Сузи и майка им по време на обедната почивка същия ден. Тя беше вежлива жена, с много житейски опит, благодарение на любовта си към пътуванията и отвореността към живота. Пучи, майка им, беше пълна с енергия, ентусиазирана и жизнена. Родом от Англия, Пучи се омъжила за италианец и заживяла в Италия от толкова дълго, че сега говореше свободно италиански.

През 1987г. Сузи и бащата на д-р Нарам отседнали по едно и също време в ашрама Сатя Сай Баба в Индия. Един ден д-р Нарам отишъл там, за да види баща си. Група италианци се поинтересували от него и работата му, а Сузи им превеждала. Когато тя го помолила да й направи пулсова диагностика, той диагностицирал проблем с черния дроб и й казал, че има хепатит А. Тя не му повярвала и твърдяла, че се чувства добре. Десет дни по-късно очите й пожълтели.

Майката на Сузи каза: „Сузи си мислеше, че има хранително натравяне, защото беше яла риба, преди да тръгне от Италия. Тя си направи кръвно изследване, което потвърди, че има хепатит А. Не можеше да повярва, че д-р Нарам знаеше много преди да излезе резултата, само като провери пулса й. Как би могъл да знае?"

Сузи обясни, че в последствие разбрала как работи методът. „Вместо да направи кръвни изследвания, д-р Нарам може да разчете сигналите в пулса ви. Чрез пулсовата диагностика, той е в състояние да разбере какво не е наред в тялото ви. Знам, че много лекари са скептични по отношение на това, но съм виждала много хора като мен, които са ходили при д-р Нарам и са имали същото преживяване. След като били на преглед при него си направили кръвни и други изследвания, които потвърждавали това, което той вече беше диагностицирал само чрез пулса. Усвояването на това умение отнема много години, защото то е едновременно изкуство и наука. Само с пръсти можете да разберете какви са нивата на вата, пита и кафа. Можете да усетите дали има дисбаланс и ако навлезете по-дълбоко, можете да разберете дали има блокаж и къде е той."

Д-р Джовани вече ми беше обяснил концепцията за дошите и след като направих собствено проучване, разбрах, че Сузи говори за основните аспекти на тялото, на които се основава подходът към лечението на Сидха-Веда и Аюрведа. *Вата* е

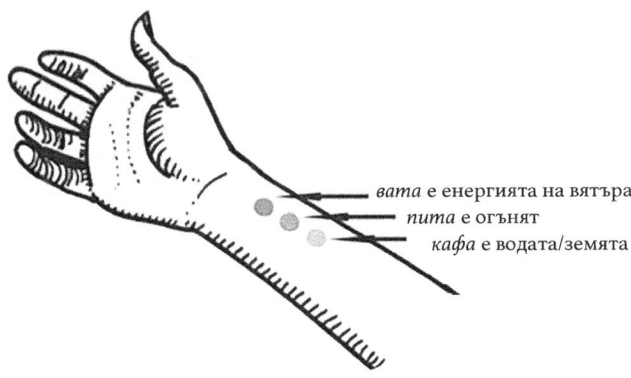

Схема на някои от основните елементи, които могат да бъдат открити при измерване на пулса. Силата, вида и честотата на пулса във всяка точка показват възможни дисбаланси и блокажи в тялото на човек. Тези блокажи и дисбаланси са свързани с физически, умствени и/или емоционални проблеми, пред които човек е изправен или вероятно ще се сблъска в бъдеще.

енергията на вятъра, *пита* е огънят, а *кафа* е водата/земята. Организмът на всеки човек е различен в зависимост от това кое качество или комбинация от качества преобладава. Въз основа на това как се проявяват в пулса, могат да се открият дисбаланси и да се диагностицират заболявания.

Сузи е трябвало да лети за Италия на следващия ден, но д-р Нарам и съпругата му Смита я убедили да остане в дома им, тъй като била твърде слаба да пътува. Това ѝ дало възможност да промени диетата си и да взема билковите формули, създадени за нея от д-р Нарам.

Въпреки че повечето хора могат да преодолеят много от предизвикателствата си, без да ходят никъде, в крайни случаи или когато някой търси по-бърз напредък, могат да изберат *панчакарма* или *астакарма*. И двата са многоетапни методи за пречистване и възстановяване на основните системи на тялото. Карма означава „*действие*", а *панча* - „пет". *Панчакарма* се състои от пет действия за премахване на токсините от тялото. В *астакарма* има осем действия или три допълнителни стъпки за пречистване и ребалансиране на тялото отвътре навън.

Докато Сузи разказваше за престоя си в Индия и за грижите, които д-р Нарам и съпругата му Смита са положили за нея, аз си мислех за баща ми. Две седмици по-рано му се бях обадил и разбрах, че е получил доставката на билковите добавки. Само с промяна на диетата си и редовно приемайки билките, той чувстваше по-малко болка и повече енергия и това му даваше надежда. Той ме изненада, като каза: „Сине, мисля, че започвам да обмислям идеята за полет до Индия." Веднага му резервирах билет и място в клиниката Аюшакти в Мумбай за едномесечно панчакарма лечение, препоръчано от д-р Нарам. По същото време, когато пристигнах в Италия, баща ми кацна в Индия. Полетът бил тежък. Бил толкова слаб, че когато слизал от самолета в Мумбай, двама мили господа мюсюлмани, с които бил в самолета, трябвало да го придържат за ръцете, за да са сигурни, че няма да падне. Бях благодарен, когато получих имейла му, в който пишеше, че се чувства така сякаш ангели са се грижили за него и се е настанил в клиниката. Тревожех се също така какви ще бъдат неговите преживявания занапред.

Докато слушах Сузи, тя каза, че само след няколко седмици от лечението е видяла значително подобрение със специалната диета и билките, които д-р Нарам ѝ е дал, за да се прибере у дома. Когато пристигнала в Италия, първите ѝ кръвни изследвания показали нещо забележително: черният ѝ дроб бил здрав.

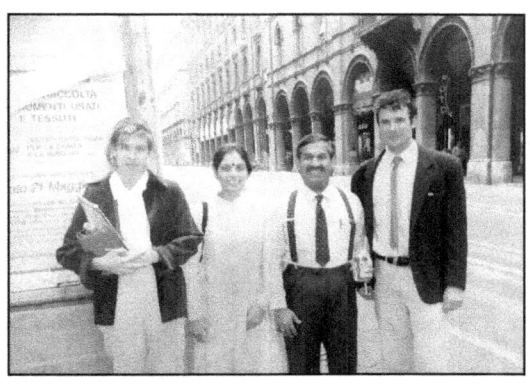

Първото посещение на д-р Нарам в Италия, заедно със съпругата си Смита, Сузи и Симоне Роси Дория /1988г/.

„Моите лекари в Италия ми казаха, че този вид хранително натравяне обикновено отнема няколко месеца за възстановяване,,, каза тя. „Те бяха изненадани, когато ме прегледаха след един месец и видяха, че черният ми дроб функционира перфектно. Разказах им за методите на д-р Нарам, неговите древни формули, билковите хранителни добавки и препоръчителната диета и те искаха да научат повече."

За да му благодари, че и е помогнал, Сузи поканила д-р Нарам да дойде в Италия и да проведе семинар за неговите лечебни методи. Отнело му е известно време да намери свободни дати, но благодарение на настойчивостта ѝ той се съгласил. Д-р Нарам и съпругата му Смита пристигнали в Италия през 1988 г. на 4 май, рожденият му ден.

От Индия до Италия

Д-р Нарам влезе да си вземе супа от боб мунг и ни видя. Сузи каза: „Разказваме на Клинт за първото ви посещение в Италия." Д-р Нарам се засмя и каза: „Това беше първото ми идване в Европа и всичко изглеждаше странно в сравнение с Индия. Никой не говореше английски, а когато започнах да говоря на семинара, организиран от Сузи, всички ме гледаха с насмешка."

Докато Сузи превеждала, д-р Нарам попитал аудиторията дали някой някога е чувал за Сидха-Веда или Аюрведа. Никой не вдигнал ръка. Той попитал дали се интересуват, но отново нито една ръка не се вдигнала. Това леко го притеснило, така че задал друг въпрос: „Колко от вас биха искали да живеят до сто години?" Само един човек вдигнал ръка. Д-р Нарам бил отчаян, но Сузи го насърчила да разкаже личната си история за изцеление, и той я послушал. Той разказал за срещата със своя 115-годишен учител и за част от тайните му за дълъг живот, които включвали най-вече избягване на сирене, домати, пшенични продукти и алкохол.

Тълпата изригнала. Един мъж се изправил и извикал: „Какво? Без вино, без сирене, без паста? Това е неприемливо!" Някой друг добавил: „Ужас! Ям сирене, паста и пица всеки ден! И пия вино." Докато д-р Нарам разказваше историята, той остави супата, за да може да размахва с двете си ръце, имитирайки италианците с индийски акцент и беше много забавно.

Той сега разбира по-добре италианската култура и може да се смее на неловката ситуацията преди всичките тези години.

„Бях в чужбина за първи път, за да разкажа за тайните, но изглежда никой не се интересуваше. Не говорех езика, но можех да кажа, че каквото и да разказвах, не ги заинтригува. Сърцето ми започваше да се свива." Той ме погледна и попита: „Клинт, на мое място какво би направил?" Поклатих глава.

„Сега се усмихвам, но в онзи момент не ми беше до това. Бях много объркан, чудех се дали не съм направил грешка като дойдох в Италия. Реших да говоря за моят учител, показах снимки и разказах историята за срещата с него и учението от него. И вярваш или не, нещо като чудо се случи. Говорих около час и половина, след това спрях и зачаках. Тогава един човек вдигна ръка и попита: 'Кога мога да ви покажа пулса си?'"

Д-р Нарам попитал: "Колко от вас искат да проверя пулса им?" Повечето хора в стаята вдигнали ръце, за голяма изненада, както на д-р Нарам, така и на Сузи.

"През първия ден шестнадесет души се записаха за преглед за лечение чрез пулсова диагностика. На втория ден тези хора казаха на други, така че чакаха тридесет и двама души. На третия ден се удвоиха до шестдесет и четири."

Д-р Нарам каза, че е трябвало да бъде в Италия само за два дни, но в крайна сметка останал шест и дори това не било достатъчно време, за да прегледа всички. Затова го поканили да дойде отново и да говори в други градове.

"Това беше преди няколко десетилетия. От тогава тук съм прегледал хиляди души. Има много лекари, които съм обучил, като д-р Джовани, д-р Лишани, д-р Хиромаестро, д-р Лидиана, д-р Алберто, д-р Антонела, д-р Катя, д-р Гуидо и Клаудио. Животът на толкова много хора се е променил към по-добро. Те са по-здрави и по-щастливи."

Д-р Нарам ми разказа за Александър от Германия, който пътувал до Италия, за да се срещне с него. Александър

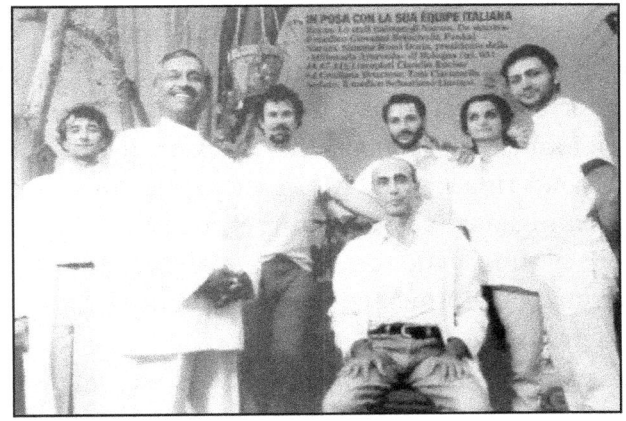

Д-р Нарам и много от италианските лекари, които обучил. Снимка от списание Огги

„Моята мисия е да донеса тази древна система на лечение във всеки дом, във всяко сърце."
–Д-р Нарам

довел и други със себе си. Скоро се наложило да наемат автобус за желаещите, докато накрая д-р Нарам приел поканата му да отиде в Германия. След това последвали покани за Франция, Швейцария, Австрия, Холандия, Обединеното кралство, САЩ, Канада и много други страни.

„Когато моят учител ми помогна да разбера, че мисията ми е да донеса тази древна лечебна система във всеки дом, във всяко сърце на земята - не повярвах. По това време нямах дори един пациент."

„Но когато това движение за по-дълбоко лечение започна да се случва в Европа, се надявах, че моят учител е видял нещо, което аз не виждах. Тази тиха революция на по-дълбоко изцеление улови искрата, която сега се превръща в огън,,.

Сузи се намеси. „Д-р Нарам ви учи как да се грижите за тялото си, преди да се разболеете – как да ядете правилната храна, кои билкови добавки да приемате и какъв начин на живот да водите: добър сън, упражнения, работа и как да отделяте време за молитва или медитация. Ако знаете какво да правите и какво да не правите, няма да се разболеете. Това е истинската сила на Сидха-Веда."

Д-р Нарам каза: „Сузи току що разкри някои много важни тайни. Вчера попита как съм помогнал на жени да си върнат менструацията или какво съм дал на двойки на осемдесет години, за да си възвърнат младежката енергия, нали?" Аз кимнах.

„Тя току-що ти каза как! Моят учител ме научи как тези и много други неща са възможни чрез шестте тайни ключа на Сидха-Веда за по-дълбоко изцеление. Сега знаеш ли кои са те?" Започнах да се притеснявам, чудейки се дали това не е друг вид тест.

„Разказа ми за домашни лекове, билкови лекове и марма точки." казах.

„А кои са другите три?"

За щастие Сузи беше превъзбудена да ги каже отново, така че не трябваше да гадая, „диета, панчакарма или астакарма и начин на живот,".

Д-р Нарам продължи: „Тези мощни древни лечебни ключове се използват от нашето потекло на Сидха-Веда, нашата ‚школа на мисълта', за да дадат резултати, които изглеждат на съвременния свят като чудеса. Но те се основават на изпитани във времето принципи и процеси и дават предвидими, дългосрочни, безопасни резултати. Тези ключове помогнаха на учителя ми да се чувства млад до 125 години. Те не дават бързо решение, а по-скоро по-дълбоко лечение."

За мен бе впечатляващо, че един от основните ключове за изцеление беше диетата. „Но как диетата е ‚тайна'?" Попитах. „Всички се хранят."

Сузи каза: „Може би това е една от онези ‚тайни', които са точно пред теб през цялото време и не я забелязваш, докато някой не ти я посочи."

Д-р Нарам добави: „Да, всички хора се хранят. Но те обикновено не знаят кои храни допринасят за цветущо здраве, неограничена енергия и спокойствие на ума, кои храни влошават здравето, изсмукват енергията, носят страх и отрицателни емоции. Знаеш ли кои от тях могат да бъдат лекарство за един организъм и същевременно са отрова за друг? Знаеш ли кои храни подхранват мозъка, увеличават силата на паметта и благоприятстват положителни емоции?"

Поклатих с глава „не," на всеки въпрос и той продължи: „Знаеш ли в кои часове от деня е най-добре да се храниш и колко да ядеш, или кои храни трябва да комбинираш заедно и кои не? Знаеш ли кои от тях могат да поддържат силен, имунитета ти, за да не се разболяваш, или кои храни намаляват твоята агни (храносмилателна сила) или бала (жизнена енергия)? Знаеш ли кои храни да избягваш, когато си болен и кои храни помагат за по-пълно излекуване? Познаването на тези тайни и прилагането им може да помогне на жени в менопауза да имат отново цикъл, да се излекува напълно хепатит, да се подхранят

> *„Ако промените храната си, може да промените бъдещето си."*
> –Д-р Нарам

бъбреците. Помагат на дете с аутизъм да се подобри или човек да остане млад дори на осемдесет години!"

„Има толкова много различни теории за храната,, казах аз. „Как да разбера коя е правилната?"

„Клинт, моят учител ме научи на тази тайна. Не се притеснявай за това кой е прав. Съсредоточи се само върху това, кое работи."

Сузи добави: „Да, има много различни теории за това какво е здравословна диета, с какво да се храниш и с какво - не, но много малко са тези, които показват такива дългосрочни резултати при хората, които ги изпълняват."

Д-р Нарам каза: „От моя учител научих такива мощни тайни за начина на хранене, които могат да променят живота на всеки човек. Най-малкото могат да променят живота на тези, които искат нещо повече от бързо решение за нездравословния си начин на живот. Тези тайни са злато за хората, които дългосрочно са се ангажирали да получат безвредно, по-дълбоко лечение."

„И какви тайни за диетата научи от своя учител?" – попитах аз. „Много добър въпрос. Исках да разбера какво прави той, за да живее над сто години и да се чувства толкова млад? Какво правеше по различен начин от повечето хора, които започват да се чувстват стари на петдесет?"

„Какво препоръчваше на хората, което да им даде такива невероятни резултати в живота, които не бяха получили от ‚методите за бързо възстановяване'? Едно от най-големите различия, на които ме научи той, беше в храната."

„Да, но на какво точно за храната те научи?"

Д-р Нарам ме погледна право в очите. „Научи ме, че ако промениш храната си, можеш да промениш бъдещето си."

Това беше силно изказване. Исках да променя бъдещето за себе си и за баща си, но не бях сигурен кои храни трябва да сменим. „Да,", казах аз, „Вярвам ти. Но какво точно трябва да ям и какво да избягвам?"

„Това е въпрос за един милиард Евро," каза д-р Нарам, докато дояждаше супата си и бавно тръгна към вратата. „Сега трябва да се върна да преглеждам хората, но много се радвам, че зададе този въпрос. Ако научиш кои храни да приемаш и кои да избягваш, това може да промени живота ти. Ще придобиеш силата на знанието за това какво те разболява, какво те прави здрав, какво ти помага да се излекуваш и как да живееш над сто години в цветущо здраве, с неограничена енергия и спокойствие на ума."

„Моля ви, д-р Нарам, кажете ми. Какво трябва да направя?"

„Ела утре."

И с тези думи той излезе от стаята, за да се върне към пациентите.

Наистина ли? Мислех. Сузи и майка ѝ също бяха извикани в клиниката, за да помогнат, а аз останах сам с мислите си.

Разсъждавах за последните разговори с баща ми. Още преди да отиде в Индия, по препоръка на д-р Нарам, той направи някои големи промени в диетата си. През по-голямата част от живота си типичната диета на баща ми се състоеше от зърнена закуска с мляко или бекон и яйца за закуска. За обяд той хапваше тостери от пшеничен хляб със сирене и картофен чипс. За вечеря - месо и картофи с чаша мляко. Това бяха храните, които д-р Нарам препоръчва да се избягват. Отначало баща ми се чудеше какво може да яде, но скоро коренно промени начина си на хранене. Той спря да консумира пшеница и млечни продукти, почти изключи месото и започна с варени зеленолистни зеленчуци и много супа от боб мунг.

Макар и обезсърчаващо в началото, той скоро намери удовлетворение в алтернативи, които никога не беше обмислял преди. За щастие той откри, че има огромно разнообразие от вкусни, здравословни храни, за които не е подозирал, че съществуват, които се оказаха много лесни за приготвяне. Баща ми намери заместители на старите си любими храни и нови рецепти, на които истински се наслаждаваше. Най-любима му беше тайната рецепта на д-р Нарам за супа от боб мунг. Тя е богата на протеини, намалява възпалението, дава много енергия и усещане за лекота. Научихме също, че храносмилането на тази супа спомага на тялото да изхвърли токсините. Всички учители на д-р Нарам, които доживели над сто години, са се хранили с боб мунг и много Гхи. Той даде на баща ми рецепта от древните учители за приготвяне на вкусно Гхи (пречистено краве масло). Д-р Нарам нарича Гхи „вълшебно", защото е толкова ефективно в балансирането на всяка от трите доши.

Бележки от дневника ми

Чудесната рецепта на д-р Нарам за супа от боб мунг*

Лечебни ползи на боб мунг (изписван на английски Mung или Moong): хранителен, с детоксикиращ ефект, спомага за балансирането на трите доши (елементи на живота). Подпомага изчистването на аам (токсини), които се натрупват в тялото с течение на времето поради лоша диета, липса на упражнения и водене на заседнал начин на живот. Много от тези съставки могат да бъдат закупени онлайн или в азиатски/индийски хранителни магазини.

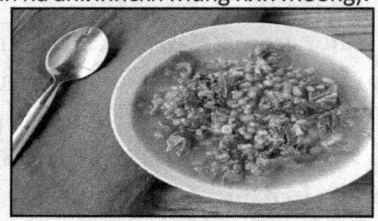

Продукти:
- 1 чаша сух боб мунг – накиснат от вечерта
- 2 чаши вода + 1 ½ ч.л. сол
- 1 с.л. масло Гхи
- 1 ч.л. черни семена синап
- 2 щипки хинг (или още известна като асафоетида)
- / 1 дафинов лист
- ½ ч.л. смляна куркума
- 1 ч.л. млян кимион,
- 1 ч.л. смлян кориандър
- 1 щипка черен пипер
- 1 ½ ч.л. фино накълцан пресен джинджифил
- ½-1 ч.л. сух чесън или 1 скилидка - фино накълцана
- Добави още 2 чаши вода след като се сварят зърната
- 3 броя кокум
- сол на вкус, при поднасяне

По избор: 1 чаша нарязани на дребно моркови, 1 чаша нарязана на кубчета целина

ПРИГОТОВЛЕНИЕ:

1. Изплакни, почисти и накисни боба във вода за цяла нощ. (Добави 1 ч.л. сода за хляб докато се накисва за намаляване на газовете.)
2. Изцеди, добави посоченото количество вода и сол и свари в тенджера под налягане докато омекне. Отнема около 25 мин., в зависимост от вида на тенджерата. (Зърната трябва да се разпукат.)
3. Или в обикновена тенджера варенето до пълно омекване на боба ще отнеме около 40-45 мин. Като заври, намали котлона на ниска температура с капак или леко отворен. Добави кокум, моркови и целина след 25 мин.
4. Докато се вари бобът, след около 20 мин., загрей мазнината или Гхи в отделен дълбок съд на средна степен, докато се разтопи. Добави семената синап.
5. Когато семената започнат да пукат, добави хинг (асафоетида), дафинов лист, куркума, кимион, кориандър, джинджифил, чесън и щипка черен пипер. Внимателно разбъркай.
6. Веднага намали котлона на най-слабата степен. Остави да къкри около 10 мин., внимавай да не загори.
7. Прехвърли сварения боб с още 2 чаши вода в тенджерата с врящите подправки.
8. Остави да ври за още 5-10 мин. Добър апетит!
9. Може да се поднесе с ориз басмати.

* Допълнителен материал: За да видиш как да приготвиш тази рецепта за супа от боб мунг по много различни вкусни начини, както и да получиш други рецепти и тайни за диетата, моля посети безплатния за членство сайт MyAncientSecrets.com.

Почакайте, какво имате предвид, „Без пица?"

Въпреки че ми беше приятно да слушам преживяванията на Сузи, умът ми се препъна в частта, в която каза, че д-р Нарам препоръчва на хората да спрат да ядат пица, паста, сирене, пшеница и млечни продукти. Обичах тези храни. Какъв би бил животът без пица? А какво да кажем за сладоледа? Защо д-р Нарам смята, че тези храни са проблемни?

Направих проучване и разбрах за трудовете на д-р Джоел Фурман, д-р Бакстър Монтгомъри и няколко други американски и европейски лекари. Техните изследвания отговориха на някои от въпросите ми. Те разкриваха все по-неоспорими доказателства относно ползите от растителната диета. Например, някои от техните изследвания документираха въздействието на растителна диета върху хора с тежки сърдечни проблеми и запушени артерии. Западните лекари обикновено поставят стент, за да отворят съда, или хирургически създават байпас около блокажа. Баща ми вече имаше два стента и множество препоръки за байпас. Проучванията показват, че когато се премине към растителна диета и повече спорт, хората могат да намалят количеството на плака в артериите си и в някои случаи да я премахнат напълно.

Д-р Нарам беше казал: „Ако промените храната си, можете да промените бъдещето си." Възможно ли е храната да има толкова голямо влияние върху живота ни? Дали това, което слагаме в устата си, оказва толкова голямо значение за нашето здраве? Връзката може да изглежда очевидна за други, но за мен беше нова.

Може ли храната да подобри паметта ви?

В една от клиниките в Италия срещнах адвокат на име Стивън, който страдаше от кожни алергии и астма. Той ми каза, че майка му, баща му и брат му били лекари, така че той смятал, че те ще имат решение на проблемите му. За съжаление те не могли да намерят начин да му помогнат. Всичко, което опитали, имало ужасни странични ефекти. Д-р Нарам беше първият, който му помогнал да разбере, че астмата му не започва в белите дробове, а от храносмилането. Стивън разбрал какво да яде и какво да избягва и кои домашни лекове и билкови добавки да приема. Той каза, че целият му живот се променил, след като изчезнали кожните алергии и астмата. И като допълнение паметта му също се подобрила.

„Когато се запознах с д-р Нарам," каза Стивън, „бях първа година в юридическия факултет и изучавах дебели и сложни юридически книги и имах още хиляди статии за четене. Беше трудно да се съсредоточа. Д-р Нарам ми даде препоръки за диета и специални добавки, за да подобря паметта си. Можах да разбера материята и да помня много по-добре отколкото преди. Подобриха се резултатите ми от изпитите. Мозъкът ми се успокои, като улесни съсредоточаването и запомнянето на информация, което ми помогна да напредна в университета."

Стивън отбеляза: „Паметта на д-р Нарам също е невероятна. Той помни какво му казах преди толкова години, въпреки че оттогава е видял хиляди пациенти. Виждам и начина, по който изглежда и по който работи умът му. Сякаш времето изобщо не минава за него!"

Стивън ми довери, че понякога не е спазвал напълно препоръките за диета, но беше благодарен да знае каква е причината, когато се почувства болен и, че му е известно как да я премахне. Той каза, че когато не е знаел, дори не е имал избор да бъде здрав. Сега има избор.

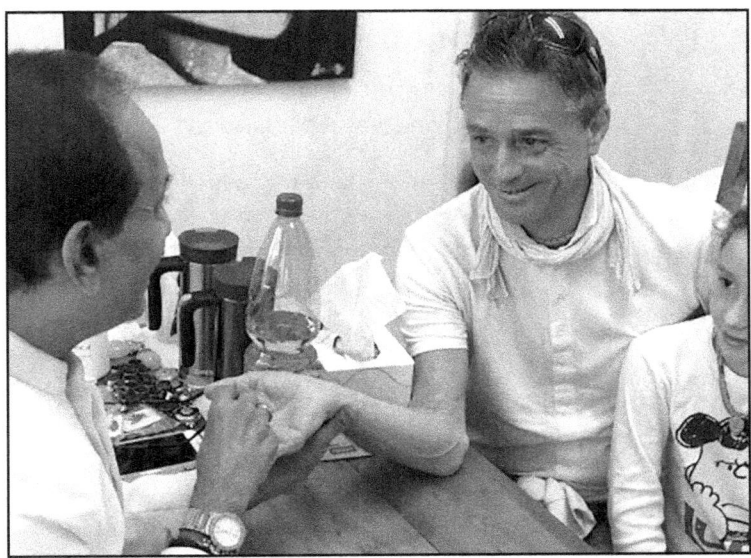

Д-р Нарам обясни как и кога може да похапвате храни като пица.

Хранителни тайни, които повечето лечители няма да ви кажат

Точно когато си мислех, че започвам да разбирам връзката между диета и здраве, д-р Нарам ме обърка. По време на обедната почивка с въодушевлението на дете, което ще посрещне дядо Коледа ми каза „Клинт, ела с мен и д-р Джовани! Трябва да те заведа някъде!" „Къде?" – попитах аз. „Да хапнем най-хубавата пица в цяла Италия!" Когато оспорих яденето на пица, той се усмихна. „Моят учител ми каза никога да не ставам толкова емоционално скован, че да стана сух. Вярно е, че пицата не е добра за тялото ми. Но е много добре за емоциите ми. Така че въпросът е - как можем от време на време да се наслаждаваме на тази храна, но не за сметка на нашето здраве?"

Това ми прозвуча като добър въпрос. Слушах с интерес.

„Ако ядеш тези храни всеки ден или дори всяка седмица, те създават токсини в тялото и не са добри за храносмилането ти. След това не трябва да ги ядеш дълго време, за да може тялото

Бележки от дневника ми

Допълнителни древни лечебни тайни за подобряване на паметта*

Марма-шакти - в основата на външната страна на левия палец, натисни точката 6 пъти. Прави се многократно през деня.

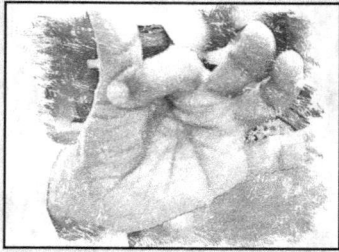

*Допълнителен материал: За да видиш още марма уроци, посети сайта: MyAncienthelaingsecrets.com

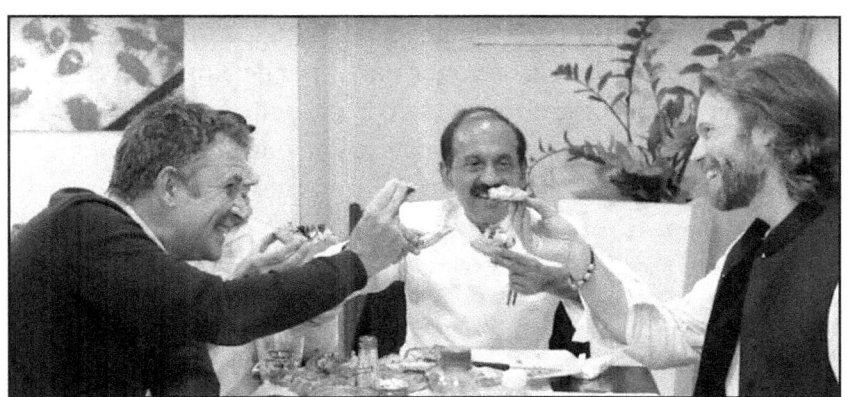

Dr. Naram explained how and when you can even enjoy things like pizza.

ти да се пречисти и да възстанови баланса си. Спазвам много строга диета през цялата година, но веднъж годишно, когато съм в Италия, искам да се насладя на най-хубавата пица. Така че с дни подготвям храносмилането си преди и след това, като ям само супа от боб мунг и вземам билки, които ми помагат да преработвам храната, а не да натрупвам токсини. По този начин мога да храня емоциите си без тялото ми да страда."

Той знаеше в кой точно ресторант иска да отиде. След повече от двадесет години посещения в Италия, д-р Нарам избрал според вкусовите си рецептори кое място има „най-хубавата пица на света" и кое предлага най-вкусния сладолед. Докато похапвахме с удоволствие, той искаше да е сигурен, че разбирам, че когато хората боледуват, като майка му или баща ми, те не могат да преработват храни като тези. Те трябва да са дисциплинирани и да приемат такива храни, които са здравословни за тях.

Той обясни как телата ни имат буферна зона, която се износва с времето. Въпреки, че храненето с нездравословна храна в продължение на години може да не изглежда, че оказва влияние върху младите тела, докато един ден, когато сме на тридесет,

„Една и съща храна може да бъде лекарство за един и отрова за друг."
– Д-р Джовани

четиридесет или петдесет, нещо не се обърка. Хората смятат, че това е просто необратим процес на стареене, който може да се управлява само с лекарства, чиито странични ефекти могат да доведат до други заболявания, изискващи още повече лекарства. Тези затруднения всъщност не са причинени от стареенето, а от натрупването на аам, или токсини, от храната и околната среда, които в крайна сметка причиняват възпаления, блокажи и дисбаланс в тялото.

Твоите лични бележки

За да се задълбочи и увеличи ползата от прочита на тази книга, отдели няколко минути, за да отговориш на следните въпроси:

По какъв начин, според теб, промяната на храната ти може да се отрази на бъдещето ти? (Ако трябва да направиш промяна в диетата си в положителна посока, какво може да се промени в ума, тялото, емоциите и взаимоотношенията ти?)

_____

_____

_____

_____

_____

Какви други прозрения, въпроси или идеи получи докато четеше тази глава?insights, questions, or realizations came to you as you read this ГЛАВА?

_____

_____

_____

_____

_____

---

* Допълнителен материал: По-подробно ръководство за всички препоръки за диетата на д-р Нарам, както и тайните му за това кога/как би могъл от време на време да „изневеряваш" на диетата и да не позволяваш това да се отрази отрицателно на здравето ти – моля, виж безплатния за членство сайт MyAncientSecrets.com

ГЛАВА 12

Древни тайни в помощ и на животни??

Тези, които ни учат най-много на любов, не винаги са хора.
– Неизвестен автор

Д-р Джовани прекара почти целия си ден превеждайки на д-р Нарам и ние се срещнахме късно вечерта. След като всички си бяха тръгнали, попитах как е започнал да работи с него.

Д-р Джовани има диплома по медицина от Университета в Болоня (като странична бележка, няма нищо общо с преработеното месо, което съм ял като дете, но всъщност това е най-старото медицинско училище в Европа). Исках да знам какво е привлякло брилянтен лекар като него да изучава повече от седемнадесет години този древен вид индийско лечение.

Д-р Джовани ми каза, че е просто. Решенията, предлагани от алопатичната медицина, не го удовлетворявали и искал да знае повече, така че започнал да търси алтернативни лекове и начини за изцеление. По време на пътуване до Индия през 1984 г. той чул за д-р Нарам и веднага разбрал, че е открил нещо необикновено.

„Когато започнах да уча при д-р Нарам, използвах едновременно западната медицина и Сидха-Веда. Проведох собствено изследване с помощта на професор от моето медицинско училище за използването на тези древни методи при случаи

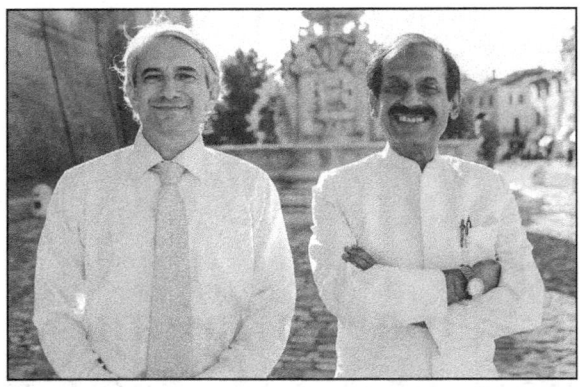

Д-р Нарам с един от най-любимите си ученици, Д-р Джовани Бринчивали.

на крайна тревожност и депресия. След няколко години учене при д-р Нарам и получаване на невероятни резултати, започнах да прилагам само древната наука за всички мои пациенти."

„Как смятате, че се отрази на вашата медицинска практика?"- попитах аз.

„От една страна, вече не ми се налага да предписвам антибиотици или противовъзпалителни лекарства. Сблъсквам се със същите случаи, с които и всеки един семеен лекар и въпреки това ми е достатъчно да използвам само лечебните тайни, които научих от д-р Нарам. Резултатите, които получавам, са много, много силни. Хората също водят и животните си, като тайните действат и на тях. Сега съм изненадан, когато не виждам резултати. В такъв случай говоря с д-р Нарам и той намира нещо в древните ръкописи, което помага дори и в най-редките случаи."

По настоящем д-р Джовани работи в над двадесет града в Италия. „Хората идват при мен по различни поводи. Да имам решения на техните проблеми ми носи толкова много удовлетворение, толкова много спокойствие."

Той разказа какво е да работиш в психиатрична болница в Италия. „Бях разстроен, когато виждах пациенти, заключени по стаите, които страдаха от депресия, склонност към убийство или самоубийство и от шизофрения. Понякога бяха закопчани с вериги, за да не наранят себе си или другите. Те биваха упоени, за да потиснат проблема и се разхождаха като зомбита, без надежда за подобрение. Когато отиваха до тоалетната им сваляха веригите, имаше двама яки пазачи, които ги наблюдаваха, за да не избягат. Беше много трудно да наблюдаваш."

Д-р Джовани описа интереса си към едно отчаяно семейство, което довело дъщеря си, страдаща от шизофрения, при д-р Нарам. След като беше виждал случаи като нейния в болницата, той бил заинтригуван как д-р Нарам ще подходи към лечението й. „Когато дойдоха за първи път, родителите на момичето й дали силни лекарства, за да я поддържат спокойна и под контрол. Беше бавна, апатична и имаше внезапни промени на настроението. Например, тя ненадейно грабваше и късаше всички документи, които намираше на масата."

„След шест месеца лечение при д-р Нарам нейното положение драстично се промени. Лекарството й беше намалено наполовина и тя започна да се усмихва повече. Беше по-осъзната, будна и радостна."

„Никога не сме виждали или дори очаквали такова подобрение в болнична обстановка. Това, което също ме впечатли, беше колко се промени качеството на живот на цялото семейство. Това беше вдъхновяващо. Когато попитах д-р Нарам как работи това, той ми каза, че деветдесет процента от нашите проблеми идват от емоционални рани или травми от детството. След това ме научи на древните методи за лечение на тези рани и през последните седемнадесет години ги виждам да действат отново и отново, дори в най-тежките случаи."

Мислите ми отново се насочиха към сестра ми, която изгуби борбата с депресията и в крайна сметка посегна на живота си. Не бях готов да говоря с д-р Джовани за това, но се чудех дали д-р Нарам е щял да може да й помогне. Всичко, което лекарите можаха да направят по онова време, беше да й дадат лекарства, които не й подействаха.

Д-р Джовани описа друг случай, който видял по-рано с д-р Нарам, който му оставил дълбоко впечатление. Става въпрос за човек, който имал три големи артериални блокажа в сърцето,

> *„Деветдесет процента от проблемите ни са резултат от емоционални рани или травма от детството."*
> *–Д-р Нарам*

страдал от задух и можел да направи само няколко крачки без да има болка в гърдите.

„Учих по този въпрос в медицинското училище. Според западната медицина, няма добър начин за премахване на артериалните блокажи. Можем само да поставим стент и да разширим кръвоносния съд или да сложим байпас. Кардиолозите му казали незабавно да се подложи на операция, защото е изложен на голям риск от масивен инфаркт. Човекът отказал и дойде при д-р Нарам. В продължение на три месеца и половина той изпълняваше съветите му, неговото състояние и последващите изследвания показаха, че блокажите се разнасят." Можеше да се разбере по гласа на д-р Джовани колко е впечатлен от резултата.

„Бях вдъхновен" – той си спомни, „тъй като никога не съм предполагал, че това е възможно. Този човек премина през мощен, древен процес за по-пълно изцеление. Подложи се на терапия по вътрешно пречистване панчакарма, вземаше билкови лекове и спазваше предписаната диета. Той пое отговорност за живота си, като промени своите навици и се хранеше с много боб мунг и зеленчуци."

Д-р Джовани ме погледна и каза: „Горд съм с теб, че имаш отворен ум, за да научиш всичко това."

Всички кучета отиват в Рая, но защо по-рано от необходимото??

Почувствах се по-отворен да изразя вечно натрапчивите си съмнения и попитах д-р Джовани: „Мислите ли, че има някаква възможност това да е плацебо ефект? Дали не е защото хората силно вярват, че диетата или лековете ще действат и затова изведнъж да се чувстват по-добре?"

Д-р Джовани каза: „Добър въпрос, Клинт. Първо вижте Рабат, която беше в кома и се оправи. Как може това да е плацебо? После вижте как д-р Нарам помага и на животните. Виждал съм го да лекува много животни, включително тигри, слонове, кучета, коне, бухали, кенгуру, крокодили и котки. Вярват ли животните, че ще се оправят? Но древните методи лекуват и тях. Чрез своята фондация д-р Нарам спонсорира много приюти за животни, в които също използват натурални билкови лекове, за да помогнат на уличните кучета и други ранени или болни животни. Срещнахте ли Паула днес?"

„Да,"' отговорих аз.

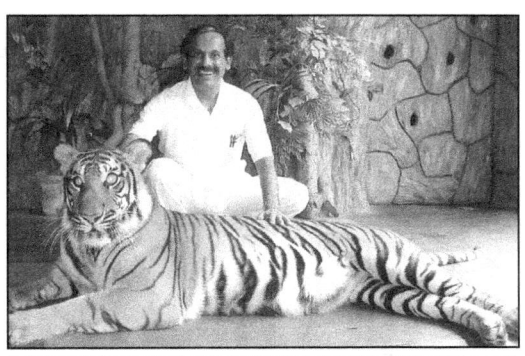

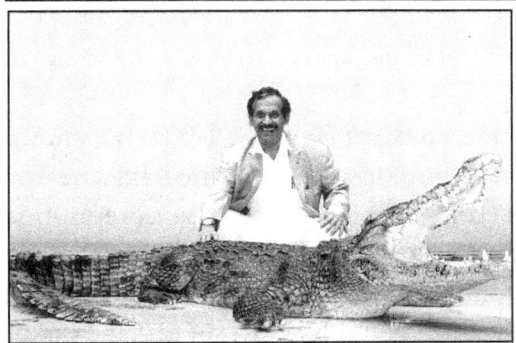

Горе: Тази кралска бенгалска тигрица не могла да забременее, докато д-р Нарам не ѝ направил пулсова диагностика и дал определени билки и диета. Тя скоро родила три бебета.
Долу: Този крокодил бил ядосан и в зоологическата градина не знаели защо... Чрез пулса д-р Нарам установил, че има запек и след като му били дадени правилните билки, крокодилът отново бил щастлив!

По-рано през деня бях изненадан, когато шестдесет и четири годишна жена на име Паула пристигна с двете си кучета. Тя беше много развълнувана, когато ми каза, че преди години едно от кучетата ѝ, черен лабрадор, било болно и изпитвало такава болка, че не можело да ходи. Ветеринарният лекар не могъл да помогне и тя се е канела да го приспи. Паула не е знаела дали ще може да се справи с агонията, че е избрала да убие любимото си куче. То изпитвало толкова много болка, че тя нямала представа какво друго да направи. Докато тичала една сутрин, тя разбрала от приятел, че д-р Нарам е в Италия. Веднага се прибрала в къщи, натоварила кучето в колата и пропътувала през цялата страна, за да се срещне с него.

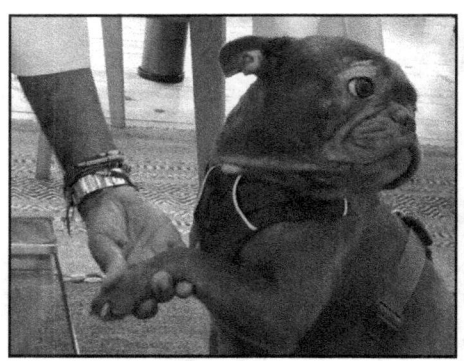 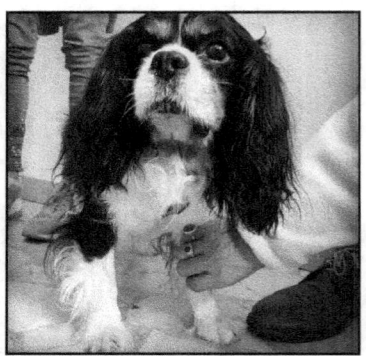

Д-р Нарам и д-р Джовани правят пулсова диагностика на кучета.

„Бях отчаяна,", каза ми Паула. „Д-р Нарам направи пулсова диагностика на кучето и ми каза точно какво не е наред: то имаше много аам (токсини) и страдаше от остеопороза. Направих всичко, което ми каза. Дадох му специални билкови формули и ограничителна диета и само след една седмица той отново скочи в колата! Той скочи! Кучето ми вече не накуцваше и след три години беше в перфектно състояние. Може би защото животните не мислят като хората, аз ги чувствам много по-чисти. Може би при тях лековете действат по-бързо, отколкото при хората. Не знам, но това се случи. Дори когато остаря, той беше все още силен и здрав, докато не почина спокойно у дома."

В помощ на пчели?

Д-р Джовани продължи като ми разказа друга история за негова приятелка, която била пчеларка. Унищожителен паразит заразил пчелите ѝ с вирус и те спрели да дават мед, и започнали да измират. Други пчелари избрали да обезвредят паразитите с опушване на пчелите с отровни изпарения, които за съжаление умъртвили много от тях. Тези, които оцелели, били пълни с химикали, което повлияло на качеството на меда им. Понеже жената и семейството ѝ консумирали от него и искали да го продават, търсели натурално средство за решение на проблема. Обадили се на д-р Джовани.

„Отидох да видя пчелите и в началото нямах представа как да им помогна," обясни той. „Как улавяте пулса на пчелите, без да бъдете ужилени?" Той се усмихна, а аз се засмях на картината, която изникна в главата ми, как се опитва да намери пулса на пчела. Д-р Джовани ми показа марма точката за повишаване на имунитета при хората, след което ме попита: „Но как правите това за пчелите?"

Бележки от дневника ми

Древни лечебни тайни за повишаване на имунитета*

Марма-шакти — натисни 6 пъти върха на средния пръст на дясната ръка. Изпълнява се многократно през деня.

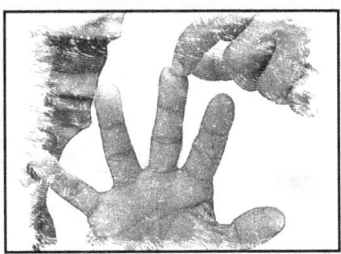

*Допълнителен материал: За да откриеш силно домашно средство, което помага за повишаване на имунитета и преодоляване на вирус, моля виж приложението и посети безплатния за членство сайт.

„Направих проучване и разбрах, че този вид инфекция прави пчелите слаби. Те не летят и някои губят цялото си окосмяване по тялото. Здравите пчели започват да се бият с болните, тъй като не ги разпознават като свои. Това ми даде идея."

Д-р Джовани си спомни една история за д-р Нарам, чиято коса отново поникнала. Той също открил и кои билки повишават имунитета. Той и пчеларката натрошили някои от билковите таблетки на д-р Нарам, предназначени за повишаване на имунитета и за растеж на косата, смесили ги със силен домашен лек, който включвал мед, и нахранили с него пчелите.

Не след дълго пчеларката се обадила на д-р Джовани.

„Пчелите отново се окосмяват! Изглеждат по-силни и по-здрави." Популацията им бавно нараствала и те давали изобилие от мед. За да почетат случая и специалния мед, който пчелите дали, те го нарекли „Мед на древните тайни„. Пчеларката вярвала, че медът, добит без употребата на химикали, отразява свойствата на имунитета и издръжливостта, получени от билковите лекове, които дали на пчелите.

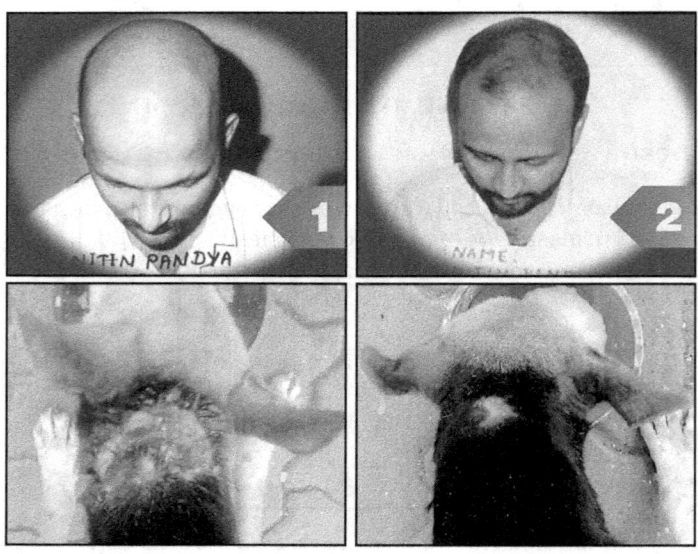

Знаейки как д-р Нарам е помогнал на много хора като този човек и това куче да възстановят косата/козина си д-р Джовани използвал същия подход, за да помогне и на пчелите.

Когато обсъдихме това с д-р Нарам по-късно, той ми каза: „Ако искаш вярвай, тези древни лечебни тайни помагат на хора, животни и дори растения. Всички ние сме част от природата и важат същите принципи."

Историята ме трогна, тъй като бях виждал репортажи по новините за намаляващите пчелни популации по света, повдигащи въпроси относно дългосрочните въздействия в глобален мащаб, в случай че тези опрашители изчезнат. Само да имаше повече хора като д-р Джовани, които учат и използват тези практики.*

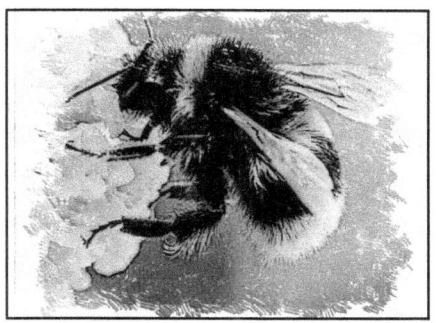

Древните лечебни тайни са помогнали даже и на пчели

„Какъв съвет имате за хората, които искат да научат този метод на древно лечение?"

„Това е постоянен процес, Клинт." каза д-р Джовани. „Нужно е да имате отворено сърце и ум. Ако просто искате да научите неща, които могат да ви помогнат, това е абсолютно възможно. Всеки на тази планета може да научи древните тайни, които ще променят живота му, ако се ангажира усърдно да ги следва. Но за да станеш лечител е необходимо вътрешно развитие, а не само технически познания. Д-р Нарам казва, че да бъдеш истински лечител не означава само да знаеш, но и да действаш и най-важното е твоята същност.

Когато работиш също и с животни, най-вече те усещат твоята същност. За да постигнеш състоянието на майстор лечител, трябва да посветиш живота си на това."

„*Древните тайни за лечение помагат на хора, животни и растения.*"

Д-р Нарам

---

*Бонус материал: За да откриеш повече за древните тайни за комуникация с животни, както и тайни за здрава и гъста коса, моля посети безплатния сайт MyAncientSecrets.com.

> *„За да станеш истински лечител се изисква вътрешно развитие, не само техническо познание."*
>
> Д-р Джовани

Той обясни, че трудната част за всеки е, че повечето хора са пристрастени към навиците си. „Например в Италия всеки смята, че 'добрата диета' е паста, сирене и вино. След това, когато се разболеят, искат бързо решение с някакви хапчета. Това е техният избор. Но на каква цена? Има сериозни, дългосрочни странични ефекти от тези хапчета. Като алтернатива, когато хората изберат пътя на по-дълбокото изцеление, те трябва да платят цена като спазват определена дисциплина, за да променят своите навици чрез търпение, постоянство и решителност. В резултат на това те получават дълготрайно по-пълно изцеление и душевно спокойствие. Това е просто избор. Каква цена си готов да платиш?"

Той обясни, че трудната част за всеки е, че повечето хора са пристрастени към навиците си. „Например в Италия всеки смята, че 'добрата диета' е паста, сирене и вино. След това, когато се разболеят, искат бързо решение с някакви хапчета. Това е техният избор. Но на каква цена? Има сериозни, дългосрочни странични ефекти от тези хапчета. Като алтернатива, когато хората изберат пътя на по-дълбокото изцеление, те трябва да платят цена като спазват определена дисциплина, за да променят своите навици чрез търпение, постоянство и решителност. В резултат на това те получават дълготрайно по-пълно изцеление и душевно спокойствие. Това е просто избор. Каква цена си готов да платиш?"

Д-р Джовани направи пауза, за да мога да осмисля какво споделяше с мен. Можех да разбера какво има предвид от хората, които виждах, включително и баща ми.

„Какво вдъхновява хората да изберат да променят навиците си, живота си, за да могат да получат по-дълбоко изцеление? В началото те имат нужда от вяра или доверие в лечителя, за да изпълняват достатъчно дълго съветите му и да усетят разликата.

След като започнат да виждат резултати, те продължават дълго време с лечението и го споделят с други хора. Този избор за изцеление е ключов. За повечето хора той изисква трайна промяна в перспективата, което често е трудно да се направи."

Думите му ме накараха да се замисля за баща ми и някои от последните ни разговори. Представите ни за някои основни неща се променяха, като например кои храни са добри за нас. За баща ми подлагането на лечение чрез изчистване на токсините в Индия беше голяма промяна. *В крайна сметка все още се чудех дали тези промени биха имали значение за такъв тежък случай като неговия?* Имаше голям залог. Той беше вложил значителна сума пари, време, усилия и надежда в промяната на живота си, за да може да се нагоди към всяка препоръка, която д-р Нарам му даде. Страхувах се, че ако не му подействат, той можеше да стане по-потиснат и обезкуражен отпреди и да се върне към подготовката за собствената си смърт.

Разговорите с онези, които се възползваха от подхода на д-р Нарам, ми даде повече увереност, че това е надеждна древна система, която работи. Но щеше ли да помогне за баща ми?

Необичайни новини от баща ми

Един ден се разхождах из центъра на Милано. Със задоволство открих, че имам безплатен Wi-Fi на телефона си. Когато отворих имейла си, видях, че съм получил съобщение от татко.

3 август 2010 г. — Отчет от ден 3

Часът е 19:15. в Мумбай или 6:45 сутринта в Юта. В края на втория ден от лечението съм, приспособявам се по-добре и се чувствам малко по-удобно в доста по-различните условия на живот в Мумбай за разлика от Солт Лейк Сити. Диетата ми днес се състоя от чиния нарязана папая за закуска и купа супа от боб мунг за обяд и вечеря. Дейностите за деня включваха йога от 7:30 до 8:30 сутринта, среща с д-р Свапна, една от прекрасните лекарки, тук в клиниката Аюшакти, и масаж на цялото тяло, при който бях енергично изтъркан с топла, зърнеста субстанция. Представям си го, че е подобно на това как кола би се чувствала след като излезе от автомивка; с изключение на това, че след търкането, оставаш покрит с вещество, което не трябва да отмиваш три до четири часа. Все още не съм си взел студения душ за деня. Освен това успях да приема двадесетте различни билкови лекове - сутрин и вечер. В резултат на това повечето от болките в корема и гърдите, изглежда изчезнаха – предполагам, че няма нищо в супата от боб мунг и папаята, което да раздразва храносмилателната система. Всъщност, храната е приятна и изглежда нямам нужда от много повече, количеството е достатъчно. В ресторанта биха ми сервирали всичко, което поискам, но това е всичко, което искам днес.

Прочетох имейла му, докато седях под арката на фонтан в средата на открит площад. Баща ми правеше йога? Усмихнах се при тази мисъл. Още по-широко се засмях като чух, че започва да се чувства различно.

Той също така каза, че едно от любимите му неща в клиниката е срещата с интересни хора от Кения, Англия, Германия и другаде. Един случай, който му направил силно впечатление, била жена, която страдала от множествена склероза и не можела да се движи в продължение на двадесет години. С помощта на д-р Нарам тя свалила повече от петдесет килограма и сега работела за Червения кръст в Германия. Когато отишла в Индия, мечтата ѝ била да приведе тялото си в такова добро състояние, че да може отново да ходи. Баща ми описа вълнението да я гледа как прави първите си стъпки. По-късно същата вечер се свързах с него по Скайп, за да науча повече подробности. Той ми каза, че когато е започнал лечението, тялото му е било толкова чувствително, че масажите били неприятни. Когато го попитах дали му харесват, той се засмя, казвайки: „Не съм сигурен, че 'наслаждавам се' е точната дума, но съм благодарен за тях.

Той обясни, че първите етапи от лечението имат за цел да изведат токсините от тялото, което изисква време и търпение. Следващите стъпки са предназначени да му помогнат да изгради отново тялото си.

Въпреки че баща ми все още не се чувстваше идеално, фактът, че беше сред други пациенти, го успокояваше като слушаше техните истории. Добрата, здравословна храна и предсказуемата рутина също улеснявали нещата. Като цяло той звучеше обнадежден. Усещах го по-уравновесен, и това ми помогна да се отърва от някои притеснения и да се почувствам по-спокоен.

С добрите новини от баща ми и всички истории, които д-р Джовани и пациентите ми споделиха днес, отново се чудех защо повече хора не знаеха за по-дълбоките лечебни възможности на Сидха-Веда.

Досега бях срещал толкова много хора (и животни), чийто живот се е променил благодарение на д-р Нарам и неговата работа. Замислих се как и аз се променям. Вътрешното ми състояние се променяше и аз се чувствах по-заземен и спокоен. Не знаех как или защо, но се чувствах по-добре в кожата си и за живота като цяло. Въпросите ми се променяха от „Това работи ли?" към „Как работи това?" и от „Как може някой да вярва в тези неща?" към „Защо повече хора не знаят, че това съществува?"

С толкова много доказателства, скептикът в мен отстъпваше, тъй като ставах все по-обнадежден, че това наистина е солиден, предвидим подход към изцелението. И ако това беше така, защо беше толкова трудно за хората да изберат да го следват? Защо е такова предизвикателство да правим промени, които са от полза за нашето здраве? Защо повечето хора, дошли при д-р Нарам, трябваше да достигнат точката на отчаяние, преди да разберат, че има по-здравословен и по-добър начин на живот? И защо нездравословните навици бяха толкова трудни за променяне?

Твоите лични бележки

За да се задълбочи и увеличи ползата от прочита на тази книга, отдели няколко минути, за да отговориш на следните въпроси:

Какви стари рани имаш, които днес все още ти въздействат?

_____
_____
_____

Към кои стари навици си „пристрастен" и които те възпрепятстват да постигнеш това, което искаш най-много?

_____
_____
_____

Каква мъдрост смяташ, че можем да научим от животните, насекомите и/или растенията?

_____
_____
_____

Какви други прозрения, въпроси или идеи получи докато четеше тази глава?

_____
_____
_____

ГЛАВА 13

Уроци от историята: Най-големите пречки и най-големите открития

Една проста промяна на гледната точка е всичко, което е необходимо, за да промените завинаги посоката на живота си.
–Джеф Спайърс

Търсейки отговори, през оставащото ми време в Милано се свързах с двама души. Първият беше моят приятел д-р Джон Рутджърс, дипломиран медик, който също така изучаваше много форми на алтернативна и допълваща медицина. Бях го срещнал преди години и го бях чувал да разказва няколко забележителни истории за изцеление чрез алтернативна медицина.

По онова време ми беше приятно да съм с Джон, но честно казано, мислех, че неговите перспективи са малко... ексцентрични. Сега трябваше да призная, че собствените ми възгледи за здравето ограничаваха възможностите ми, тъй като омаловажавах всички мнения, които не отговарят на общоприетите. Откакто се запознах с д-р Нарам перспективата ми се разширяваше. Моят така наречен ексцентричен приятел Джон изведнъж ми се стори като човек, чиито ценни прозрения просто не бях готов да чуя. Почувствах, че може да ми помогне да разбера някои неща

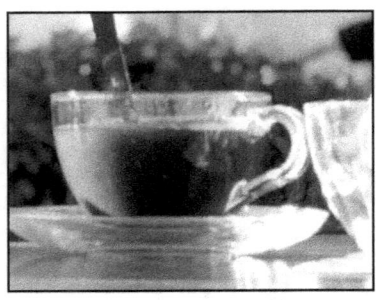

Гъст италиански горещ шоколад... вкусно!

и го попитах дали има време за разговор по Скайп.

За да си осигуря стабилна интернет връзка, намерих кафене в старинната част на града, което имаше не само страхотен безжичен интернет, но и гъст горещ шоколад с консистенцията на разтопено шоколадово блокче. Хареса ми.

С интернет и горещ италиански шоколад на масата казах на Джон някои от нещата, които видях и чух по време на прегледите на д-р Нарам в Индия, Калифорния и Италия. Той беше искрено заинтересован и аз бях благодарен за неговата отзивчивост относно безбройните ми съмнения и въпроси.

„Защо с всички пари, похарчени от американските медицински университети за изследвания, все още не са открили как да лекуват така, както го прави д-р Нарам? Ако този вид изцеление е възможно и тези хора виждат резултати, които променят живота им, защо не се знае повече за този вид медицина? Защо има съпротива към него?"

Джон направи дълга пауза. „Нека започнем с цялостната картина. От зората на човечеството то се опитва да намери начини да обясни това, което изглежда извън нашия контрол — бури, промени в сезоните, глад, както и болести. Събитията, влияещи на човешкия живот и производството на храна, създадоха голяма нужда от намиране на ред. Това ни позволи да имаме по-голям контрол върху изхода от тези събития, което от своя страна увеличи шансовете ни за оцеляване. Това има ли смисъл за теб?"

„Предполагам."

„Например древните цивилизации. Те погледнали нагоре и видели звездите и планетите в нощното небе, движещи се по начин, който не могли да обяснят. Те започнали да ги възприемат като богове, които според настроенията си контролирали събитията на земята, като например времето или нечие здраве.

Хората създали истории за тези небесни тела, за да обяснят иначе необяснимите събития, което им помогнало да осмислят света около тях."

„На практика това е същият импулс мотивиращ науката", продължи Джон. „Докато науката и религията понякога изглеждат в противоречие една с друга, те всъщност са израз на едно и също нещо: желание за ред в живота ни."

Израствайки, религията играеше голяма роля в живота ми и след това като университетски изследовател преместих фокуса си към науката. Аз лично никога не съм смятал, че науката и вярата си противоречат и въпреки че познавам хора, които мислят така, никога не съм се считал, че двете имат пресечни точки.

След това Джон добави: „След като ние, хората, намерим вяра, която дава на умовете ни усещане за ред, смисъл и предсказуемост и открием сигурност в тази вяра, става трудно да се променим, без значение какви доказателства имаме за противното. Ние събираме възможно най-много доказателства, за да подсилим вярата си, и в същото време не обръщаме внимание, страхуваме се или отхвърляме всяко доказателство, което я оспорва. Например, колко често хората ходят на църква, която не е тяхна, или четат книга от някой с политическа гледна точка, която оспорва тяхната?" „Не особено често," - признах аз.

„Точно така. Човешкият мозък се страхува от хаос и несигурност, затова се опитва да им устои, за да поддържа ред. И ние се ограничаваме от тази тенденция и това се превръща в пречка да видим нови идеи, от които можем да се възползваме. Да вземем случая с Галилей – той е бил италианец. Знаеш ли нещо повече за неговата история?" Погледнах през прозореца на кафенето, през очарователната италианска улица и видях дрехи, висящи да съхнат между сградите. „Не беше ли Галилей известен с откритието си, че Земята се върти около слънцето, а не обратното?"

„Всъщност Коперник е този, който е използвал математиката, за да открие това още през 1500 г., но тогава никой не му е обърнал много внимание. Хиляда и осемстотин години преди

Коперник гръцкият философ Аристотел оспорил идеята, че планетите и звездите са само богове, които се скитат наоколо. Вместо това той предположил, че те са обекти или сфери, които се въртят по фиксирана траектория около Земята, нещо което хората приели. През 1609 г. Галилей използвал телескоп, за да гледа нощното небе и заключил, че Коперник е бил прав: не всичко се върти около Земята."

Гледайки улицата се чудех как ли е изглеждал този квартал в Милано през 1600 г. Калдъръмените улици и старинните сгради улесняваха въображението ми. Джон продължи: „Галилео публикувал своите открития на италиански, а не на обичайния латински, така че хората да могат да го прочетат. Латинският е бил достъпен само за учените. Той предоставил доказателства, че е невярно предишното вярване за Земята. С по-подробно разбиране за слънчевата система можело да се подобрят много неща, включително календара, разбирането за сезоните и т.н. И как мислиш, че са реагирали хората?"

„Мисля, че на хората им е било трудно да го приемат", казах аз. „Спомням си, че учих в училище, че папата по това време го е осъдил на домашен арест, нали?" Замислих се върху казаното от д-р Джовани, че когато се представя нова гледна точка, за хората е трудно да променят перспективата си.

„Да. Защо мислиш, че учените, църквата (научната институция по онова време) и дори папата са били толкова загрижени за това, че Галилей оспорва идеята, че Земята е центърът на Вселената?"

Допивайки остатъка от горещия шоколад се опитах да разбера защо те биха заели такава позиция. „Не знам,", казах аз. „Защо?

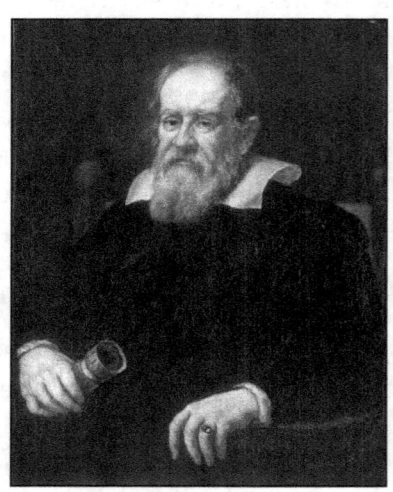

Портрет на Галилео Галилей от Юстус Сустерманс, 1636 г.
Източник: Уикимедия

„Отчасти, защото човешкият мозък се съпротивлява на безредието. В този случай хората се страхували от идея, която противоречала на нещо, което изглеждало сигурно. Това е, което изследователите наричат ,склонност към потвърждение' и това е една от най-лошите грешки, които можем да направим – да отхвърлим нещо твърде рано, защото противоречи на това, което мислим, че вече знаем."

„Разбирам,", казах аз, като споделих за първоначалната си съпротива срещу д-р Нарам и работата му. „Всъщност това е нещо, което все още се опитвам да превъзмогна и затова ти се обадих."

„Виж," — каза Джон. „Не че хората никога няма да приемат това, което прави д-р Нарам. Всъщност все повече и повече лекари откриват ползите от медитация, йога и растителна диета. Но широката общественост все още не го е приела, тъй като са необходими време и пари, за да се направят изследвания и да се популяризират откритията. Особено защото критериите на западния научен модел не знаят как да осмислят или дори да измерят въздействието на тези традиционни древни науки."

„Какво имаш предвид под западния научен модел," попитах.

„Да кажем, че играеш футбол и група бейзболни играчи дойдат и ти кажат, че не играеш истински спорт, защото не се придържаш към правилата на спорта. За да обосноват изказването си, посочват, че не използваш бухалка, а топката е твърде голяма и с неправилна форма. Истината е, че просто не играеш по правилата на бейзбола.

По същия начин, западният научен и медицински модел има определени фиксирани допускания, които позволяват нещата да бъдат разглеждани по определен начин. Това доведе до някои големи открития и същевременно им попречи да видят други неща. Това не означава, че не са полезни другите форми на наука или проучване. Д-р Нарам не играе същата игра като западните Той направи и друга аналогия. „Не може да сравняваш риба с птица и да кажеш, че едната е по-добра от другата. Те правят различни неща. Не може да съдиш рибата, по това

> *„Не можете да кажете, че футболът не е спорт, защото не се придържа към правилата на бейзбола. Д-р Нарам не играе същата игра като западните лекари, но това не означава, че ттова, което прави, не е валидно."*
>
> *–Д-р Джон Рутджърс*

колко добре може да лети."

„Разбирам тази аналогия,", казах аз. „Но науката не е ли отвъд културата?"

„Всъщност, науките като културите имат собствени набори от правила и схващания за това какво означават нещата и кое е важно. Като твоята история за главоболието и лучените кръгчета.

Западният модел би направил експеримент, за да установи дали лучените кръгчета наистина помагат срещу главоболие. В двойно-сляпо проучване, нито лекарите, нито пациентите биха знаели кой получава плацебо /просто хапче захар/, доказаното средство против болка или новото вещество – в твоят случай, лучените кръгчета. В резултат те ще разберат кои пациенти какви резултати получават. Виждаш ли логиката?" Кимнах.

„И ако не могат да докажат, че има значителни разлики между лучените кръгчета и плацебото, едно традиционно научно изследване ще установи, че тази традиционна форма на лечение не е ефективна."

„Значи искаш да кажеш, че съвременната наука не е показала, че това нещо е по-добро от плацебо?" – попитах аз.

„Всичко, което това доказва е, че техните методи за проверяване все още не са ефективни при разкриването на ефикасността на лечебните модалности и процедури извън собствената им парадигма. Д-р Нарам ти е казал, че има много различни видове главоболие и че лукът е особено полезен за един от тях. Той индивидуално определя лечението въз основа на неща, които може да усети в пулса, които съвременното западно медицинско оборудване не е в състояние да открие. Докато западната наука често казва: ,Имаш главоболие, ето ти хапче', а д-р Нарам различава какъв вид главоболие имаш, след това според твоите характеристики избира най-подходящия лек."

„Правилно,"— каза Джон. „Но това, което забелязвам е, че най-мъдрите лекари с брилянтни умове и отворени сърца, тези, които наистина искат да помогнат на хората, започват да го осъзнават. Хипократовата клетва да не причиняват вреда, полагат всички нови лекари в началото на кариерата си. В светлината на тази клетва много мъдри лекари виждат, че техните настоящи методи може да вредят на пациентите в сравнение с натуралните древни лекове, тогава те се отварят за други допълнителни начини за помагане и изцеление. Най-големите открития винаги се правят от хора, които искат да се отворят към нещо ново и непознато. В противен случай повечето обикновени хора се съпротивляват на новите вярвания, докато другите им възможности за лечение не се провалят.

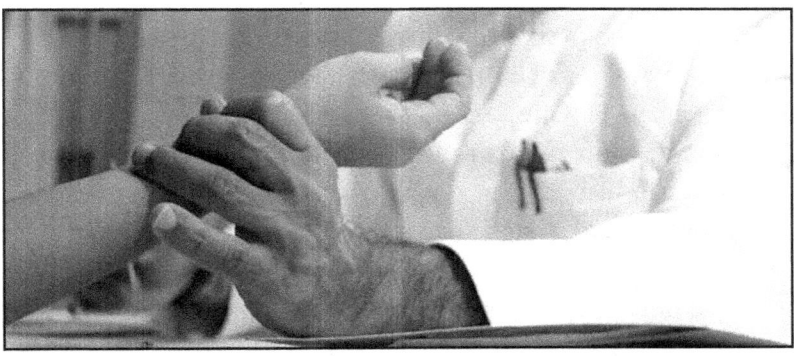

Д-р Нарам прави пулсова диагностика, с която може да усети едва доловими дисбаланси и блокажи, които влияят на физическото, умствено и емоционално състояние.

„Това е вярно," казах аз. „Много хора идват при д-р Нарам като последна инстанция, а не като начин за предпазването им от заболяването, от което страдат на първо място, което той казва, че неговите техники могат да направят. Ако това е вярно, ще им спести много неприятности и болка ако дойдат преди да започнат проблемите. Защо западната медицина не се фокусира повече върху превенцията?"

„Виж - каза Джон." Всяка култура още от зората на цивилизацията е търсела извора на младостта, здравето и изцелението.

Винаги са били търсени шамани, врачки и знахари, за да помагат на хората да намерят решения за поддържане на здравето или преодоляване на болести, като някои от тях били по-ефективни от други. Важно е да разберем как западната медицина стана ‚западна' медицина„. Някакъв шум отвън ме накара да вдигна поглед. Видях да минава група ученици, които разговарят с оживени гласове на италиански. Отново се съсредоточих върху Джон, когато той започна да разказва кратка и завладяваща история за западната медицина, каквато я познавам.

„Дълго време„, обясни той, „лекарите в Съединените щати практикували комбинация от лечебни модели, включително натуропатия, хомеопатия, хидротерапия и Томсонианска медицина, която била базирана на индиански билкови лекове и потни бани. След това, през 1910 г., е направено проучване, за да се определи кой лечебен подход е най-ефективен. Резултатите в крайна сметка довели до затварянето на 120 медицински училища, като останали само 32. Според начина на изследване, най-добрият модел бил на университета Джон Хопкинс. Той става известен като ‚алопатия' от гръцки, което означава ‚различно страдание'. В същността си се отнася до практиката на изцеление чрез противоположности. Ако някой има силна кашлица, дайте му лекарство за потискане на кашлицата."

„Притокът на средства от финансови донори, опитващи се да помогнат за стандартизирането на медицината в Америка, съчетан с предпочитанията към алопатията, създал голяма промяна в политиката и регулациите. Промяната имала някои положителни ефекти, като изкореняването на полиомиелита и намаляването на броя на продавачите на змийско масло. Това също създало някои

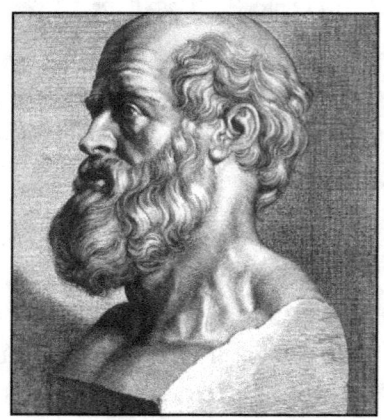

Хипократ, гръцки лекар, наричан „бащата на медицината„. Гравюра на Питър Паул Рубенс, 1638 г. от Националната медицинска библиотека.

значителни ограничения. То доведе до систематичното потискане на ефективните форми на холистично лечение, които не се вписвали в същата парадигма."

Никога преди не бях чувал подобно нещо. Размърдах се на мястото си и оспорих казаното от Джон. „Виж, дори и с недостатъците си, нашата западна медицинска система е предпочитана от хората по целия свят. Трябва да е по-ефективна от другите методи."

„Помисли за това по следния начин„ отвърна Джон. „Ако алопатията, преобладаващият модел на медицина в момента, наистина е по-добра в разбирането на здравето, благосъстоянието и дълголетието, тогава защо продължителността на живота при лекарите е по-ниска от тази на обикновения човек? И защо процентът на самоубийствата сред лекарите е толкова висок? В същото време, защо толкова много мъже, жени и деца в западните общества стават все по-затлъстели и по-депресирани? Защо виждаме повече болести, а не по-малко? Съгласен съм, че има напредък, но също така ми се струва, че доминиращият модел на медицина пропуска нещо."

По-късно, размишлявайки върху казаното от Джон, разбрах колко много от това се отнася за това, което д-р Нарам прави. Хората имат свои собствени идеи и философии за диетата: какво е добре за ядене и какво не, какво ги разболява и какво да правят, за да останат здрави. Тези вярвания им дават чувство на сигурност. И когато някой оспорва тези вярвания, им е трудно да променят гледната си точка, освен ако не са вече отчаяни и принудени да търсят друго решение.

Имах много да мисля. Години наред вярвах, че съм отворен към други системи на вярвания и обичах да се потапям в тях по време на пътуванията си. Сега разбирах колко фиксирани са били вярванията ми. Приемах толкова много неща за истина, защото бяха това, на което ме бяха учили. Искрено вярвах, че Америка и Европа имат най-добрите практикуващи лекари на планетата. Никога не съм смятал, че нашата медицинска система има слепи петна, че може да й липсват основни компоненти за разбиране и насърчаване на здравето, благосъстоянието и дълголетието. Бях в недоумение. На кого мога да се доверя, когато имам нужда от ефективно здравеопазване?

По време на пътуване до Мексико бях срещнал професор от университет в Германия, който живееше в Торонто, на име Лудвиг Макс Фишер (известен още като Макс). Той прекарал голяма част от живота си в изследване на древни лечебни традиции по света. Бях незабавно очарован от неговата гледна точка по въпроси, които се затруднявах да разбера. Затова се свързах и с него и продължихме разговора оттам, докъдето бяхме стигнали с Джон.

„Защо започнахте да изследвате тази област?" – го попитах. „Когато бях млад професор, имах болки в стомаха, които продължиха година и половина." С мек немски акцент, гласът на Макс беше топъл и успокояващ, качество, което ме накара да се почувствам така, сякаш говоря с мъдрец. „Ходих при лекари в цяла Европа и Съединените щати. Те ми даваха едно лечение след друго, но нищо не помогна - и някои от страничните ефекти бяха ужасни." Станало толкова лошо, че бил прикован на легло през повечето време.

„В отчаянието си, се срещнах с лечител от Изтока. Той ми каза, че има дисбаланс на елементите в моя организъм: „Твърде много дърво в тялото ти"," каза той.

„По това време си спомням, че си помислих ‚Той не може да говори сериозно! Не съм ял никакви дървета.' За моите академично обучени уши това звучеше смешно."

„В безсилието си, последвах съвета на лечителя и бях изненадан колко бързо се оправих."

„Това е невероятно," казах аз.

„Това, което е невероятно," отговори Макс, „е, че въпреки че възстанових здравето си, изпитвах смесени чувства за това. От една страна, бях благодарен, че съветът е подействал. От друга страна бях разочарован. Бях твърде горд, за да призная, че западното ми образование ме е провалило. Отне известно време, за да осъзная чувствата си, но в търсене на истината, започнах да изучавам древни лечебни традиции от целия свят и така до ден днешен."

Бях запленен от това, което казваше Макс. Той продължи: „Едва по-късно открих как този лечител анализира и реши моя проблем толкова бързо. Осъзнах, че в съвременната западна медицина превръщаме всичко в борба. Борим се с болестите, с бактериите, с рака. В източната система и в други древни традиции не става дума за това, а по-скоро за създаване на баланс чрез пречистване. Големите лечители на тези древни традиции умеят да определят дисбаланси и да предпишат лекове за пречистване и възстановяване на баланса на системата."

„Ако тези древни форми на лечение са толкова ефективни"' попитах аз, „защо толкова много уважавани хора ги омаловажават или отхвърлят? Например, когато се опитах да кажа на мой приятел, който е лекар в Америка, за това, което видях в Индия, той веднага каза, че тези билки и древни методи не са научно доказани."

Макс ме изслуша внимателно и замислено отговори: „Вярвам, че е надменно от наша страна в съвременната западна система автоматично да отхвърляме друг подход, наричайки го ,научно недоказан'. Това просто означава, че не отговаря на нашата ограничена и сравнително млада традиция на ,съвременна' медицинска наука, която съществува само от няколко стотин години. Едва през 1810 г. възниква концепцията за ,алопатична' медицина."

„За разлика от това, толкова много от така наречените ,алтернативни' науки са били усъвършенствани от големи учени и лечители в продължение на хиляди години, взимайки предвид много променливи, които

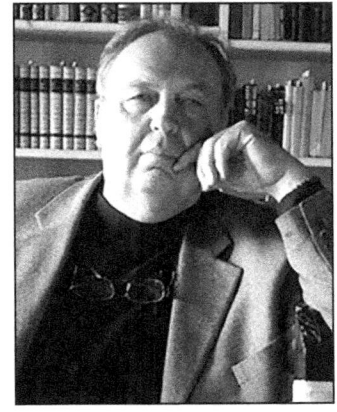

Професор Лудвиг Макс Фишер

нашите учени все още пренебрегват, много от които инструментите ни не могат да измерят."

Докато Макс говореше си помислих как д-р Нарам започваше толкова много разговори позовавайки се на своето потекло, което датира от повече от 2500 години. Трябваше да призная, че за да просъществува толкова дълго, то трябваше да прави нещо правилно.

„Нашата перспектива също така е много ограничителна", продължи Макс. „С това имам предвид, че разделяме нещата на части. Например, западната медицина разделя човек на части, след което се фокусира само върху тях. Ние вземаме под внимание само онези неща, които можем да измерим. Разчитаме основно на улавянето на статични данни относно тези части, поставяйки ги в диаграми и графики. И ако не намерим това, което търсим, приемаме, че *липсата на доказателства е доказателство за липса* - но не е!"

„За разлика от това, древните методи на лечение разглеждат *цялостната* система. Те разбират как една част влияе на всички други и как да ги балансират."

Макс каза, че някои източни традиции признават, че определени мъдрости и знания не могат да бъдат записани в книга, преподавани в курс или измерени с апарати. Може да се научат и предадат само чрез директно преподаване от учител на ученик. Те признават, че има сила, съдържаща се в колективната мъдрост и опита на учителя с потекло в тази област, които са развивани в продължение на хиляди години. Това със сигурност се отнасяше и за случая с д-р Нарам и рода от лечители, към който той е станал част.

Върнах се към казаното от Джон за това, че д-р Нарам не пасва на нито една от категориите, с които хората по света днес са свикнали. За д-р Нарам не става въпрос дали е древна или съвременна, западна или източна, хомеопатична или алопатична, аюрведична или китайска, или нещо друго. Става въпрос за по-дълбоко изцеление и откриване на това, което дава резултат.

„Заинтересовахте се от д-р Нарам, защото видяхте резултатите от неговия подход, нали?" - попита ме Макс. Съгласих се.

"Повечето хора не знаят как работи електричеството, но когато видят светлина в средата на тъмна къща, обикновено тръгват към нея." Усмихнах се на сравнението. "Въпреки че хора като д-р Нарам действат чрез правила и системи, които повечето от нас не разбират, това, което виждаме е неговата грижа и отдаденост към пациентите. Той е светлината, към която са привлечени толкова много хора в най-тъмните си часове. Те може и да не знаят как работи, но горещото им желание за здраве ги е насочило към него. Има една будистка поговорка: ,Когато ученикът е готов, се появява учителят.' По същия начин вярвам, че когато пациентът е отворен и готов, се появява лечителят."

Благодарение на разговорите с Джон и Макс усетих промяна в себе си, като тектонични плочи, които се наместват. Те ми помогнаха да разбера, че д-р Нарам използва истинска наука, с вътрешно последователни принципи, които му помагат да открие и разреши проблеми, които западната медицина все още не разбира. Макар и полезно, това осъзнаване също ме провокира. Възможно ли е това, което съм приемал за истина през целия си живот, че западната медицина е най-добрият залог, с който хората могат да се излекуват по време на болест – да не е пълната истина, а просто мое убеждение? Възможно ли е нашата медицинска система да има тъмни петна и да ѝ липсват елементи, които са основни за разбирането и насърчаването на здравето, благосъстоянието и дълголетието?

> *"Повечето хора не знаят как работи електричеството, но когато видят светлина в средата на тъмна къща, те обикновено тръгват към нея. Д-р Нарам е светлината, към която толкова много хора са привлечени в най-мрачните си часове. Те може да не знаят как работи, но горещото им желание за здраве ги е довело към него."*
>
> Д-р Лудвиг Макс Фишер

Твоите лични бележки

За да се задълбочи и увеличи ползата от прочита на тази книга, отдели няколко минути, за да отговориш на следните въпроси:

В какви неща си вярвал през живота си, които по-късно си разбрал, че не са верни?

_____

_____

_____

_____

Можеш ли да се сетиш за моменти, когато си бил готов за нещо (напр. учител, изцеление) и когато наистина си бил готов, то изведнъж се е появило?

_____

_____

_____

_____

Какви други прозрения, въпроси или идеи получи докато четеше тази глава?

_____

_____

_____

_____

ГЛАВА 14

Тайни за откриване на целта в живота ви

Смисълът на живота е да откриеш дарбата си. Целта на живота е да я раздаваш.

Пабло Пикасо

Тук в Милано се намира известната готическа катедрала, наречена Дуомо. Това е една от най-големите катедрали в Италия и д-р Нарам обича да я посещава всеки път, когато е в града. Докато Симоне, координаторът му в Италия, ни караше из претъпканите улици, водещи към Дуомо, си помислих колко много и колко бързо се променя моята перспектива за света и за мен. Имаше вътрешна борба и не можех да разбера защо чувствам такава липса на спокойствие и посока.

„Спомняш ли си кои са трите най-големи постижения в живота, според потеклото ми?" Докато седяхме заедно на задната седалка, д-р Нарам отново ме попита.

Опитах се да си спомня. „Да видим. Първо, да знаеш какво искаш; второ, да постигнеш това, което искаш; и трето, да се радваш на това, което си постигнал?"

„Правилно. Сидха-Веда е школа на мисълта, която помага с тези неща на физическо, умствено и емоционално ниво." Той се усмихна. „Мога ли да споделя с теб една безценна тайна, която научих от учителя ми?", попита д-р Нарам. „Тя се отнася до откриването и постигането на това, което искаш в живота. Никога няма да се досетиш как се получи при мен.

Един ден моят учител ме попита: ,Какво искаш?' ,Откъде да знам?' казах аз. Тогава той ми даде страхотен подарък, като ми показа тайна марма точка. Това е същата, която натисках за майка си, за да разбере какво иска."

Учителят на д-р Нарам му казал да затвори очи, да натисне точката на върха на десния си показалец шест пъти, след което да остане безмълвен. След известно време той му задал въпроси за размисъл. Д-р Нарам подчерта важността и смисъла на тези въпроси и колко много биха могли да променят живота ми.

„Това са въпроси за милиард долара, които можеш да си зададеш, за да откриеш целта на живота си:

Ако ти остават само шест месеца живот, какво най-много би искал да правиш или да бъдеш?

Ако знаеше, че не може да се провалиш, какво най-много би искал да правиш или да бъдеш?

Ако имаше десет милиона долара в банковата си сметка и никога повече не ти се налага да работиш, какво най-много бихте искал да правиш или да бъдеш?"

Докато Симоне продължаваше да шофира колата по улиците на Милано, записах въпросите, като изпитвах познато неудобство. Дори и да си позволя да питам, ще получа ли отговор? През повечето дни нямах представа какво искам да правя в живота си или какъв да бъда, за разлика от този човек, който беше силно фокусиран и със съзнателно присъствие през цялото време.

Д-р Нарам продължи: „Моят отговор на въпроса на учителя ми беше: ,Бих искал да бъда велик лечител.' Той ми каза: ,Колкото по-ясни са целите, толкова по-сигурни са шансовете за успех.' След това ми помогна да добия повече яснота, като обрисувам конкретна картина в съзнанието си. Той натисна различни марма точки на пръста ми, докато задаваше допълнителни въпроси."

„Какво имаш предвид под „велик лечител"?' попитал Баба Рамдас. Д-р Нарам отговорил: „Искам да бъда най-добрият лечител по пулсова диагностика на тази планета, майстор на тези древни лечебни тайни." Баба Рамдас го насърчил, като казал: „Много добре, Панкадж. Запиши си го."

„Колкото по-ясни са целите, толкова по-сигурни са шансовете за успех."
- Баба Рамдас
/учителят на д-р Нарам/

„Колкото по-ясни са целите, толкова по-сигурни са шансовете за успех,"- Баба Рамдас /учителят на д-р Нарам/

Д-р Нарам ми каза: „Въпреки, че част от това желание идваше от егото и страха, понеже исках да докажа на баща си и на всички останали, че съм достоен, моят учител не ме предизвика или обезсърчи да мечтая. Напротив, насърчаваше ме! След това ми зададе друг труден въпрос: ,Как ще разбереш, че си най-добрият?'"

Това е моментът, когато д-р Нарам прекъсна историята си, погледна ме и каза: „Не споделям с теб това заради егото си, така че, моля те, опитай се да разбереш. Не става въпрос за мен или за това да те впечатля, а да те вдъхновя да помислиш какво е възможно. Тъй като задаваш искрени въпроси, опитваш се да научиш повече неща за собствения си живот, искам да успееш.

През 1982 г. баща ми ме изгони от къщи след скандал. Имах по-малко от долар в джоба си. Бях ядосан, самотен, объркан, разочарован, болен и депресиран. Не знаех къде да отида и да спя онази нощ. Благодарение на моя учител, в крайна сметка разбрах кой съм и какво мога да правя с живота си."

Д-р Нарам каза, че учителят му продължил да го разпитва: „Как ще разбереш, че си най-добрият лечител по пулсова диагностика?"

„Когато прегледам сто хиляди души, ще знам."

„Какво друго?"

„Ще разбера, когато ме посетят хора от шест държави."

„Фантастично, сега го запиши. Какво друго?"

„Ще бъда най-добрият, когато Майка Тереза дойде при мен и ми каже: 'Д-р Нарам, вие правите най-добрата работа на тази планета.'" „Много добре. Какво друго?"

„Ще разбера също, когато Негово Светейшество Далай Лама дойде и ме помоли да прочета пулса му."

Д-р Нарам направи пауза и каза: „Всички тези желания идваха в сърцето ми, когато нямах нито един пациент. Имах само мечта. Учителят ми ме окуражи, но когато казах на приятелите и семейството си, те ми се изсмяха. Не можеха да разберат защо толкова много хора биха искали да дойдат на преглед при мен или защо Далай Лама или Майка Тереза биха се интересували от лечение чрез пулсова диагностика."

Бележки от дневника ми

Допълнителни тайни на марма-шакти за получаване на яснота за това, което искаш*
(Продължение от Глава 9, стр.136)

7) Натисни 6 пъти точката в долната част на показалеца на дясната ръка.

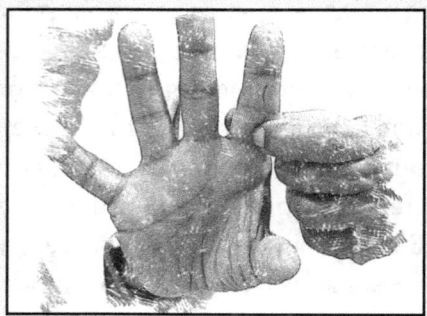

8) Запитай се „Ако имах или бях станал това, което искам, как точно би изглеждало то?"

9) Запиши отговорите, които ти идват на ум и продължавай да се питаш, докато получиш ясна картина на желаното.

*Допълнителен материал: За да преминеш през целия процес с д-р Нарам, моля, посети безплатния за членство сайт MyAncientSecrets.com, раздел Видео.

„Когато някой има мечта, подкрепи го. Не го саботирай.", каза д-р Нарам. „Тогава почти се отказах от мечтата си. Но с насърчаването от моя учител започнах процеса да стана лечител. В началото беше бавно, но темпото се ускори и продължи да расте и расте. Моята цел беше да ме посетят хора от шест държави, а сега идват от над сто страни и аз успявам да им помогна. Негово Светейшество Далай Лама ми беше пациент много пъти. Майка Тереза също идваше в моята клиника и ме прегърна." Чудех се „Какво ли е чувството?"

„Сякаш хиляди майки ме прегръщаха. Когато ме обгърна с ръце, тя попита: ,Д-р Нарам, бременен ли си?' Бях изумен. Не знаех какво има предвид, докато не ми каза, че е изненадана колко съм дебел. По това време бях с наднормено тегло, 100 кг. Въпросът ѝ ми помогна да видя лицемерието в това да се опитвам да дам здраве на другите, но да съм твърде зает, за да го осигуря на себе си. Това ме впечатли толкова много, че започнах да изучавам ръкописите, за да открия древни тайни за отслабване. Свалих почти 45 кг."*

След тази първа среща с Майка Тереза, д-р Нарам каза, че тя започнала да му се обажда, за да види дали ще помогне на хората, за които тя се грижи. „Майка Тереза наистина обичаше хората и затова искаше да ги види здрави," ми каза д-р Нарам. С тази любов, когато се опитвала да им помогне и с най-добрите съвременни методи, които не давали резултат или имали лоши странични ефекти, тя го приемала присърце. След това, когато звъннала на д-р Нарам за помощ и видяла, че хората с много заболявания се подобрявали, на шега, тя му се ядосала.

„Защо не се срещнахме преди тридесет години!" казала тя. „Можехме да помогнем на толкова много хора."

Майка Тереза признала, че д-р Нарам разполагал с инструменти, които помагат заболяванията на хората да се стопят по безопасен, нетоксичен, дългосрочен начин. Д-р Нарам каза, че

---

*Допълнителен материал: За да разбереш за древния метод, използван от д-р Нарам за отслабване по здравословен начин, който е помогнал на хиляди хора по света, моля, виж видеоклиповете в безплатния сайт за членство MyAncientSecrets.com.

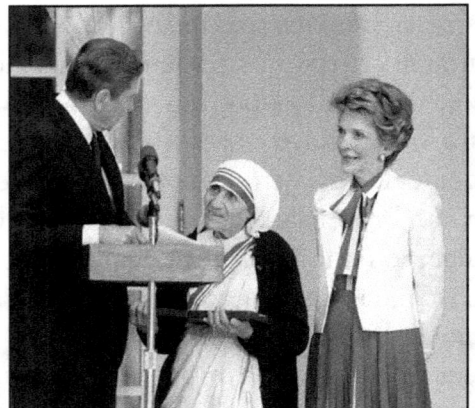
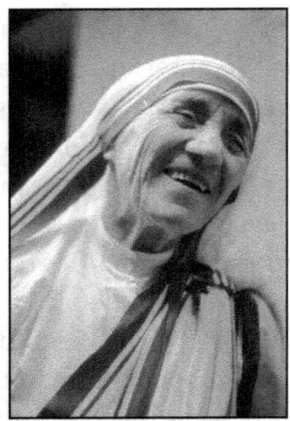

Света майка Тереза получава Медал на свободата от Президентът Роналд Рейгън през 1985 г. Източник: Уикимедия.

това е един от най-щастливите дни в живота му, когато Майка Тереза му споделила: „Д-р Нарам, твоята работа е най-прекрасната и чиста форма на изцеление на тази планета. Наистина те обичам. Нека работим заедно."

Д-р Нарам каза: „Можеш да обичаш хората, но ако нямаш правилните инструменти или методи, за да им помогнеш, тогава чувстваш разочарование и болка. Особено ако се опитваш да им помогнеш с нещо и когато твоята ‚помощ' причинява повече проблеми. Толкова съм благодарен, че моят учител ми даде тези шест древни инструмента, които носят дълбоко изцеление. Благодарен съм, че Майка Тереза ми показа, че те са истинско продължение на любовта."

След това д-р Нарам извади нещо изпод ризата си, за да ми го покаже. Под бялото му сако, на врата, висяха до сърцето няколко забележителни предмета. Имаше наниз от мъниста *мала* и *рудракша,* дадени от учителя му; низ от мюсюлманска броеница, предложена му от благочестива мюсюлманка, чийто живот д-р Нарам спасил; свещен медальон, подарен му от велик учител сикх; и огърлица с християнски кръст, подарена от Света Майка Тереза, която е била благословена от папа Йоан Павел II.

„Ето го, исках да видиш скъпоценният ѝ подарък. Винаги ще милея времето прекарано с Майка Тереза." Той стисна пръстите си около висулката, сякаш искаше да я обгърне с ръка и каза: „Но да се върнем към същността. Става въпрос за теб. Ако наистина вярваш, ако наистина откриеш какво искаш от живота си, нещата могат да се получат. След като разбереш за мечтата си или за горящото си желание, искам след време да ти дам това, което ми даде моят учител: инструментите да пренеса мечтата от твоя свръхсъзнателен ум в подсъзнанието ти и в съзнателния ти ум, за да превърнеш мечтата в реалност в този живот."

Записах това в бележките си, защото исках да го запомня, но и защото не можех да го гледам в очите, докато той излъчваше толкова много интензивност и грижа към мен. Бях изпълнен с несигурност и неувереност по това време от живота си. Исках да вярвам, че мога да постигна яснота, но не исках да бъда разочарован, ако никога не се получи.

Д-р Нарам повтори: „Основното е да знаеш какво искаш, да постигнеш това, което искаш, след това да се насладиш на това, което си постигнал."

Попитах: „Как да го направя?"

Никога не преследвай парите, а съвършенството

Д-р Нарам каза: „Бих искал да участваш в *ягна*." Това е церемония или процес с определена цел. Той каза, че смисълът на това е да разбереш себе си, като се запиташ: „Кой съм аз? Къде отивам? И как да стигна по-далеч, по-бързо и по-сигурно, за да съм удовлетворен от живота?" Не беше загадка защо ми предложи да участвам.

„Като първа стъпка ще помоля д-р Джовани да ти каже какви храни да ядеш, за да подхраниш тялото и ума си и да останеш здрав, бдителен, съсредоточен и изпълнен с енергия, за да можеш да реализираш мечтите си."

В този момент Симоне намери място за паркиране. Преди да излезем от колата, за да посетим катедралата Дуомо, д-р Нарам

> *„Открий за себе си: Кой съм аз? Къде отивам? И как да стигна по-далеч, по-бързо и по-сигурно, така че да бъда удовлетворен в живота?"*
>
> –Д-р Нарам

се обърна към мен. „Клинт, моят учител ми каза нещо, което искам да ти споделя."

После ми каза нещо с такава интензивност, която никога няма да забравя: „Никога не преследвай парите. Искам да гониш идеи, големи идеи и искам да преследваш и осъществяваш големи мечти. Не преследвай успеха; вместо това преследвай и постигай съвършенство."

Той ми каза, че ако мога да разбера и да следвам желанието на сърцето си, страстта ще дойде.

Д-р Нарам продължи: „След като си изпълнен със страст и преследваш съвършенството, успехът ще дойде естествено. Ще получаваш достатъчно пари и ще ти се случват важни неща в живота. „Като например?" - попитах аз.

„Ще бъдеш щастлив, доволен и в крайна сметка ще получиш удовлетворение."

Бързо записах това в бележките си, преди да излезем от колата. Докато вървяхме под красивия вход на катедралата, д-р Нарам каза: „Само когато направиш това, хората наистина ще те чуват, когато говориш. Те ще те забележат и ще имаш голямо влияние. Вярвай или не, но ежедневно всеки човек влияе на другите хора по положителен или отрицателен начин. Когато разбереш какво искаш, постигнеш това, което искаш и се насладиш на това, което си постигнал, се превръщаш в ядро с пулсиращ ефект - започваш да въздействаш на света по положителен начин. И ще направиш този свят по-здраво и по-щастливо място за живот." Той спря, погледна ме и каза: „Клинт, знаеш ли защо се интересувам от теб?"

Поклатих глава в знак „не" и се размърдах неловко. Макар, че отново се чувствах неудобно да бъда център на вниманието,

> *„Никога не преследвай парите. Гони идеи, чудесни идеи; преследвай ги и постигай големи мечти."*
>
> - Баба Рамдас
> (Учителят на д-р Нарам)

ми беше любопитно да разбера защо прекарваше толкова много време с мен.

„Това е, защото си 'сева.' Твоите действия разкриват, че същността ти наистина е отредена за служене; на баща ти, да, и на всеки, когото срещнеш. Изглежда, че си малко объркан относно това, къде можеш да бъдеш най-полезен. Вярвам, че имаш роля да помогнеш на света да стане по-добро място. Защо иначе си тук? Искам да видиш своята роля, каквато и да е тя. Искам да разбереш каква е."

Сърцето ми биеше все по-бързо с всяко изречение, което той изричаше.

„Преди да открия целта си," продължи д-р Нарам, „моят учител ме накара да прекарам десет дни в тишина. Това е едно от най-проницателните и мощни неща, които можеш да направиш в живота си."

Той каза, че много малко хора прекарват толкова дълго време в мълчание, но той го правеше редовно и го смяташе за един от най-важните и силни моменти от своето израстване.

Когато започнахме да се движим отново, той ме попита: „Защо хората пият? Защо пушат? Или се пристрастяват към храна, филми или какво ли още не? Те искат да избягат; те не искат да бъдат с вътрешното си аз. Те не са достатъчно търпеливи в своето неудобство, за да открият по-дълбоките слоеве на своето същество."

Стана ми ясно, че имам навик да бягам от себе си. Не с вземането на наркотици или алкохол, а с работа, пътуване и развлечения. Видях как дори дейностите, свързани със

> *„Когато разбереш какво искаш, постигнеш това, което искаш и се насладиш на това, което си постигнал, се превръщаш в ядро с пулсиращ ефект - започваш да въздействаш на света по положителен начин."*
>
> –Д-р Нарам

> *„Едно от най-проницателните и силни неща, които може да направиш в живота си, е да преминеш през период на мълчание."*
>
> –Д-р Нарам

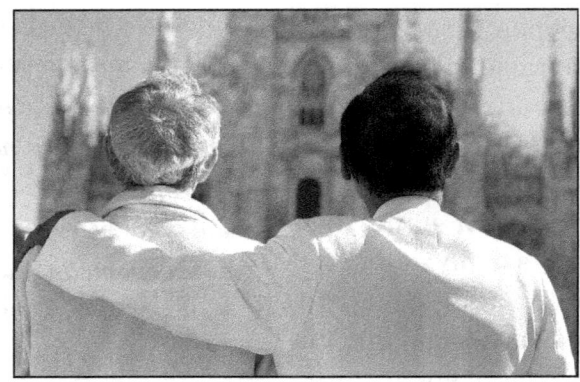

Dr. Naram with Dr. Giovanni, looking up at the Duomo.

служене, бяха добре дошло отвличане на вниманието от неудобството да остана сам със себе си. Осъзнах, че не знам кой съм и не знам как да остана достатъчно дълго насаме със себе си, за да го открия. Имах смътна идея, но тя се основаваше най-вече на това как аз мислех, че другите ме възприемат. За да притъпя неудобството си, наблягах на работата и на забавленията или се разсейвах с нова връзка или с най-новата електронна играчка. Тръпката от тези моменти бързо изчезваше и празнотата отново се завръщаше, казвайки ми, че трябва да има нещо повече и че със сигурност пропускам нещо.

Като стояхме и гледахме отвън катедралата Дуомо, д-р Нарам заключи: „Има много тайни като тази. Когато отново дойдеш в Индия ще е добре да се отдадеш на мълчание. Мога да ти дам някои въпроси, които да си зададеш, но първо трябва да навлезеш в пълна тишина."

Знаех, че това е важно, но се почувствах разочарован, защото не ми беше ясно как да направя нещо повече от това да слушам. Теорията е едно, а действителността ми беше друга. Как бих могъл да приложа това, което бях чул от д-р Нарам и бях записал в дневника си и да го превърна в действително преживяване? Как мога да използвам тези знания в ежедневието си?

Твоите лични бележки

За да се задълбочи и увеличи ползата от прочита на тази книга, отдели няколко минути, за да отговориш на следните въпроси:

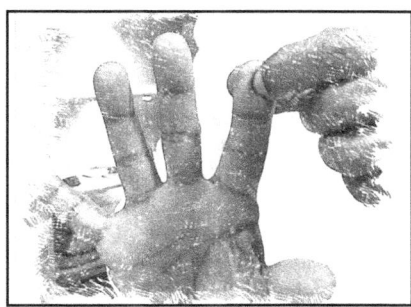

Затвори очи, натисни марма точката в горната част на показалеца на дясната ръка и задай въпросите по-долу един след друг. След всеки въпрос запиши първите мисли/идеи, които ти идват на ум.

Ако ти оставаха само шест месеца живот, какво най-много би искали да направиш или да бъдеш?

_____

_____

_____

_____

Ако знаеше, че няма да се провалиш, какво най-много би искал да правиш или да бъдеш?

_____

_____

_____

_____

Ако имаше десет милиона долара в банковата си сметка и никога повече не би ти се налагало да работиш, какво най-много би искал да правиш или да бъдеш?

_____
_____
_____
_____

Какви други прозрения, въпроси или идеи получи докато четеше тази глава?

_____
_____
_____
_____

ГЛАВА 15

Слонове, питони и безценни мигове

Не е от значение колко много правиш, а колко много любов влагаш в това, което правиш.

Света Майка Тереза от Калкута

Мумбай, Индия

След Италия, отлетях до Индия, за да бъда с баща си. Когато пристигнах в клиниката, бях развълнуван да го видя изправен и ходещ. Нещо повече, той сияеше по начин, който не бях виждал от дълго време. Други пациенти ми разказаха за промяната, която са видели след пристигането му. Той се усмихна и каза, че макар тялото му все още да е слабо, е забелязал, че някои от симптомите му са отшумели. С нетърпение очакваше да се прибере вкъщи, за да се тества отново.

През краткото време, което прекарах с баща си в Индия, д-р Нарам ни покани в своя дом. Посрещна ни съпругата му Смита, която ръководеше всички клиники в Индия, включително и отделението по панчакарма, където помагаха на баща ми. Тя ни посрещна сърдечно в дома си. Когато влязохме, видяхме десетгодишния син на д-р Нарам, Крушна, който държеше огромен питон.

Даже при кратките ми взаимодействия с Крушна разбрах, че той е специален. Вместо да е пристрастен към телефона си или видеоигрите, както много други деца на неговата възраст, Крушна беше съзнателно присъстващ с нас. Въпреки че беше син на известна личност, той беше толкова смирен и любящ. Забелязвах, че всеки искаше да бъде с него, защото се чувстваше добре в негово присъствие.

„Искате ли да я подържите?" - попита ни той. Макар че отначало беше плашещо, беше очарователно да усещам релефа, тежестта и силата на змията, докато тялото ѝ се движеше през ръцете ми и си проправяше път нагоре по тях към врата ми, докато се опитвах да запазя спокойствие. Когато казах, че съм приключил, Крушна ми помогна да я разплета от крайниците ми.

След като хапнахме вкусна супа от мунг и зеленчуци, някой ни съобщи, че отпред има слон. Нахранихме го с тикви от градината и докато той грабваше храната от ръцете ни с хобота си, се възхитих на огромните размери на това невероятно животно. В един момент д-р Нарам даде на слона инструкция. С хобота си слонът взе венец от цветя от ръката на д-р Нарам и го окачи на врата на баща ми. Усмивката на лицето му беше безценна.

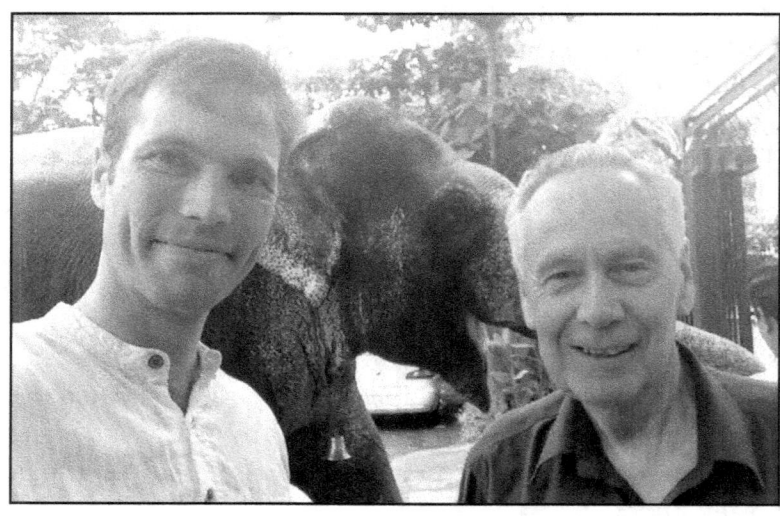

Баща ми и аз заедно в Индия, със слона Лаксми

Когато слонът си тръгна, разпитах д-р Нарам за процеса, през който преминаваше баща ми, и за нещата, които все още ме тревожеха. Може да съм изглеждал като прекомерно грижовен, но това не ми попречи да се поинтересувам за безопасността и ефикасността на това, което баща ми преживяваше и пишеѐ?. Усещайки нетърпението ми по отношение на някои от проблемите, които баща ми все още имаше, д-р Нарам каза: „Това не е програма за бързи решения, Клинт. В някои ситуации излекуването може да бъде мигновено. Но в повечето случаи древното лечение работи с течение на времето, за да излекува хората все по-дълбоко и по-дълбоко. Не можеш да си бременен и да кажеш на лекаря си, че искаш да родиш след два месеца, когато са необходими девет. ‚Някои неща просто изискват толкова време, усилия и енергия, колкото са необходими, независимо дали ни харесва или не. Учителят ми ме научи на едно много важно нещо: ‚За да излекуваш себе си и другите, е необходимо време.'"

> „Това не е програма за бързи решения. Древното изцеление работи с течение на времето, за да излекува хората все по-дълбоко и по-дълбоко. Учителят ми ме научи на едно много важно нещо: ‚За да излекуваш себе си и другите, е необходимо време.'"
>
> –Д-р Нарам

Въпреки че разбирах, нямах търпение да видя пълния резултат за баща ми. Притеснявах се, че е тръгнал по толкова непознат път. Попитах д-р Нарам за безопасността на билковите добавки, които баща ми трябваше да продължи да приема след напускането на Индия. Д-р Нарам каза: „Вместо аз да отговарям на всичките ти важни въпроси, какво ще кажеш да отидеш във фабриката, където се произвеждат?".

Фалшив учен??

След като качих баща си на самолета за вкъщи, прекарах последните си няколко дни в Индия, пътувайки до фабриките и лабораториите, където се произвеждат и тестват билките на д-р Нарам. Опитвах се да се появявам, когато не ме очакваха.

Веднага ми направи впечатление колко чисто и подредено беше всичко. Някой се съгласи да ме разведе на обиколка. Трябваше да обуя калцуни върху обувките си, да дезинфекцирам ръцете си и да си сложа мрежа за коса. Всичко беше модерно; само оборудването за стандартизация и тестване трябва да е струвало стотици хиляди долари. Цялото съоръжение определено струваше милиони и следваше изцяло нещо, което индустрията нарича CGMP (текуща добра производствена практика). По средата на обиколката ми един от администраторите ме свърза по телефона с д-р Нарам. Изразявайки искрената си оценка за видяното, му казах, че това, което прави, изглежда е на световно ниво.

Д-р Нарам бързо каза: „О, не, това не е добре. Моят учител ми казваше, че трябва да създадем най-добрия в света. 'Световна класа' не е достатъчно. Ако видиш нещо, което можем да подобрим, моля, кажи ми."

Той продължи: „Можеш ли да си представиш, че когато започнах, правех формулите в собствената си кухня? Изминахме дълъг път. И днес все още гарантирам, както и тогава, че всяка формула, която произвеждаме, е направена със същата любов, с която майка храни собственото си бебе."

> *„Моят учител ми казваше, че 'световна класа' не е достатъчно. Ние трябва да създадем най-доброто в света."*
> –Д-р Нарам

След обиколката седнах и разговарях с двама от учениците, работили с д-р Нарам в продължение на десетилетия - д-р Пуджари и Гай Кавари. Д-р Пуджари с гордост ми показа съоръжението за лабораторни изследвания. „Гарантираме, че всяка таблетка или лосион е безопасна, без наличие на неща като бактерии или тежки метали".

Той описа колко детайлно и старателно се грижат всяка бутилка с билки да бъде стандартизирана по отношение на качеството и липсата на замърсявания. Древните майстори са наблягали на това нещата да са в съответствие с природата, дори използвали цялото растение, вместо да извличат активните съставки. Той каза, че понякога хората се притесняват, защото две бутилки от една и съща билкова добавка могат да бъдат с различен цвят. Обясни ми, че тъй като не се използват изкуствени химикали или оцветители, естествената вариация в цветовете на едни и същи растения може да доведе до това, че различните партиди от една и съща формула да са с малко по-различен оттенък. Подобно на две партиди броколи на пазара за хранителни стоки, които могат да бъдат с различни нюанси на зеленото, въпреки че и двете са пресни броколи. „Тази вариация в цветовете" - каза той, „е един от признаците, че всичко е напълно естествено."

Д-р Пуджари каза, че тъй като е бил обучен във фармацевтичните науки, първоначално изобщо не вярвал в древните лечебни практики. След това обаче направил собствени проучвания и резултатите доказали ефективността на тези билки и методи.

Гай Кавари обясни, че скоро след като е започнал да работи с д-р Нарам, е станало ясно, че нито в Индия, нито в Аюрведа, нито където и да било на Запад не съществува кодекс или база данни за билките и процедурите, които д-р Нарам е искал да използва. Двамата построили нова лаборатория, като старателно тествали стотици билки, документирали свойствата им и създали своя собствена библиотека за тях.

Когато попитах Гай как би описал д-р Нарам като личност, той без колебание каза: „Две думи: хуманист и гений." Изненадах се, че той каза това толкова бързо и уверено. „Защо?", попитах.

Той каза, че повечето хора в този бранш просто искат да намалят разходите си, затова използват най-евтините суровини и най-бързите методи за обработка. Д-р Нарам, от друга страна, иска най-високото качество, независимо от цената или времето, което е необходимо.

„Затова ли неговите билки са по-скъпи от повечето други билкови добавки?", попитах.

Гай каза, че знае какви са разходите за производство на билковите продукти по такъв начин, както и цената, на която д-р Нарам ги продава. „За него не остава почти никаква печалба. По тази причина го наричам хуманист."

„А защо гений?", попитах.

„Преди години, още преди правителствата на Индия и Америка да започнат да се тревожат за тежките метали, д-р Нарам настояваше, че всички продукти, които създава, трябва да са без наличие на такива. Затова още от самото начало той намира най-добрите суровини и иновативни процеси, за да гарантира, че нито един продукт не съдържа тежки метали, независимо от разходите и усилията, които са необходими за това."

По-късно разказах на д-р Нарам преживяванията си във фабриката. Той ми каза колко е благодарен на хората, които бях срещнал. Те се грижеха за спазването на древните процеси. Те също така гарантираха, че всяка формула преминава през най-високите стандарти на съвременното нутрацевтично тестване.

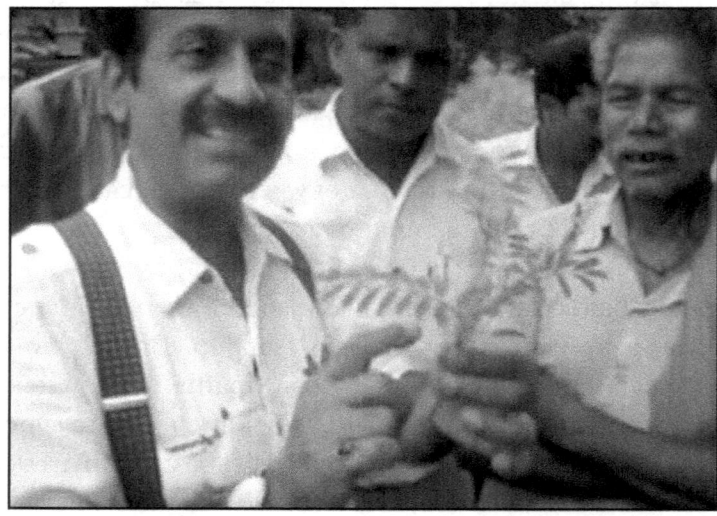

Д-р Нарам в селски район, където се събират билките, държейки растение, чийто сок помага за намаляване на болката и укрепване на имунитета.

Д-р Нарам ми споделил за проблемите, разногласията и трудностите, които често срещал, когато работел с нов учен. Процесите, които неговият учител и древните текстове са насърчавали, били значително по-различни от това, което се преподава или възприема в днешните университети. Учените не разбирали настойчивостта на д-р Нарам да се гарантира, че определени мантри се произнасят преди и по време на производството на билките, или защо нещата трябва да се комбинират само по определени начини и в определено време. Особено когато това отнемало повече време и струвало по-скъпо, отколкото да се направи по по-прост начин.

В случая с Гай Кавари конфликтът възникнал, когато д-р Нарам казал, че определена билка, която облекчавала силното кървене по време на месечния цикъл на жените, трябва да се събира само в полунощ на пълнолуние. Гай сметнал, че това е глупост, и казал това на д-р Нарам. Добавил и че като учен не вярва на приказки и отказал да събира тази билка в полунощ.

„Ти всъщност въобще не си учен," отговорил д-р Нарам.

„Ти си фалшив."

Гай бил хванат неподготвен и се защитил. "Аз съм учен, затова не вярвам на тези глупости."

"Ти си фалшив учен, който вярва, че нещо е вярно, а не го разбира", казал д-р Нарам. "Ако беше истински учен, щеше да знаеш, че имаш хипотеза, но не и заключение. И щеше да я провериш, за да видиш кое е вярно."

Гай се почувствал така, сякаш е получил предизвикателство, което не може да отхвърли, затова разработил обширно проучване, за да докаже, че д-р Нарам греши. Той събирал тази специфична билка по различно време на деня, включително в полунощ по време на пълнолуние. След това тествал ефикасността на активната съставка с тяхното оборудване. Вземал различните проби, смесвал ги във формулата и ги давал на жените, които имали проблем с кървенето.

Резултатите били шокиращи за него. Силата на билките, събрани в полунощ по време на пълнолуние, била почти двадесет пъти по-висока от тази на същите билки, събрани през деня. Когато били смесени в хранителна добавка и давани на жените, които се нуждаели от нея, резултатите били очевидно по-добри. От този момент нататък Гай се съгласил да следва процедурата по събиране на билките и смесване на формулите точно както е описано в древните лечебни ръкописи.

В лабораторията им той открил и други интересни резултати, които противоречели на обучението му. За негова изненада нивата на гранясване намалявали, а срокът на годност се увеличавал, когато се следвали спецификациите в древните текстове.

Въпросите ми относно безопасността на билките бяха изяснени. В същото време бях вдъхновен да видя хора, които работят с толкова много страст и майсторство.

Смущаващ имейл от баща ми

От Индия прелетях през Тайланд до Китай, за да изнеса презентация на научна конференция. Бях заобиколен от професори и студенти, които говореха за различните технологични постижения и как те ще се отразяват на образованието. След като прекарах време с д-р Нарам, връщането към "нормалния" ми живот беше меко казано дезориентиращо.

Начинът, по който виждах себе си и света, се променяше. Когато се опитвах да споделя с други хора някои от нещата, на които бях станал свидетел, те често ме гледаха с недоверие, което прекратяваше разговора. Реших, че не е моя роля да убеждавам когото и да било в каквото и да било. Баща ми беше по-добре и това беше всичко, което имаше значение за мен.

Когато пристигнах в Китай, изпратих имейл на майка ми и баща ми, за да им съобщя, че съм в безопасност, и ги попитах как се чувстват. В рамките на един ден получих тревожни новини от баща ми.

10 септември, 2010
Здравей, сине,

Непрекъснато ме изумяваш. Говориш за нощувка в Банкок и за пътуване до Китай, преди да се отправиш към следващата страна, сякаш си прекарал нощта в Прово и си на път към нашата къща в Солт Лейк Сити.

Все още се опитвам да се възстановя от пътуването до Индия. След като се прибрах у дома, преживях енергиен срив. Не бях в състояние да правя почти нищо. Благодаря, че ни даваш графика си. Кога ще се свържеш с д-р Нарам отново? Ако е скоро, имам няколко въпроса, на които може би ще успееш да получиш отговор, тъй като не разбирам какво се случва в тялото ми.

Моля, знай, че се моля за теб, за да бъде пътуването ти безопасно и ползотворно за всички участващи.

С много любов,
Татко

Бързо му отговорих с данните за контакт с телефонния център на д-р Нарам, който щеше да го свърже. Усетих как тревожната, тиха тъга се връща, за да ме обгърне отново. След всичкото това време, разходи и усилия, дали древното лечение и д-р Нарам не бяха подвели баща ми?

Твоите лични бележки

За да се задълбочи и увеличи ползата от прочита на тази книга, отдели няколко минути, за да отговориш на следните въпроси:

Посочи едно или две неща, които, ако вършиш в живота си с още по-голямо майсторство, биха променили всичко:

_____

_____

_____

_____

Кои добри неща в живота ти са резултат от търпение и дисциплина?

_____

_____

_____

_____

Какви други прозрения, въпроси или идеи получи докато четеше тази глава?

_____

_____

_____

_____

ГЛАВА 16

❧

Нов непредвиден проблем

Не казвайте „Утро е", и не го отхвърляйте с вчерашно име.
Вижте го за първи път като новородено дете, което няма име.

Рабиндранат Тагор

След Китай, се върнах обратно към работата си във Финландия, в Университета на Джоенсю (чието име по-късно беше сменено на „Източнофинландски Университет"). Живеех в малък град, покрит със сняг, недалеч от руската граница. Въпреки, че изпитвам дълбока любов към Финландия, хората и работата си там, след тревожния имейл от баща ми , почувствах спешна нужда да го видя. Това чувство нарасна след като той ми се обади и ме попита кога ще се прибера вкъщи, за да поговорим на живо за здравето му. Той спомена и за „нов проблем." Разтревожих се и бях объркан и възможно най-скоро хванах полет за вкъщи.

Стоейки пред вратата на къщата на родителите ми, се чудех какво ли баща ми иска да дискутираме. Бяха минали повече от шест месеца откакто го запознах с Д-р Нарам в Лос Анджелис. Дали състоянието му се беше подобрило? Дали ще забележа някаква промяна в него? Или ще разбера, че съм го изпратил на другия край на земята за нищо? Дали той продължава да страда? Дали положението му се е влошило? Само преди половин година той ми беше казал, че може и да не доживее до следващата сутрин. Споменът за това беше още пресен и болезнен.

Баща ми ме посрещна на вратата с изражение на лицето, което не можах да разчета. Влязохме в кабинета му и седнахме на същите столове, на които седяхме предния път, когато бях там. Само че този път, вместо да гледа в земята, той ме гледаше право в очите.

Сядайки, той въздъхна. „Сине, имам нов проблем."

Сърцето ми сякаш спря. Страхувайки се от отговора, го попитах - „Какво имаш предвид?"

Той извади от бюрото си кутия за обувки и я отвори. Тя беше пълна с шишета от лекарства. „Проблемът ми е, че не знам какво да правя с всички тези лекарства. Вече нямам нужда от тях!" Огромна усмивка озари лицето му. Преди да посети Индия, той вземаше дванадесет лекарства, а сега имаше нужда само от едно. Престанах да задържам дъха си и успокоен, въздъхнах дълбоко! Усмивката му беше заразителна и се разсмях от изненада.

Оказа се, че енергийният срив, който е преживял след връщането си от Индия, е бил мимолетен, защото отново е започнал да яде привичната си храна, която не е трябвало да консумира. Така че той е изстрадал последствията от това. След като е започнал да взима назначените му билки и е сменил начина си на хранене, той веднага започнал да се чувства по-добре.

Не можех да повярвам. Само преди половин година, неговият живот беше агония, без да знае още колко дълго ще живее. Тялото му беше изключително слабо и дори дребни неща като например ставането от стола или отиването до края на коридора, му костваха неимоверни усилия. Той беше изхабен от болката, което ме ужасяваше. Алцхаймерът поглъщаше съзнанието му и той губеше смисъла на изреченията си и с лекота забравяше. Сърцето ме болеше като го наблюдавах как се потапя в дълбока депресия.

Сега, само няколко месеца след посещението си при Д-р Нарам и изпълнявайки дисциплинирано неговите препоръки, моят баща беше нов човек. Той вече нямаше проблем с холестерола, кръвното му налягане беше нормално и вече не страдаше от висока кръвна захар. През цялото това време, той имаше редовни срещи с неговите лекари в болницата, които наблюдаваха прогреса му и бяха изненадани от това, че той вече не се нуждаеше от някои лекарства. И сега, когато бях при него, той беше спрял повечето от тях!

Може би най-важното за него беше отсъствието на болките в краката и гърдите му, така че той вече не взимаше дори и болкоуспокояващи. „Всъщност", каза той „не усещам болка никъде по тялото си!"

Обясни ми, че има двадесет пъти повече енергия, физически сили и умствена яснота. Отново можеше да работи, което му даваше самочувствието, че допринася за доброто на планетата. Наблюдавайки го, че се чувства полезен и работоспособен, допринасяйки за доброто на хората, което винаги е било неговата мисия, се почувствах удовлетворен както никога досега.

Умът ми препускаше. Това наистина ли се случва?

Какъв благословен момент! Какъв ценен подарък!

Дори сега, когато пиша това, спомняйки си този момент, сълзи се стичат по бузите ми от благодарност.

В този забележителен момент, баща ми ме погледна право в очите ми и каза, „Сега имам друга, много важна, молба към теб, сине."

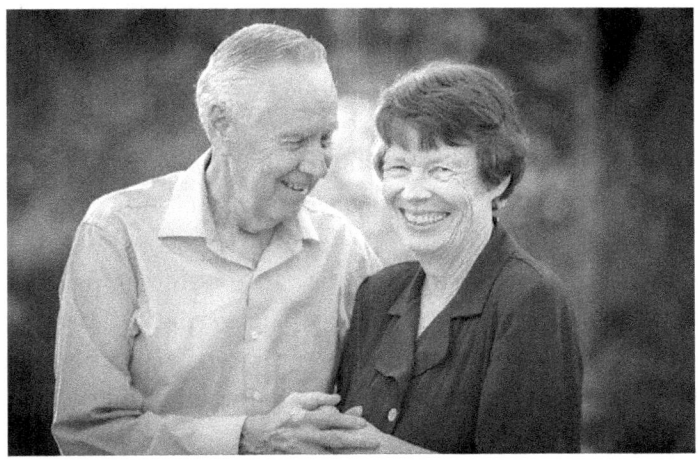

Баща ми и майка ми се смеят отново

Заемайки полагащото им се място върху бюрото му, а не в чекмеджетата, лежеше купчина от папки и книжа с всички материали, които е събирал през целия си живот. Спомняте ли си за книгата, която той искаше да напише, синтезирайки дългогодишната си работа да помага на децата да разпознават добрите идеи и да правят добри избори? Когато болестта и депресията го бяха погълнали, баща ми беше загубил надежда и вяра, че ще осъществи тази си цел.

Слагайки ръка върху купчината материали, той каза, „Искам да допиша *Липсващата Брънка в Образованието*, и искам ти да ми помогнеш. Сине, би ли станал мой съавтор?"

Почувствах се изключително привилегирован и въпреки, че не спирах да се смея, сълзи се стичаха по лицето ми.

„Разбира се," казах.

Колко по-различна молба от тази отпреди шест месеца! Искрено се надявах, че написването на тази книга ще бъде лек за него, нещо, което ще бъде част от неговото наследство. Дори не предполагах, че ще бъде лек и за мен. Но това е история за друг път.

След невероятното възстановяване на баща ми, започнах да описвам, че това, което Д-р Нарам прави с хората, е като да сменя маслото на техните тела. Когато смениш маслото и филтрите на колата си, можеш да видиш колко боклук се е насъбрал. Ние не го виждаме в телата си, но боклукът е там. Ако не го изчистим и не се грижим с нужното внимание, той се проявява като болест. Когато филтрите в тялото на баща ми бяха изчистени, неговите здравни проблеми изчезнаха.

Чувствайки се благодарен на Д-р Нарам и на тази древна система на лечение и още повече виждайки невероятната промяна на баща ми с моите собствени очи, се обадих на Д-р Нарам, за да му благодаря, но нямаше отговор. Това което не знаех тогава е, че по времето когато здравето на баща ми се е подобрявало, бащата на Д-р Нарам е изпаднал в кома и е бил обявен за мъртъв.

Твоите лични бележки

За да се задълбочи и увеличи ползата от прочита на тази книга, отдели няколко минути, за да отговориш на следните въпроси:

Помисли за някого, когото обичаш. Знаеш ли тяхната най-голяма мечта?

_____
_____
_____
_____
_____

Как можеш да ги подкрепиш да постигнат мечтата си? Или как можеш да им помогнеш да си изяснят какво искат, ако не са сигурни какво е то?

_____
_____
_____
_____
_____

Какви други прозрения, въпроси или идеи получи докато четеше тази глава?

_____
_____
_____
_____
_____

ГЛАВА 17
❋
Сбогом

Кое е най-забележителното нещо на света? Че всички ще умрат, но никой никога не мисли, че ще се случи на него.

Перифразирано от Бхагавад Гита, текст на 5000 години

Д-р Нарам знаел, че баща му не е добре. Той го посещавал много пъти през последните години и винаги успявал да му помогне. Този път прогнозата била страшна. Преди да се отправи към дома на родителите си, д-р Нарам поканил д-р Джовани, Лучано и Винай със себе си, несигурен какво да очаква?

Когато пристигнали, били посрещнати със сълзи от брата на д-р Нарам, Видют, майка му, останалата част от семейството и лекарят, който тъкмо попълвал смъртния акт. Било твърде късно.

„Искам да го видя." казал д-р Нарам на брат си.

Д-р Нарам се приближил до леглото, където лежало тялото на баща му. Той протегнал ръка, за да хване китката му и ужасен забелязал нещо. Пръстите му доловили много слаб пулс. Той незабавно помолил д-р Джовани да вземе апарата за кръвно налягане и да измери кръвното му налягане и пулса. Д-р Джовани го направил и показал, че няма пулс. Д-р Нарам го накарал да провери отново, но същият резултат – без пулс, нито кръвно налягане.

Д-р Нарам накарал д-р Джовани бързо да вземе джинджифил и аджвайн на прах от кухнята. Всички в къщата попитали д-р Джовани защо му трябват. Присъстващият лекар също вдигнал очи с озадачено изражение на лицето си и семейството му обяснило, че д-р Нарам е лечител чрез пулсова диагностика. Той поклатил глава и се върнал към документите си.

Д-р Нарам инструктирал д-р Джовани да втрие сухата смес от аджвайн на прах и джинджифил върху краката на баща му. Едновременно с това д-р Нарам втрил масло Гхи и натиснал специфични марма точки на ръцете, краката, корема и главата на баща си. След няколко минути той се навел до ухото на баща си и казал: „Татко, ако ме чуваш и искаш да живееш, тогава вдигни ръка, крака или дори пръста си. Ако не, сега ще вземат тялото ти, за да го кремират." Баща му вдигнал цялата си ръка!

Д-р Нарам не могъл да сдържи вълнението си и казал на брат си, че баща им е все още жив. Лекуващият лекар бил скептичен и обвинил д-р Нарам, че сам е мръднал ръката на баща си. Всички влезли в стаята и наблюдавали как той повтаря процедурата. Този път баща му вдигнал целия си крак, а лекуващият лекар отскочил от изненада.

Докато слушах тази част от историята, се засмях, представяйки си цялата сцена. Лекарят помислил, че това може да е вкочаняване на тялото, докато д-р Нарам не продължил процеса. Бащата на д-р Нарам обичал гуруто Сай Баба.

Знаейки това, д-р Нарам помолил д-р Джовани да му помогне като натисне марма точките и да каже поздрава на поклонниците на Сай Баба, „Сай Рам". От леглото дошъл слаб, но ясен отговор: „Сай Рам".

Всички били смаяни. С огромна усмивка на изумление д-р Джовани казал отново: „Сай Рам".

„Сай Рам!" се чуло още по-силно от бащата на д-р Нарам. След като чули това, всички в стаята се разсмели от радост, някои от тях през сълзи.

Само докторът не се усмихвал. С подписания смъртен акт, все още влажен от мастилото, това било извън неговото разбиране.

Той обявил този човек за мъртъв, а сега той говореше! Вместо да се сбогува с баща си онази вечер, семейството се сбогувало с доктора. Лекарят безмълвно излязъл през вратата.

Бащата на д-р Нарам, буден и в съзнание, се възстановил достатъчно през следващата седмица, така че да може да сяда, да ходи и да говори със семейството си. Лекуващият лекар, който подписал смъртния акт, звънял на брата на д-р Нарам през няколко дни за актуална информация за „този странен случай". Всеки път той бил изненадан да научи, че пациентът е все още жив и здрав.

Бащата на д-р Нарам скоро се почувствал достатъчно добре, за да приключи някои недовършени дела, да подпише важни документи и да проведе жизненоважни разговори със съпругата, децата и внуците си.

„Важно е да завършим определени неща в живота, за да могат душите ни да почиват в мир", сподели д-р Нарам.

Когато казах колко забележително е това, д-р Нарам повтори думите на учителя си: „Никога не губи надежда!"

> *„Важно е да завършим определени неща в живота, така че нашите души да могат да почиват в мир."*
>
> –Д-р Нарам

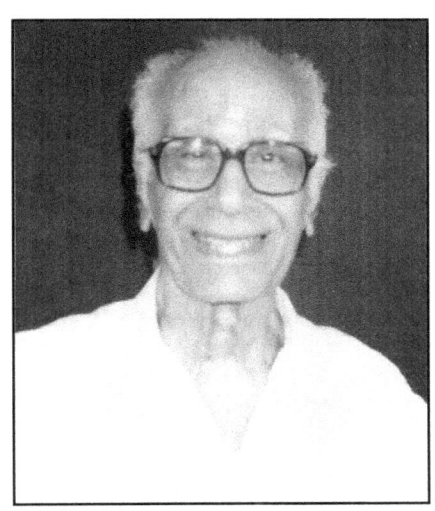

Бащата на д-р Нарам, Панкадж Кимджи Нарам.

Бележки от дневника ми

Допълнителни древни лечебни тайни за помощ на човек в кома * (Продължение от Глава 1)

4) Домашен лек — смеси джинджифил на прах и смлян аджвайн и втрий в стъпалото на човека в кома.

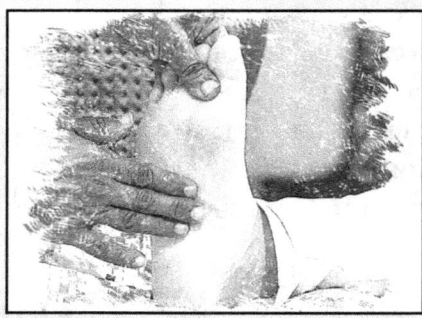

5) Марма-шакти — докато натискаш точките, показани в глава 1 (стр.15), произнеси името на човека по начин, който му е най-познат.

*Допълнителен материал: За да чуеш как д-р Джовани и д-р Нарам говорят за този момент и за да разбереш по-добре този метод, моля посети безплатния за членство сайт MyAncientSecrets.com..

Твоите лични бележки

За да се задълбочи и увеличи ползата от прочита на тази книга, отдели няколко минути, за да отговориш на следните въпроси:

Какви неща в живота си би искал да приключиш, преди да починеш (напр. да се изправиш пред някакъв страх, да простиш на някого, да постигнеш нещо, да поискаш прошка от някого, да преодолееш някакво предизвикателство и т.н.)?

_____

_____

_____

_____

_____

Какви други прозрения, въпроси или идеи получи докато четеше тази глава?

_____

_____

_____

_____

_____

ГЛАВА 18

Древна мъдрост, съвременен свят

Всички пътешествия имат тайни дестинации, за които пътешественикът не знае.
Мартин Бубер

Малко след тези на пръв поглед чудодейни събития д-р Нарам ме покани на церемония по награждаване в Ню Джърси, където беше отличен за това, че е помогнал на пожарникарите и спасителите, реагирали първи на атентатите от 11 септември. Докато стоях сред хиляди хора, които си говореха и чакаха събитието да започне, в сърцето си знаех, че трябва да задам въпрос на д-р Нарам, който ме измъчваше от известно време.

Усмихнах се, когато забелязах Маршал и Хосе, двама от основателите на организацията „Служейки на тези, които служат" (Serving Those Who Serve), които бях срещнал по-рано в Ню Йорк. Сега те помагаха на хора, преживели беди, и се надяваха д-р Нарам да продължи да ги подкрепя.

Когато ме видя, д-р Нарам се усмихна. „Толкова се радвам, че можа да дойдеш, Клинт."

За мен беше чест да бъда там. „Развълнуван ли си?" – попитах аз. „Чух, че губернаторът на Ню Джърси е тук, за да ти даде награда." „По-скоро смирен", отговори той.

„Защо?"

„Знам, че силата е в това потекло, тайните, записани в древните текстове, и обучението на моя учител. Аз съм просто преводач на тази древна мъдрост за съвременния свят. И като стана дума за моя учител, знаеш ли историята за това как разбрах какво може да помогне на пожарникарите от атентатите на 11 септември?"

„Как?"

„Бездомните деца на Мумбай!" каза той.

„Бездомните деца?"

„Да, след хилядите дни обучение, моят учител ми даде задача за служене или сейва. Той ми каза, че първите хора, на които ми беше възложено да помагам, се намират в Дхарави, вторият по големина бедняшки квартал в света."

Д-р Нарам описа как се е срещнал с децата от улицата, които живеят там, мръсните им лица и скъсани дрехи. Той им направил пулсова диагностика и им дал билки, които смятал, че ще помогнат. Но когато се върнал по-късно, разбрал, че нищо не е проработило и децата все още имали белодробни проблеми и такива със съня, депресия, тревожност и кашлица, а пулсът им все още показвал натрупване на токсини в телата. Объркан, д-р Нарам се посъветвал с учителя си и той му казал, че трябва да разследва повече случая и да научи повече за тези деца.

Д-р Нарам се върнал и попитал къде живеят и работят. Разбрал, че са заети в химически завод. От фабриката не искали да плащат за машини, които да разбъркват ваните с химикали, затова наемали деца от улицата да плуват в тях. Той бил шокиран, уведомил властите за това и се върнал при учителя си, за да разбере какво друго може да направи, за да им помогне.

Потърсили заедно в ръкописите, за да видят дали нещо е било използвано в древността за отстраняване на токсини като тежки метали. Развълнували се, когато намерили възможно решение. По време на войните в древността, войниците потапяли върховете на стрелите и копията си в отрови. Лечителите от потеклото на Сидха-Веда трябвало да открият начини да помогнат на хората да се изчистят от тези отрови. Те определили двадесет и седем билки (включително куркума и нийм), които биха могли да помогнат за премахването на тези токсични тежки метали. Въз основа на това, което намерили, д-р Нарам и неговият учител създали нова формула, за да я изпробват върху децата от улицата.

"Подейства и децата се оправиха! Токсините бяха напълно изчистени от телата им. Вярата ми в принципите на моя учител и тези древни текстове се увеличи, като ги видях да дават резултат в такъв драматичен случай. Тогава се случиха събитията от 11 септември и това беше нещо, което светът и Америка никога не бяха виждали."

Когато д-р Нарам бил поканен да помогне на пожарникарите, които работели денонощно на кота нула, той знаел, че те също имат подобни токсини в телата си от вдишване на изпарения и контакт с толкова много токсични отломки.

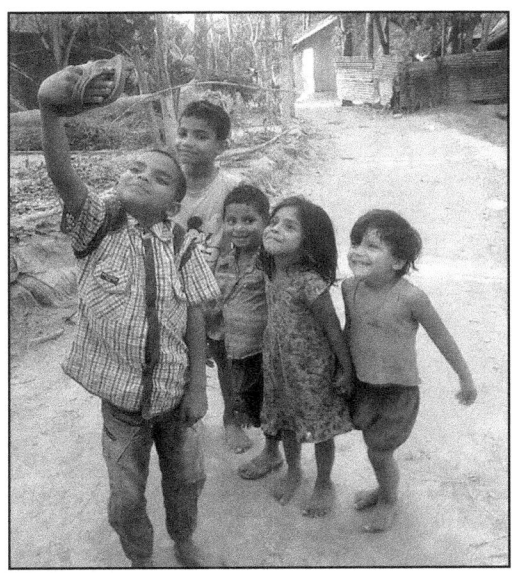

Улични деца си правят „селфи" със сандал.
Източник: Google Images.

Той също така знаел, че западната медицина все още няма начини за изчистването им. „За мен беше удоволствие и чест да бъда полезен. Благодаря на моя учител, че ме научи как да бъда толкова полезен на хората в нужда. Всеки човек, дори в ежедневието, също има замърсявания в някаква степен. Всеки вдишва изгорели газове от превозни средства, консумира преработени или модифицирани храни, които често се напояват от киселинни дъждове, изложен е на излъчване от мобилни телефони, консумира месо или зеленчуци, които са замърсени, и получава различно качество на слънчевата светлина поради проблеми с атмосферата и озоновия слой. Така че дори и да не сме били в Ню Йорк на 11 септември, всички ние се нуждаем от тези древни тайни, за да премахнем токсините от околната среда в телата си."

Въпреки, че всичко беше много завладяващо, не можех да забравя горещия въпрос, който трябваше да му задам. Точно когато се канех да отворя уста, някой ни прекъсна, за да изведе д-р Нарам на сцената.

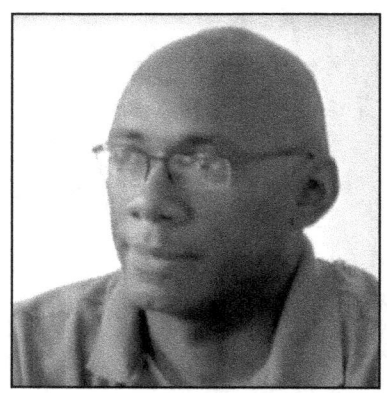

Пожарникарят от 11.Септември Дарън Тейлър от Ню Йорк, приемал билките на Д-р Нарам за премахване на токсини от тялото си, подобряване на имунитета и съня, и за по-здравословен и щастлив живот.

Седнах на мястото си в публиката и прочетох програмата, съдържаща още истории на пожарникари и първите отзовали се, които се възползвали от помощта на д-р Нарам. Един от тях беше Дарън Тейлър, пожарникар от Ню Йорк. Той пишеше:

"Бях изпратен на кота нула два дни след атаките срещу Световния търговски център. Работех в общо издирване и издирване на тела, както и в общо разузнаване и потушаване на пожари. Започнах да забелязвам ефекти върху здравето си около месец след редовните обиколки в града.

Настивах по-често. Понякога се събуждах през нощта с пристъп на суха кашлица. Бях малко депресиран и това повлия негативно на имунната ми система. Като цяло се чувствах по-болен — не толкова здрав, колкото бях обикновено. Когато за първи път чух за тази програма и тези билки, не се заинтересувах. Месеци след като бях на кота нула, симптомите ми се влошиха. Бях разтревожен и реших, че ще опитам нещо натурално. Радвам се, че го направих.

След като приемах билките известно време забелязах че настивам по-рядко и пристъпите на кашлица изчезнаха. Имах повече издръжливост. Просто се почувствах по-добре. Бях по-малко депресиран. Бях по-способен да продължа живота си и да загърбя медицинските проблеми. Спях повече и по-добре. Сега като цяло се чувствам много добре. Благодаря на всички вас за услугата, която предлагате. Успех в предоставянето ѝ на повече хора."

Друга от първите реагирали спасители казваше, че приемала билките около година, когато се е случило нещо удивително: изследванията на белите ѝ дробове имали нормални показания и за първи път от години тя могла да спре да използва инхалатор. Жената беше написала:

„Има допълнителна полза. Успях да спра напълно цигарите, използвайки тези билки. Усещах миризмата им, когато излизаха от тялото ми. Въпреки, че спрях да пуша за една година, винаги имах желание да запаля цигара. След това, какъвто и остатък от никотин да имаше в тялото ми, мисля, че билките го изкараха оттам. Понякога урината ми миришеше на пепелник. Питах се: ,Откъде дойде това?' Мисля, че билките премахнаха никотина от тялото ми. Всичко се подобри толкова много през последната година и го отдавам на билките на д-р Нарам. Предполагам, че те изкарват отровата от всяка част от тялото."

Продължих да чета история след история като тези. Помислих си колко невероятен ефект имаше това, че Хосе беше напътстван да се срещне с д-р Нарам и да създаде организация, за да помогне на първите реагирали на 11 септември. Обзалагам се, че когато е срещнал д-р Нарам за първи път, е нямал представа, че това е пътят, по който ще поеме животът му.

Тогава се сетих за Решма и Раббат. Вероятно не е имала представа, когато за първи път е гледала д-р Нарам по телевизията, че ще бъде напътствана да се срещне с него, за да спаси живота на дъщеря си. Когато д-р Джовани за първи път видял д-р Нарам, не е имал представа, че целият му живот ще бъде посветен на изучаването на древните лечебни тайни и използването им при неговите пациенти. Умът ми беше насочен към неочакваните насоки и чудото на всичко това.

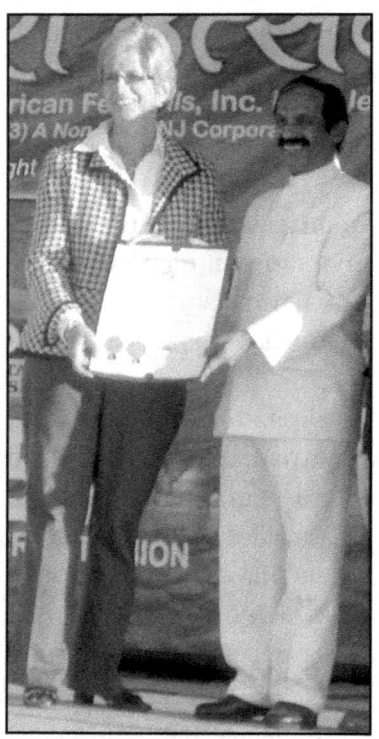

Д-р Нарам получава награда от щата Ню Джърси, дадена от почетния бивш губернатор Кристин Тод Уитман, за помощта, оказана на хиляди пожарникари и спасители от 11 септември.

Точно тогава си спомних една молитва, която казвах като дете, борейки се със смъртта на сестра ми Денис. Молех се Бог да ме води навсякъде, където мога да бъда най-полезен, за да мога да помогна на онези, които изпитват болка.

Затворих очи и се замислих за мистерията на това, което се случваше оттогава насам. Смъртта на сестра ми ме доведе до Гари Малкин и проекта „Мъдростта на света". Помагайки, се срещнах с Гейл Кингсбъри и тя ме запозна с д-р Нарам. Влюбването ми в Алиша ме отведе в Индия. Влошеното здраве на баща ми ме накара да проуча по-задълбочено древните лечебни тайни и т.н.

Във всеки случай бях изумен да видя, че най-добрите неща в живота ми се случваха, когато се опитвах да бъда полезен на другите. Стана ми ясно, че в онези моменти, особено когато сърцето ми беше съсредоточено върху това да помагам на другите, по-висша божествена сила ме водеше там, където беше осигурено изцеление за всички ни. Малко поразен от пороя от прозрения, се чудех накъде ще ме отведе живота сега.

Когато чух водещия церемонията да говори на микрофона, отворих очи и насочих вниманието си към сцената. След общи въведения и официалности, вече бившият губернатор на Ню Джърси, Кристин Тод Уитман, излезе пред микрофона. Тя благодари на д-р Нарам, за помощта на хиляди пожарникари, полицейски служители и други спасители, които помагали на 11 септември. Тя вдигна наградата, дадена от законодателния орган на щата Ню Джърси на д-р Нарам и прочете част от това, което се казваше в нея: „Сенатът и Общото събрание на щата Ню Джърси имат удоволствието да поздравят и почетат д-р Панкадж Нарам, високо уважаван специалист по Древно лечение и пулсова диагностика, прочут с неговата благотворителност, като дава пример в дух на грижа и състрадание в услуга на първите реагирали на терористична атака от 9/11, за неговата изключителна дейност за нашата общност в областта на здравеопазването и за популяризирането на неговата древна лечебна наука по целия свят."

Губернатор Уитман приключи с четенето на писмото, след което помоли д-р Нарам да излезе на сцената. Тя гордо му стисна ръката и му връчи наградата. Насочи го към микрофона, а белият му костюм контрастираше с тъмните цветове зад него. Д-р Нарам започна да говори по своя специфичен начин.

"Намасте. Получавам тази награда, за да бъда почетен заедно с основателите на организацията *Служейки на тези, които служат* – Маршал, Хосе, Нехемия и Розмари. Но истинските герои на деня са пожарникарите, полицията и всички други, които отидоха в сърцето на опасността и рискуваха живота си. Най-малкото, което можем да направим, е да им помогнем да си възвърнат здравето и живота."

"В моето потекло от лечители, ние не се считаме за герои.

Ние виждаме тези, които идват при нас, като хора, които ни правят услуга, позволявайки ни да използваме нашите древни методи, за да им помогнем. Моят учител казваше, че това е един от начините за просветление. Какво правят хората, за да постигнат щастие или това, което наричаме *мокша*, което означава просветление или удовлетворение? Някои поемат по пътя на медитацията, други по пътя на молитвата, някои поемат по пътя на бизнеса или битката. В Индия ние наричаме тези пътища *кармайог*, *бхактийог* или *гяньог*. Според моя учител, по пътя на лечителя получавате просветление или удовлетворение, само ако пациентите ви са щастливи. Да помагаме на хората да се излекуват, е нашият източник на просветление и щастие. Ние се отнасяме към всеки човек като към храм. Можете да кажете, че пациентът е храм или църква, или джамия, или *гурудвара*. Всички тези са имена на места за поклонение. Моят учител ме научи, че Бог живее във всеки един от нас, така че вие сте храм. Ако това е вярно, тогава кога Бог е щастлив? Когато почистите храма! Всеки човек има различни отделения като ум, емоции и душа. Когато те бъдат почистени, ние преживяваме промяна - физическа, умствена и емоционална. В резултат на това, можем да продължим да постигаме всичко, което искаме от живота. Толкова съм благодарен на моя учител, че ме научи на принципите на древната наука, която дава тези по-дълбоки трансформативни възможности на всеки, който я използва."

Докато говореше, се сетих за усмивката на лицето на баща ми, когато ми показа кутията с лекарствата, от които вече нямаше нужда. Бях толкова благодарен, че д-р Нарам му помогна да изхвърли токсините от тялото си и да възстанови баланса на неговите доши. Усмихнах се, защото вече знаех какво означава тази дума - *доша*! Чудех се какви други древни принципи мога да науча, с които да помогна на себе си и на другите. Помислих си за единадесетгодишното момиче Раббат, което излезе от кома, казвайки „Мамо", когато се събуди, и за сълзите в очите на майка й. Замислих се за ликуването на медицинската сестра, че същият метод е помогнал и на собствената й сестра. Сетих се за равин Стивън Робинс от Калифорния, който се измъкна от смъртния одър и инвалидната количка, и отново започна да тренира във фитнеса, изглеждайки и чувствайки се с десет години по-млад. Спомних си как мъжът със замръзналото рамо получи пълна подвижност; за д-р Джовани и пчеларите, които спасиха кошерите си; за жената, която роди в менопауза; и за още толкова много хора, които ми казаха „Д-р Нарам спаси живота ми.". Мислех си за работниците във фабриката на д-р Нарам, които правеха билките според древните методи, с толкова много прецизност и любов, както и за всички пожарникари, които се възползваха от тях.

„Това е известно като *сева* или служба на лечител. Моят учител ме научи, че *сева* не е за пациента, а за лечителя", продължи д-р Нарам. „Моят учител също ме научи, че лечителят трябва първо да се погрижи за две пречки, за да помогне на хората. Кои са двете пречки? Его и страх."

„Сред неописуема опасност, тези пожарникари, полицаи и спасители, отзовали се на помощ на 11 септември, оставиха зад гърба си егото и страха. Те са чудесен пример за вида истинска сева, или служба, която носи удовлетворение. Моят учител ме научи, че Бог е тук във всеки от нас. И за мен е чест да служа на божествения герой във всеки от вас, по какъвто мога начин."

Публиката избухна в овации и стана на крака. Когато д-р Нарам слезе от сцената, тълпата го заобиколи. Като го гледах, почувствах как сърцето ми се изпълва с признателност за това кой е той, на какво е посветил живота си и как това е благословило толкова много хора.

Преминавайки от д-р Нарам към собствените си мисли, видях, че скептикът, който бях първоначално, почти напълно се беше стопил. Освен това усетих, че имам цел и по-дълбок мир, отколкото някога съм изпитвал в живота си. Това не беше пътуване, което планирах да предприема, но въпреки това животът ме поведе по този път и чувствах, че трябва да има причина. Разбира се, все още имаше много сиви зони - толкова много неща, които все още не можех да разбера. Но вместо моментално да отхвърля тези неща, умът ми се отвори към непреклонно любопитство към тях, като исках сам да ги изпробвам и да разбера как работят.

Едва по-късно същата вечер д-р Нарам и аз отново прекарахме малко време заедно, когато най-накрая успях да задам горещия си въпрос.

Горещият въпрос

След като тълпите най-накрая изчезнаха, настъпи момент на тишина, докато само ние с д-р Нарам чакахме колата, която скоро щеше да дойде да го вземе. Той говореше за своя учител и ми каза, че си представя колко горд би бил неговият любим Баба Рамдас да види как древните тайни помагат на хората по целия свят по най-дълбок начин. "Клинт, знаеш ли коя е една от най-големите тайни за щастие и успех? Благодарност. Винаги отдавай заслуженото на тези, които са те учили."

Говорейки от сърце, д-р Нарам сподели: "Преди да напусне тялото си, моят учител ми помогна да открия работата и мисията на живота си. Той ме научи, че тази мисия е отвъд националността, отвъд религията, отвъд политиката, отвъд прослойката в обществото, вярата и расата. Тя е за *цялото* човечество. Той каза, че древните лечебни тайни са като лотосов цвят. Знаеш ли цветето лотос?"

Веднъж сестрата на д-р Нарам, Варша, ми беше казала, че първото му име - Панкадж, се превежда като "лотос".

"Моят учител казваше, че както брилянтното бяло цвете на лотоса се издига от тъмната кал, за да сподели своята яркост и аромат с всички нас, така и тези древни лечебни тайни трябва да се отворят, за да разкрият своята по-дълбока лечебна красота и сила пред цялото човечество.

> *"Една от най-големите тайни за щастие и успех е благодарността. Винаги отдавай заслуженото на тези, които са те учили."*
>
> –Д-р Нарам

Това не е религия, култ или нещо подобно. Това е просто училище на мисълта, към което всеки може да се присъедини и да се възползва – научавайки се как да помага на себе си и на другите и да се излекува все по-дълбоко и по-дълбоко. Моят учител също ми помогна да открия мисията си – да защитавам, съхранявам и пренасям

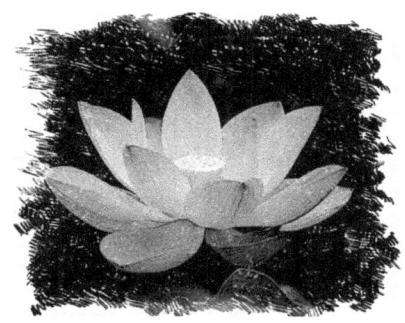

Учителят на д-р Нарам му казал, че трябва да е като цветето лотос

ползите от тези тайни във всяко сърце и всеки дом на земята."

Слушах, впечатлен от благодарността, с която д-р Нарам говореше. Тъй като не можех да чакам повече, казах: „Д-р Нарам, мога ли да ти задам един важен въпрос?". Той кимна.

"Убеден съм, че повече хора трябва да знаят, че тези древни лечебни техники съществуват. Това, което знаеш и правиш, може да помогне на толкова много хора на тази планета.

Те може да не ги изберат, но поне трябва да знаят, че имат избор." Моят изгарящ въпрос накрая изскочи от устата ми: „Как мога да ти помогна?"

Осезаемо сериозният момент се промени, когато д-р Нарам се усмихна и едва доловимо се засмя в отговор на въпроса ми. Бях толкова объркан, че сигурно си личеше по лицето ми. Той каза: „Благодаря ти, Клинт. Искам помощ и имам нужда от помощ. Само че не от теб."

Бях изненадан. Челото ми се сбръчка, докато се опитвах да разбера дали съм го чул правилно.

"Мисията на древното лечение е отвъд нацията, отвъд религията, отвъд политиката, отвъд кастата, вярата и расата. Тя е за цялото човечество. Това е школа на мисълта, от която всеки може да се възползва, като се научи как да помага на себе си и другите, да се лекуват все по-дълбоко."

–Д-р Нарам

Той каза: „Понеже вече те опознах, знам, че умът ти е прекалено зает." Той отново се засмя.

„Аз... аз не разбирам".

Д-р Нарам ме погледна мило и каза: „Вече знаеш шестте ключа на Сидха-Веда за по-дълбоко изцеление. Надявам се, че ще опознаеш всеки един от тях по-добре, като го използваш в живота си и живота на другите. Но точно сега, Клинт, дори и да споделя с теб някои от другите основни тайни, на които ме научи моят учител, ти няма да ги разбереш правилно. Ще се опиташ да ги разбереш с интелекта си, а не със сърцето си или да ги интегрираш в съществото си. Както казах, умът ти е прекалено зает."

Объркан, попитах: „Какво мога да направя тогава?"

„Готов съм да споделя с теб толкова много неща, дори по-големи тайни, когато си готов." Той направи пауза, след което продължи: „Но преди да можеш наистина да ми помогнеш, първо трябва да направиш нещо за себе си."

„Искам да се науча. Ще направя всичко! Какво искаш да направя?"

Д-р Нарам се усмихна и каза: „Ела утре."

Твоите лични бележки

За да се задълбочи и увеличи ползата от прочита на тази книга, отдели няколко минути, за да отговориш на следните въпроси:

За какво си най-благодарен в живота си?

_____

_____

_____

_____

Кого си се чувствал напътстван да срещнеш в живота си, с когото би могъл да се свържеш днес и да му изкажеш благодарност?

_____

_____

_____

_____

За да се задълбочи и увеличи ползата от прочита на тази книга, отдели няколко минути, за да отговориш на следните въпроси:

_____

_____

_____

_____

Посвещение

Посвещавам тази книга в памет на сестра си Денис. Обичам те завинаги.

Може и да не разполагах с инструментите или знанията, за да ти помогна, докато беше жива, но посвещавам тази книга на твое име с надеждата, че тя ще помогне на много хора да намерят надежда и път към по-дълбоко изцеление.

И специално посвещение на легендарния майстор лечител д-р Нарам.

Благодаря ти, че посвети силата на живота си на изучаването и споделянето на тези древни лечебни тайни в полза на всеки дом и всяко сърце на земята.

Уважаеми читателю,

Благодаря ти, че прочете тази първа книга и се присъедини към мен през първата година от моите преживявания с д-р Нарам, които промениха живота ми!

На останалите страници съм включил: Послеслов (с актуална информация за това, което се случи оттогава, и как тя се отнася за теб), Бележка на автора (с информация за безценния подарък, който имам за теб) и Приложение (с речник на новите думи, някои допълнителни древни тайни средства и друга полезна информация).

Първо обаче искам да споделя кратък епилог, който мисля, че ще ти хареса.

ЕПИЛОГ

Божествено напътствие, тайни за самолечение и принципи за превръщане на мечтите ви в реалност

Не пишете името си на пясъка, вълните ще го отмият.
Не пишете името си на небето, вятърът може да го отвее.
Запишете името си в сърцата на хората, с които се срещате.
Там ще остане.

–Неизвестен автор

Дака, Бангладеш (Три години по-късно.)

Самолетът се приземи. Д-р Джовани и аз влязохме в летището, без да знаем какво да очакваме. Въпреки, че често пътувахме заедно през четирите години, откакто се срещнахме за първи път, никой от нас не беше ходил в Бангладеш. Тревогата ни бързо се разнесе. Имиграционните и граничните служители бяха приятелски настроени, услужливи и забавни. Разбрах, че Бангладеш се е отделил от Индия като част от Пакистан през 1947 г., преди да се появи на картата, като независима нация през 1971 г. Оттогава страната е имала два пъти жена министър-председател. Трябваше да се изправя пред собствените си предразсъдъци за това каква би била една мюсюлманска страна.

Докато американските медии обръщаха внимание на това как някои ислямски държави не позволяват на жените да управляват автомобил, бях изненадан, че тази страна има жена министър-председател за втори път. В Съединените щати все още не сме имали нито един път жена за президент.

След като си взехме багажа, се срещнахме във фоайето с Калим Хюсеин.

„Ас-салаам уалейкум", ни каза той, традиционен поздрав в Бангладеш, означаващ „Мир на вас".

Преди да пристигна, научих правилния отговор: „Уалейкум – ас салаам", което означава „И на вас".

„Дъщеря ми с нетърпение очаква да ви види", каза той.

Излязохме извън летището и видяхме няколко души, включително красива млада жена. Когато се приближихме, познах очите ѝ и усмивката ѝ. Зяпнах с изумление.

„Ас салам уалейкум, д-р Клинт, д-р Джовани", каза тя.

Раббат беше вече на четиринайсет. Чудех се коя е тя, толкова красива, толкова интелигентна, толкова жива? Тя беше не кой да е, а малкото момиченце, което излезе от кома в болницата в Мумбай. Въпреки че външният ѝ вид беше изцяло променен за трите години, откакто я видяхме, гласът ѝ беше абсолютно същият. Нежната и ритмична интонация действаше успокояващо на ушите и душата ми.

"Уалейкум – ас салаам" – едва успях да изрека.

Не можех да откъсна очи от нея. Английският ѝ беше дори по-добър, от предния път, тя излъчваше невероятна доброта и увереност. Не чаках дълго, преди да попитам дали мога да направя снимка. Докато тя стоеше до д-р Джовани, забелязах, че сега са почти еднакви на височина.

Преди година получих покана за приятелство във Фейсбук, но първоначално не познах от кого е. С удоволствие разбрах, че това е Раббат! Това върна всички емоции от невероятното ѝ възстановяване. Колко интересен е този свят, помислих си аз. Колко сложно взаимосвързани сме всички ние.

След като се качихме в колата, я попитах нещо, което се чудех: „Защо името ти във Фейсбук е Суон Бела?"

„Знаете ли книгата „Здрач"?" тя попита.
„Да."
„Това е името на главната героиня."
"Чела ли си книгата?" - попитах аз.
„Не, просто ми хареса името." И двамата се засмяхме.
„Как си сега?" - попитах я.
„Силна като кон."

След като пристигнахме в дома ѝ, ни посрещнаха майката на Раббат - Решма, брат ѝ и няколко роднини. Решма беше изключително щастлива да ни посрещне.

„В Бангладеш имаме традиция да даваме нещо сладко на нашите гости", каза тя, изваждайки чиния, пълна с различни сладкиши, които никога преди не бях виждал.

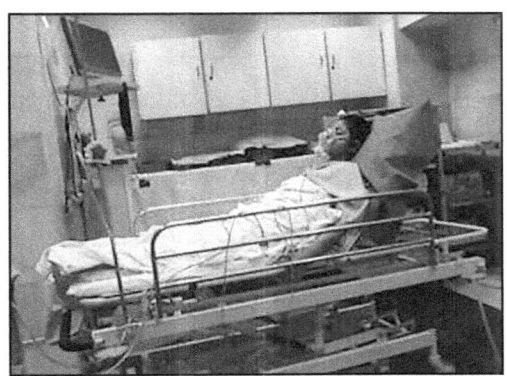

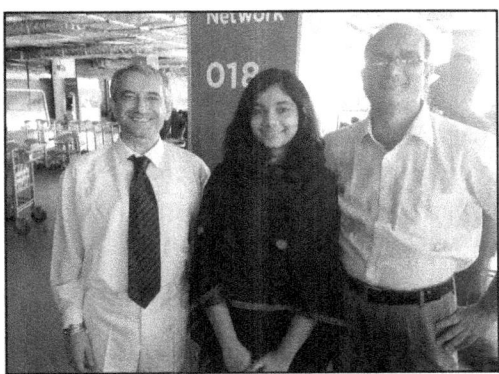

Горе: Раббат, когато я видяхме за пръв път в болницата в Мумбай.
Долу: С д-р Джовани и баща ѝ на летището в Дака.

Ние също имаме подарък за вас", каза д-р Джовани.

„Не, подаръкът си ти самият, че си дошъл. Толкова сме щастливи"- каза Решма.

Д-р Джовани извади няколко гривни и медальони от д-р Нарам за Раббат и нейното семейство.

Нахраниха ни с фантастична храна с ориз и зеленчуци, последвана от още повече сладкиши. Говорехме си, въпреки че понякога се мъчехме да се разберем, но много се смяхме.

След като се нахранихме, Раббат и Даниш, един от двамата й по-малки братя, се разходиха с нас, за да видим тяхното училище.

Даниш имаше същата тъмна коса, искрящи очи и любопитство към света като Раббат. Спокоен, дружелюбен и очевидно много интелигентен, той имаше заразителен ентусиазъм за живота.

Докато четиримата вървяхме по тясната улица към училището, минахме покрай търговци на храна и магазини, където хора стояха на вратите. По улиците се разхождаха крави и кокошки, а ние спирахме да ги нахраним. Раббат и Даниш купиха кокосови орехи от уличен търговец, по един за всеки от нас, и продавачът използва острия си нож, за да ги отвори. Пихме сладката вода направо от черупката и Даниш ми показа как да ям бялата пулпа отвътре.

Няколко малки момиченца ни следваха и си помислих, че може да са гладни, затова им предложих малко от моя кокос. Те се обърнаха и избягаха възможно най-бързо, изчезвайки зад ъгъла. Миг по-късно ги видяхме да надничат оттам, да ни гледат, да си говорят и да се кикотят една на друга. Скоро забелязах, че всички, с които се разминавахме по улиците, ни гледаха.

Те са любопитни - каза Даниш, смеейки се. „Те не виждат често чужденци като вас."

„Как могат да разберат, че сме чужденци?" - попитах аз.

„Толкова си висок и кожата ти е толкова бледа. Знаеш ли как наричаме хора като теб?

„Как?"

„Мъртъвци", каза той. „Тъй като кожата ти е толкова бледа, сякаш вече си мъртъв. Приличаш на вампир."

Смяхме се колко смешно звучи това.

Когато стигнахме до училището, имаше голяма група деца след нас. Поисках да установя връзка с тях, попитах чрез Даниш дали ще изпеят песен. Те започнаха да пеят националния химн на Бангладеш, младите им гласове се сливаха хармонично.

Още деца и няколко възрастни се събраха да видят какво се случва. Щом свършиха песента си, д-р Джовани стана пред очите на всички и изпя химна на Италия. Всички го харесаха.

Нямах търпение да се обадя вкъщи, за да разкажа на майка ми и баща ми за невероятното преживяване да видя Раббат и че съм в Бангладеш. Знаех, че баща ми много обичаше да слуша всяка забавна и завладяваща подробност от моите пътувания.

Когато Раббат ни показа училището, тя обясни, че е училище по английски език и че един от най-любимите ѝ предмети е математиката. Тя ни даде пример: „Когато бях в кома, главният лекар в болницата препоръча да свалят поддържащите живота ми апарати и да ме оставят да умра. Друг лекар ми даде 10 процента шанс да оцелея.

Д-р Нарам взе тези 10 процента и ги повдигна на квадрат. „Какво имаш предвид?" — попита д-р Джовани.

„Той ги степенува на квадрат." Тя обясни: „Десет на квадрат е равно на десет по десет. Д-р Нарам ми даде 100 процента шанс да оцелея. Всички се засмяхме.

„Как се чувстваш в момента?" – попитах аз.

„Сега се чувствам жива на 110 процента."

Тогава Раббат стана сериозна. „Майка ми каза, че се е отказала от всичко", каза тя. „Когато ме заведе в Индия, за да ме лекуват в болницата, похарчихме всичките си пари. Тя беше отделена от баща ми, другите си деца, семейството ни, дома – всичко. Загубихме много, но въпреки това тя каза, че е намерила и спечелила най-важното – живота ми."

Раббат и Даниш ни заведоха да се запознаем с други роднини, които живееха наблизо. Всички ни дадоха сладки, а ние с д-р

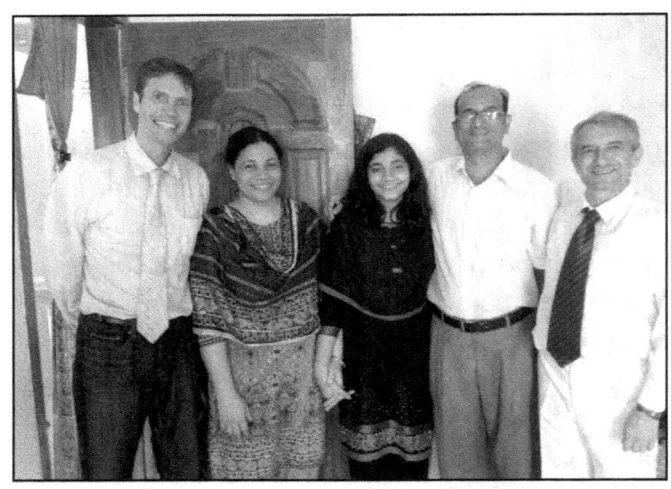

Me, Reshma, Rabbat, her father, and Dr. Giovanni at their home in Bangladesh.

Джовани, вече сити, взехме учтиво най-малките. Срещнахме се с родителите на един от по-малките им братовчеди, който, както научихме, е болен и повръща.

Д-р Джовани им даде билки и домашни лекове. Когато се върнахме в дома на Раббат, прочетох първите глави от тази книга на Решма, Раббат и нейното семейство. Те слушаха внимателно, преживявайки всеки детайл и споделяйки повече контекст.

„Ще напишеш ли за нашата история?" — попита Решма.

„Да, мисля, че ще донесе надежда на толкова много хора", казах аз. „Предполагам, че те ще се почувстват вдъхновени да разберат, че ако следвате сърцето си и слушате вътрешния глас, който идва от Бог, или можете да го наречете духа или Аллах, по-дълбоко изцеление като това е възможно. Вашата история промени живота ми и се надявам, че ще помогне и на много други."

„Бяхме на ръба на отчаянието", каза Решма. „Но имаше решение, имаше надежда. Моля, разкажете нашата история, за да може повече хора да я знаят. Това е чудо; Раббат е с нас".

Звънна телефона на д-р Джовани. Обаждаше се д-р Нарам, който поиска първо да говори с Раббат и след това с Решма, която се разплака, докато говореше с него. Спомних си първия път, когато я видях и колко различни бяха тези сълзи от онези, които видях по бузите ѝ тогава. Накрая тя ми подаде телефона.

„Сега знаеш", каза д-р Нарам бавно, „защо спя толкова добре през нощта. Виждал си някои случаи, но помисли колко много са били през последните трийсет и шест години в моята работа и през хилядите години на моя род. Заслугата не е моя, знам това, но съм благодарен, че съм част от това. Всеки ден благодаря на моя учител, че ме научи на тези тайни, за да мога да бъда полезен на другите.

„Ти помагаш на много хора", казах, размишлявайки върху това, което видях и преживях, откакто срещнах д-р Нарам, и колко много научих за човешкото сърце, за надеждата, за изцелението и устойчивостта. „Иска ми се още повече хора да могат да те срещнат, д-р Нарам."

„Не забравяй, че не аз помогнах на Раббат, а д-р Джовани. Дори нямаше нужда да съм там, когато бяха приложени древните лечебни принципи и методи. И вярата на майка ѝ, Решма, е тази, която създаде промяната. Всеки, който има такова горещо желание и вяра, може да се научи да използва тези древни тайни, за да извлече полза и да преобрази живота си. В известен смисъл предполагам, че би могъл да ги наречеш тайни за самолечение.

Преди да се сбогува, д-р Нарам каза: „Възстановяването на здравето и живота е едно нещо. Сега истинският въпрос за Раббат, за теб, Клинт, за мен и за всички е следният: „Какво правим с живота си, докато сме живи?" Това, което искам най-много за теб, е да откриеш какво искаш и как да превърнеш мечтите си в реалност. Преди да прекрати телефонния разговор, д-р Нарам каза с увереност: „Когато наистина разбереш принципите на тази древна наука, Клинт, това ще промени всичко."

Сега, след повече от десет години, откакто за пръв път срещнах д-р Нарам, мога да видя колко вярно се оказа това твърдение.

Твоите лични бележки

За да се задълбочи и увеличи ползата от прочита на тази книга, отдели няколко минути, за да отговориш на следните въпроси:

What are the most valuable insights, questions, or realizations that came to you while reading this book?

_____
_____
_____
_____
_____
_____

Има ли нещо, което би искал да правиш по различен начин в живота си от този момент нататък?

_____
_____
_____
_____
_____
_____

ПОСЛЕСЛОВ

Мистични чудеса на любовта

*Когато ученикът е готов, учителят се появява.
Когато ученикът е истински готов, учителят изчезва.*

Лао Дзъ

Вече прочете тази книга, която разказва историята на първата ми година с д-р Нарам. Пътуването ми с него продължи десет години и сега вие сте част от него.

Започнах книгата, казвайки: „Не четеш тези думи случайно... Вярвам, че си бил насочени към тази книга в този момент поради конкретна причина.

Знаеш ли коя е твоята? С какво допринесе четенето й? Бих се радвал да те подкрепя в пътуването ти, накъдето и да те води то. В раздел Бележки на автора след тези страници, споделям с теб подарък, който включва безценни ресурси, които събрах за теб.

Преди това, обаче искам да разкажа едно преживяване от моето сърце за твоето, което се случи точно преди издаването на книгата. Този случай е пример за това колко ценен е всеки един ден от живота ни.

На 19 февруари 2020 г. получих трагична новина, че трябва незабавно да се върна в Мумбай, тъй като д-р Нарам неочаквано е починал. В началото не можех да повярвам. Даже ако лекарите го бяха обявили за мъртъв, мислих си, че той ще намери някакъв начин за избяга от смъртта.

Д-р Нарам е пътувал сам до Непал и Дубай. Обикновено ходех с него на всяко турне, но този път той ме помоли да остана в Индия и да присъствам на конференция в Делхи. Всеки ден получавах съобщения и обаждания от него, докато пътуваше, споделяйки някои от новите си прозрения и открития. Например, той ентусиазирано ми каза, че вижда двадесет и седем основни тенденции и предизвикателства, към които светът върви, включително вирусната пандемия, и как древните лечебни тайни могат да помогнат за всяко от тях. Докато обсъждахме предстоящите такива, се почувствах толкова благодарен, че с каквото и да се сблъскахме, имахме д-р Нарам и тези древни тайни, които да ни помогнат.

Един от последните пациенти, които бяха с него в Дубай, ми каза: „Той беше пълен с енергия, докосваше сърцата ни, носеше ни надежда и караше всички ни да се смеем. Никога не сме мислили, че това може да е последният ни път с него".

Когато д-р Нарам бил в самолета за Индия, той се обадил в къщи и разговарял със сина си Крушна, съпругата си Смита и някои гости, Инга и Джак Канфийлд (Джак е съавтор на *Пилешка супа за душата*).

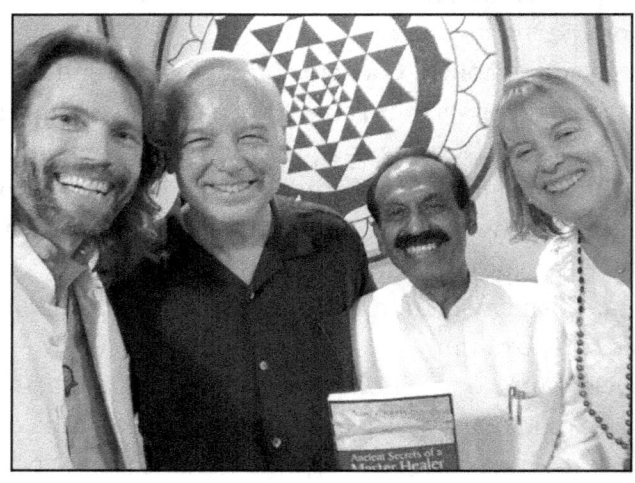

Д-р Клинт Дж. Роджърс с Джак и Инга Канфийлд и д-р Нарам. Снимката е направена ден преди д-р Нарам да отпътува от Индия за Непал

Те бяха дошли в Индия, като баща ми, за да прекарат един месец на пречистващи процедури - панчакарма. Разговорът на д-р Нарам с всеки от тях бил лек, весел и изпълнен с любов.

След като самолетът му се приземил в Мумбай, д-р Нарам се обадил на Винай, за да каже, че е пристигнал благополучно, и попитал дали колата е там, за да го вземе. Някъде между слизането от самолета и преминаването през митницата, летищните служители съобщават, че д-р Нарам внезапно е колабирал. Моментално е бил откаран с линейка в болницата, където го обявили за мъртъв при пристигането. Без да правят аутопсия, те твърдят, че причината за смъртта е сърдечна недостатъчност и тялото е кремирано 12 часа по-късно. В Индия е прието тялото да се изгаря много бързо, тъй като има поверие, че тогава духът може да бъде по-свободен да продължи напред.

Умът ми не можеше да осмисли нищо, което се случваше. Бях с д-р Нарам в Берлин само преди няколко месеца, когато немски лекар направи изследвания на сърцето му и установи, че функционира в нормални граници за мъж на неговата възраст. Това е още една причина, поради която ми беше трудно да повярвам на новината.

Тъй като все още бях в Делхи, веднага се втурнах обратно към Мумбай. Тялото ми беше изтръпнало и шокирано, взех такси направо от летището до крематориума. Докато минавахме през задръстванията по улиците, в главата ми непрекъснато се въртяха болезнени мисли. „Това не може да е истина. Изглеждаше толкова непобедим! Как може това да се случи на моят ментор, моят учител, моят приятел?! Имаме нужда от него!" Таксито ми спря веднага след като семейството на д-р Нарам пристигна с тялото му за кремирането.

Докато вървях през тълпата към тялото му и се вглеждах в очите на всеки присъстващ, поток от спомени нахлу в съзнанието ми. Знаех техните истории и знаех колко дълбоко д-р Нарам беше обичал и помагал на всеки един. Не можах да сдържа сълзите си. Осъзнавайки реалността на смъртта му все повече, усещах опустошителното бреме на загубата – за тези, които го познаваха, и за всички онези, които сега нямаше да могат да го срещнат.

През последните години от живота на д-р Нарам, аз бях като негова сянка. Сега неговият брат, учениците и най-близките му приятели ме прегръщаха, мнозина казваха колко са благодарни за това, което бях направил за събирането на историите и тайните от живота на д-р Нарам.

Беше трудно да сдържам емоциите си, така че си представи какво беше чувството, когато се приближих до сина му. Когато се срещнахме за първи път, Крушна беше на десет години. Сега той беше на двадесет и беше един от най-добрите ми приятели от години. Само месец преди това бях видял Крушна да говори пред публика от 300 000 души и да докосне сърцата на всички. Бяхме пътували заедно до САЩ, Непал и Европа преживяхме толкова много, но никога не сме очаквали този момент. Слагайки ръка на рамото му за подкрепа, нов поток от сълзи се стече по бузите ми.

Тогава Крушна беше човекът, който ме утеши. Той говореше на мен и на хората около нас със спокоен и ясен глас. „Знаеш, че той не е неговото тяло. Тялото му е като риза, а сега е отишъл да си вземе нова. Смъртта му не трябва да се оплаква, но животът му трябва да се празнува."

Гледах го с благоговение. Как можеше Крушна да е толкова заземен, мъдър и любящ, дори в тази най-тежка ситуация? Той мина от човек на човек, като държеше ръцете им, понякога поставяйки ръката си на сърцето им или около рамото им, утешавайки всеки човек, когото докосна.

Докато бях свидетел на това, имах чувството, че

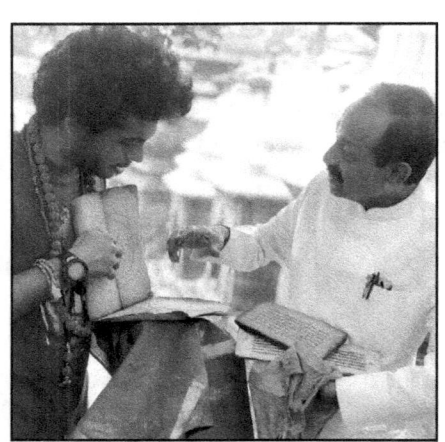

Д-р Нарам преподава на сина си Крушна тайни принципи зад функционирането на древните лекове на Сидха-Веда.

чух гласа на д-р Нарам в главата си, със сладко-горчиви думи, идващи от спомените. Десетки пъти през годините, които прекарахме заедно, всеки път, когато се вълнуваше, че току-що съм научил една от ключовите тайни на неговото потекло, д-р Нарам доволно ми казваше: „Много се радвам, че най-накрая научи това нещо! Сега можеш да го споделиш с Крушна и други хора в бъдеще." Гледайки Крушна сега обаче, почувствах, че има много неща, които искам да науча от него.

През последните десет години бях направил много снимки и видеоклипове на д-р Нарам по целия свят, документирайки неговата лечебна работа и мисия. По навик извадих телефона си, за да заснема някои от моментите и в крематориума, докато не ми стана неудобно. Чувствах се толкова сюрреалистично да правя снимки на тялото му, лежащо неподвижно върху дървена дъска и покрито с гирлянди от цветя. Сложих си телефона обратно в джоба и реших просто да присъствам. Гледайки го да лежи там, много исках да стане, да ни разкаже история, която да ни вдъхнови и да ни накара да се смеем и да ни помогне да почувстваме, че всичко ще бъде наред. Но той просто лежеше неподвижен със затворени очи.

След няколко ритуала мъжете от семейството на д-р Нарам заобиколиха тялото му и го взеха. По-големият брат на д-р Нарам, Видют, ми направи знак да се присъединя като един от членовете на семейството в носенето на тялото. Обиколихме го няколко пъти около купчината дърва, като накрая го поставихме отгоре.

След това Крушна извади пред себе си горящо парче дърво, с което запали последното легло на д-р Нарам. Докато гледах как пламъците започват да се надигат и пращят около тялото му, се замислих за всички години, през които го виждах толкова пълен с живот и лечебна енергия. Оставахме в клиниката понякога до три или четири часа сутринта и той имаше повече енергия, отколкото в началото на деня.

Докато Крушна стоеше до горящото тяло, си спомних един безценен момент от преди няколко седмици с тях двамата.

Последният дълъг ден на клиниката в Индия приключи след полунощ и всички си мислехме, че се прибираме. Д-р Нарам обаче изненада учениците си и Крушна, като ни заведе по пътищата на Мумбай. Багажникът на колата му беше пълен с одеяла и прекарахме следващите няколко часа, намирайки бездомни мъже, жени и деца по улиците и ги завивахме, докато спяха.

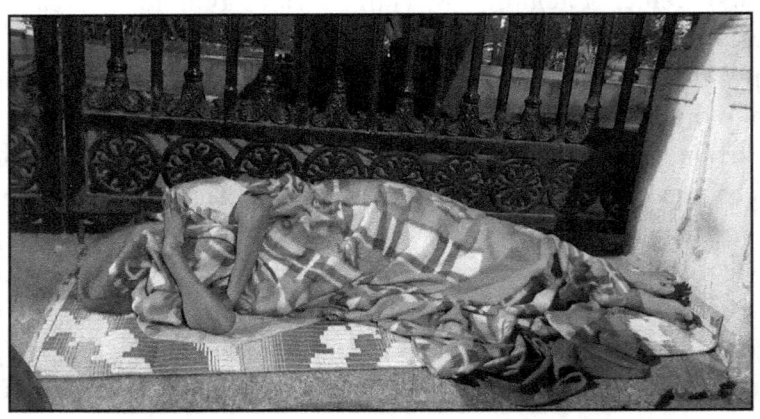

Бездомник с одеялото, с което Крушна току-що го зави..

Въпреки че не беше първият път, когато правехме това, се чудех защо в края на един много дълъг ден, д-р Нарам би искал да ни вземе всички да направим това. Той ми каза: „Клинт, въпреки, че денят ни в клиниката приключи, тези хора все още страдат в студа. Трябва да им помогнем. Когато бях млад и ме изгониха от къщи, трябваше да спя първата нощ на улицата и си спомням колко ми беше студено и самотно. През нощта непознат ме зави с одеяло. Забелязах го едва когато се събудих. Никога няма да разбера кой беше той, но аз го благослових и се ангажирах в бъдеще да помагам на други, които може да са в нужда като мен." Представих си колко благодарен трябва да е бил, изгонен от дома си и спящ на улицата, да бъде докоснат от любовта в критичен момент, когато най-много се нуждаеше от нея. „Когато правиш нещо такова, анонимно, без нужда от нищо в замяна, в крайна сметка Бог те благославя с чувство, което никакви пари не могат да купят", каза той.

Докато огнено одеяло сега затопляше тялото на д-р Нарам, си спомних през годините, когато бях с него, всичките стотици одеяла, които слагахме върху хора, спящи по ъглите на улиците и под мостовете, и погледите на лицата на някои от хората, които се събудиха от добротата на непознати. Където и да отивах с д-р Нарам, той винаги имаше храна или пари в колата или джоба си, за да даде на всеки, който дойде при него в нужда - хора, животни, всеки. Той каза: „Моят майстор ме научи, че *Адити Дево Бхава* (гостите са еквивалентни на Бог) не е просто концепция, а начин на живот." Виждах, че това се отнася за него. Д-р Нарам винаги имаше какво да даде на бездомни деца, които идваха да почукат на прозореца на колата му, или бисквити, които да даде на гладни улични кучета, пресичащи пътя му. За него нямаше значение колко късно е или колко вече е направил.

Онази вечер, докато карахме наоколо и слагахме одеяло след одеяло на хората, видях д-р Нарам да става все по-щастлив и по-щастлив. Докато той и аз гледахме Крушна да минава през улицата, за да завие с одеяло спяща бездомна жена и нейните деца, той въздъхна и ми каза: „Искам Крушна да знае, че колкото по-велик е човекът, толкова по-смирен трябва да стане. Хората не идват при мен от цял свят, защото съм „страхотен лекар". Те идват, защото ги обичам, защото ги разбирам и защото намирам решения на наболелите им проблеми. Когато видя Крушна да прави това с толкова много любов, се чувствам много горд. Осъзнавам, че вече не трябва да се тревожа за него, тъй като той знае, че няма по-добра благословия от това, когато можеш да обичаш и да служиш на хора, които са в нужда."

Смъртта на един майстор, раждането на едно движение

В първото ми радио интервю след смъртта на д-р Нарам водещият ми зададе въпрос, който мисля, че много хора по света си задаваха. „Учителят на д-р Нарам беше живял толкова

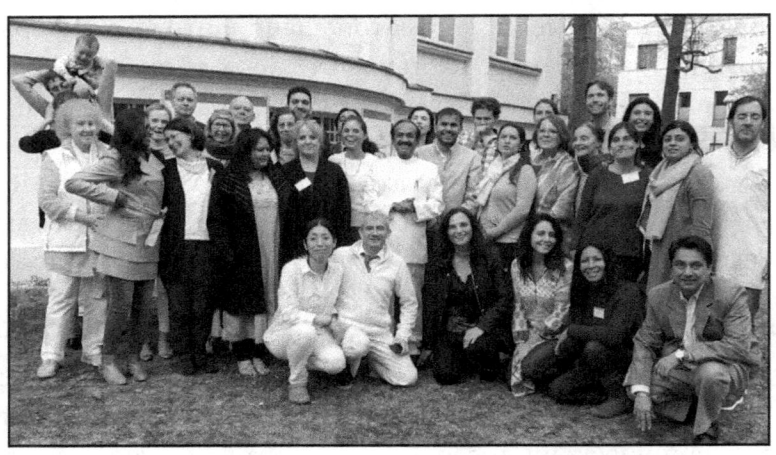

Д-р Нарам с учениците си от курса по Древни традиции на лечение в Университет в Берлин.

дълго, но д-р Нарам беше толкова млад, само на 65 години, когато почина. Как е възможно това?"

Започнах, като отговорих на радиоводещия: „За някои неща може никога да не разберем причината..." Предполагам, че е вероятно всички бяхме приели за даденост и смятахме, че д-р Нарам ще живее по-дълго. Но в крайна сметка, дори с древните тайни, ние всички сме смъртни. Не знаем кога ще е последният ни дъх. Замислих се за моя опит с Раббат в интензивното отделение, забелязвайки въздуха, който влиза и излиза от дробовете ми, осъзнавайки, че всеки един дъх е дар.

Докато спрях да дишам, си спомних красиви думи, които каза сестра ми; „Истината за смъртта е, че никой не може да я задържи вечно. И по-важно от това как някой е умрял, е това как е живял и как е обичал."

За миг си спомних за всички онези, които д-р Нарам беше обичал: неговите пациенти, неговите приятели и семейството му. Сетих се за много от неговите ученици, които той обичаше, все още неспоменати в тази книга, като Сандия от

Япония; д-р. Мехта, Сахадж, Пранита и други от Индия; Алваро и Виде от Италия; Сарита, Саша и Ребека от Англия; Юта от Австрия; Раду от Румъния; д-р Сидики от Бангладеш; Ричард от Норвегия; Дипика от Австралия; Суйоги, Елинор, Дубравка,

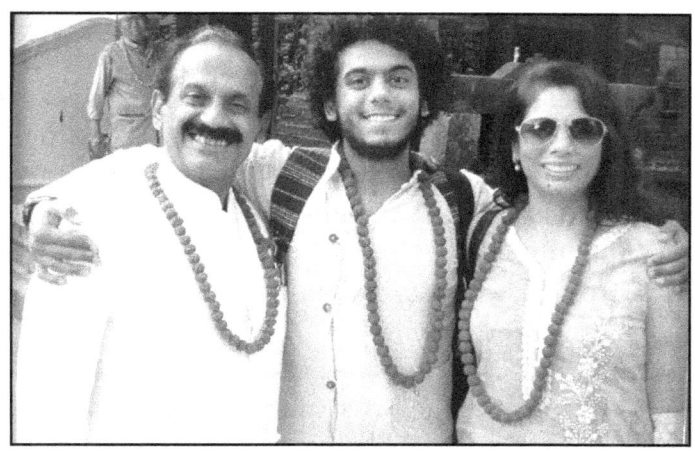

Д-р Нарам, Крушна и Смита в Непал.

Йонас, Мира, Ан, Пуджа, Мокша и Шитал от Германия; и толкова много други. Бях благодарен на всички останали лекари и практикуващи, на които той беше преподавал в Италия, както и на много други от целият свят, които участваха в сертификационния курс на д-р Нарам в Университета в Берлин. В продължение на повече от тридесет и шест години той беше преподавал на толкова много ученици и за мен беше чест да бъда един от тях.

Тогава се сетих за съпругата на д-р Нарам, д-р Смита, която беше с него толкова много години, управлявайки цялата Панчакарма клиника в Мумбай, както и обучаваше други лекари. Помислих си за сина му Крушна и за това как д-р Нарам беше толкова горд с мъжа, в който се превръщаше. Крушна беше обучаван в пулсово лечение, откакто беше достатъчно голям, за да седи в скута на баща си, и вече способността му да помага на хората беше вдъхновяваща.

Manifestations of Mystical Miracles of Love

Чак по-късно осъзнах, че проблема с думата „изчезване" е, че създава впечатлението, че ако човек е напуснал тялото си, това е краят. Но какво, ако истината е друга? Ами, ако д-р Нарам всъщност никога не е изчезвал, но сега е с нас повече от всякога?

Във времето след смъртта на д-р Нарам много хора съобщават за странни неща. Няколко духовни лидери ми казаха с почти същите думи: „Вселената/Бог трябва да е имал много голяма нужда да вземе д-р Нарам толкова бързо. За да може душа, която е майстор като него, да напусне тялото така, трябва да има важна причина. Сега, когато д-р Нарам не е ограничен от тялото, той може да се наслаждава на своята лечебна работа по по-добър от всякога начин."

Забелязах, че дори и да не сме напълно наясно с присъствието на д-р Нарам в духа, има мистични, магически неща, които се случват през цялото време след смъртта му. Много от които, по начина, по който са направени, изглеждат очевидно направени от неговата ръка. Можеш ли само да си представиш усмивката му от другата страна, докато продължава да помага в организирането на чудеса?

Като пример за това, вече десетки хора, включително Крушна, Смита, моят приятел Мина (който беше на посещение в Индия по това време), ми разказаха за забележителните изяви, които д-р Нарам им е направил след смъртта си. Обикновено това беше насън, но понякога беше, докато човекът беше буден. Всяко появяване предава важно лечебно послание или преживяване за този човек.

Ти също си бил привлечен да прочетеш тази книга и неговата история, поради някаква причина. В тази светлина, предполагам, че д-р Нарам се чувства свързан с теб, а може би и ти също усещаш неговото присъствие. Въпреки, че аз лично не съм го виждал, откакто почина, имах едно доста необяснимо преживяване, което искам да споделя с теб.

На сутринта след молитвената служба за д-р Нарам около 5:30 сутринта се събудих, чувствайки се особено изгубен и самотен. Тъмен облак от настъпваща депресия започна да надвисва над ума ми. Навън беше все още тъмно, но не можех да спя. И така, станах от леглото, обух обувките си и излязох на разходка. Двадесет минути след моето безцелно лутане внезапно осъзнах, че някой ме следва. Първо ме стресна, но после видях, че е куче. Имаше кафяви крака, глава и опашка, с черна козина на гърба, почти като палто. Коремът му и голяма част от носа му бяха бели. Когато спрях да го погледна, той също спря да ме погледне. Когато продължих да вървя, то ме следваше плътно. Бях озадачен. Защо това куче ме следваше?

Нямах храна със себе си и бях с празни ръце. Беше дълга разходка и без значение накъде се обърнах или кой път поемах, това куче остана с мен. Беше едновременно забавно и объркващо.

Измежду тъжните мисли изплува споменът, че д-р Нарам винаги имаше нещо за кучета или за всеки, който дойде при него. Чух гласа му в ума си, „Athiti Devo Bhawa." (Отнасяйте се към неочаквания гост, сякаш самият Бог/Богиня е дошла да ви посети.) Когато слънцето изгря и магазините се отвориха, купих бисквити за този неочакван посетител, докато той търпеливо седеше на земята и ме чакаше. Въпреки това, когато оставих бисквитите на земята пред него, кучето ги подуши и след това отново погледна към мен, без да отхапе или дори да ги оближе.

Сега бях още по-объркан. Ако не беше гладен, тогава какво искаше от мен?

Продължих да вървя и разбира се той стана и ме последва, оставяйки бисквитите за друго куче или щастливо животно. Досега каквато и тъга да бях изпитал, беше изчезнала и на нейно

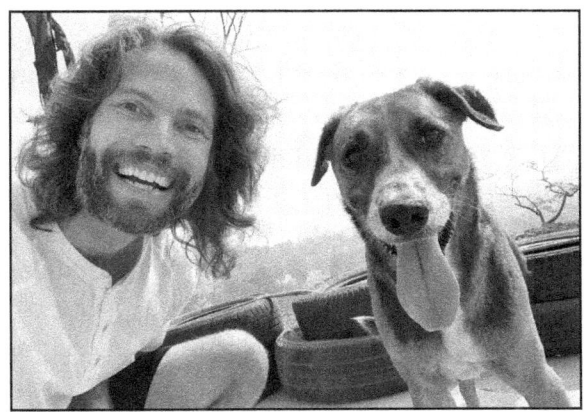

Кучето чудо Майло и аз след една от първите ни разходки заедно.

място имаше игриво страхопочитание от случващото се. Докато вървяхме заедно, започнах да си спомням много неща, на които ме беше научил д-р Нарам, които в светлината на неговата смърт ми повлияха по нови начини. Усещайки ценността на всичко това и магията на външния вид на това куче, извадих телефона си и направих видео на живо във Фейсбук, за да го споделя с други, които също може да страдат от новината за смъртта на д-р Нарам.

Реакцията от видеото беше феноменална. Хора от целия свят оставиха коментари, коментирайки начина, по който им е помогнал в техния процес на оздравяване. Веднага след това се срещнах с Крушна, който виждайки кучето беше осенен от многото спомени. Бяхме развълнувани от прозренията, които ни донесоха.

Същата вечер обаче бях изправен пред предизвикателство. Не знаех какво да правя с това куче, което щеше да лае или да скимти, ако го оставя пред вратата. В крайна сметка реших да се отнеса към този неочакван гост така, сякаш самият Бог е дошъл. Не бих оставил Бог навън да спи на улицата, нали? И така, предпазливо пуснах кучето вътре. Бях приятно изненадан, че не одраска мебели и не пика по пода. Благодаря на Бога. То просто лежеше на земята, в която и стая да отиде и ме гледаше. Когато дойде време за сън, то спря да хленчи, чак когато го оставих да лежи на пода точно до леглото ми, с ръката ми на главата му.

Има толкова много неща, които мога да кажа за това божествено куче. Сега го наричам Бхайрава (което е божествено проявление на Бог под формата на куче) или чудото Майло (защото го намерих, когато бях депресиран, но появата му ме доведе до изблик на любов). Магическата му поява предизвика дълбоко изцеление. Неговото присъствие ми показа, че наистина никога не сме сами. Навсякъде около нас има признаци на божествена любов и всичко, което трябва да направим, е да ги потърсим.

Когато за първи път чух за смъртта на д-р Нарам, си помислих: „Това ли е краят? Какво следва?" Изцелението, което Майло ми донесе, е страхотно напомняне, че неговата смърт

НЕ е краят. Просто историята взе обрат, различен от очаквания или искания. Имам още много истории от миналото с д-р Нарам, които да ти разкажа, но Майло също ме научи, че има още много други такива, които ще дойдат в бъдеще.

Това, от което съм много развълнуван, е, че ти сега си част от продължаващата история. Много ми е интересно каква роля ще изиграеш в останалата част от историята и каква част от тази история ще преживеем заедно. Времето, прекарано с Майло ми напомни, че всички сме заедно в това и никой от нас никога не е наистина сам.

В тази връзка, ето едно последно преживяване, с което ще споделя с теб. Майло беше при мен втори ден, и с моя приятел Мина трябваше да отидем в клиниката. Не знаех какво да правя с Майло. Когато извиках Убер, то ме последва до колата. Веднага щом с Мина се качихме в колата, Майло скочи веднага след нас и се отпусна в скута ми. Шофьорът на Убер не изглеждаше щастлив, но, за щастие, все пак реши да ни закара.

Майло седеше в скута ми през цялото пътуване от тридесет и пет минути. Мина отбеляза колко странно и интересно е, че улично куче прави това. Когато пристигнахме в клиниката, Майло изскочи от колата и веднага започна да маха с опашка. Бях неспокоен да го оставя, да ходи с мен по коридорите на сградата, но той нямаше да се съгласи с нищо друго освен да ме преследва. Помислих си, че тъй като много хора водеха животните си при д-р Нарам и предположих, че персоналът ще е свикнал с това. след като влязохме в клиниката се случи друго невероятно нещо, което също заснех на видео и излъчих на живо във Фейсбук.

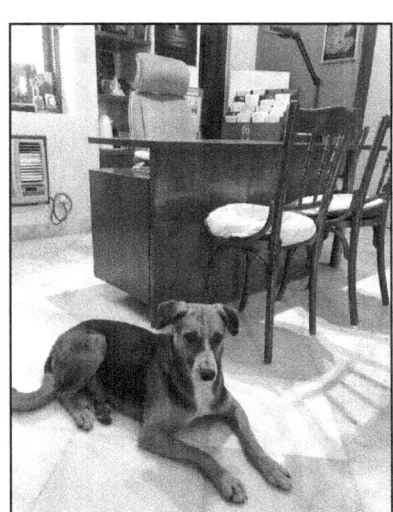

Майло, седнал на пода пред бюрото на д-р Нарам.

На вторият етаж на сградата кучето ме остави и отиде направо в кабинета, където д-р Нарам приемаше пациенти. Член на персонала отвори вратата и всички бяхме много изненадани, когато Майло влезе в кабинета, погледна нагоре към снимката на д-р Нарам и Смита с Далай Лама, след което погледна към стола, където д-р Нарам седеше. Тогава Майло седна точно пред бюрото, сякаш мястото му беше там. Сълзи започнаха да се стичат по бузите на влезлия персонал, станали свидетели на мистичното

събитие. Дори аз трябваше да се върна, за да гледам видеото си на живо във Фейсбук, за да видя дали наистина се е случило така, или просто си го въобразявам.

Много членове на персонала дойдоха да видят и да се снимат с Майло, цялото преживяване поднови чувството на страхопочитание и удивление във всички нас. След това затворих вратите на кабинета и Мина, Майло и аз седяхме там известно време. Мина и аз затворихме очи, за да медитираме и в тишината се появи спомен за един от първите ми пъти в тази стая - от преди десет години, когато за първи път посетих Индия с Алиша.

Точно до мястото, където сега седеше Майло, д-р Нарам ме беше дръпнал настрана от тълпата, които чакаха. Мислех, че е странно, че той ме дръпна настрани да говорим, и затова с любопитство го слушах: „Не знам защо, Клинт, но вярвам в теб." Той направи пауза. „Може би има причина да си тук. Имам силното чувство, че ще направиш нещо страхотно в живота си, че ще успееш да правиш нещата, които искаш да правиш." С ръка върху ръката ми той ме погледна в очите и каза: „Основният въпрос е какво искаш?"

Когато този спомен изплува, по лицето ми се появи голяма усмивка, която прекъсна потока от сълзи, стичащи се по бузите ми.

И това е въпросът, с който ще те оставя сега, скъпи читателю. *Какво искаш?*

БЕЛЕЖКА НА АВТОРА

Какво следва?

*Живей сякаш ще умреш утре.
Учи все едно ще живееш вечно.*
Махатма Ганди

Е, какво следва за теб от тук нататък? Хората ме питат: „Клинт, сега, когато д-р Нарам почина, къде да отида, за да изпробвам древните тайни?"

Д-р Нарам ме научи, че в осемдесет процента от времето има прости неща, които можеш да направиш, за да се излекуваш. Трябва само да приложиш определени принципи и малко подкрепа. Къде можеш да научиш повече?

Регистрирай се на безплатния за членство уебсайт www.MyAncientSecrets.com/Belong, където:

1. Към всяка глава има видео обучения с д-р Нарам, с мен и други специалисти за домашни и билкови лекове, марма точки и диетични тайни, които могат да ти помогнат.

2. Можеш да видиш как да говориш лично с някого относно твоето лично положение

3. Ще получаваш формация за всякакви събития или обучения (на живо и онлайн) и ще можеш да разбереш как да поканиш мен или някой друг да говори на твоето събитие.

4. Ще научиш повече за работна тетрадка, която е приложение към тази книга, наречена *Открий себе си: Прилагане на древните тайни, които могат да променят живота ти* (включва разширено съдържание, което не е в тази книга). Тя помага да персонализираш и приложиш тази изпитана във времето мъдрост за твоето физическо, умствено, емоционално и духовно благополучие.

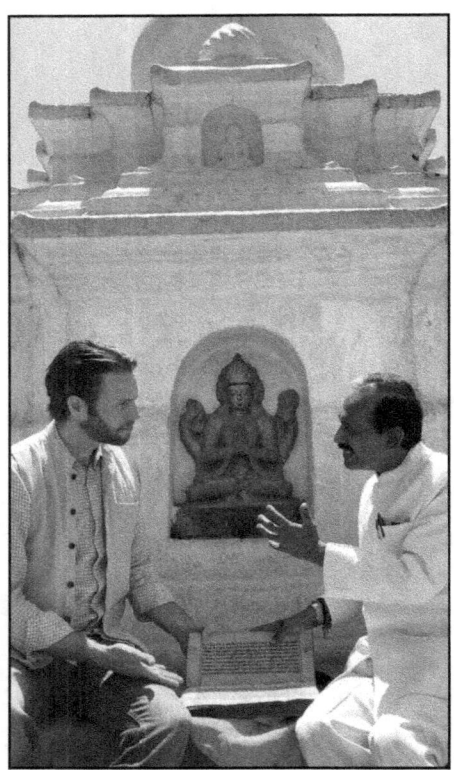

Д-р Нарам и аз на същото място, където неговият учител го е учил.

5. Като допълнение ние създадохме забавна игра за теб, наречена Отключване на твоята древна тайна сила за тридесет дена. Тя може да ти помогне, докато играеш, да изпиташ по-цветущо здраве, неограничена енергия и спокойствие на ума.

6. Ще се свържеш с общност от хора, които искат да променят планетата към по-добро и ще станеш част от семейството ни.

Вълнувам се да науча какво ще се случи в живота ти, след като се присъединиш към нас.

Бележка:

Доколкото знам, това е първата книга, публикувана на английски език за древните лечебни тайни на д-р Нарам. Никой не ме е карал да я напиша, нито пък е ми е платил за това. Почувствах се вдъхновен да го направя. Тази книга не е окончателната работа за д-р Нарам, нито за Сидха-Веда, а представлява само моята гледна точка. Надявам се, че улавя и почита жизнената и динамична природа на този специален човек и майстор лечител, както и емоциите на онези, които споделиха своите истории с мен. Някои от хората, които интервюирах, поискаха да останат анонимни, затова промених имената им. Останалите дадоха съгласието си да споделя публично техните истории и в някои случаи казаха, че мога да дам контактите им на всеки, когото поиска. В някои от случаите направих съставни герои, за да помогна на хората да останат анонимни и да запазя историята разбираема. Всички хора, които споделиха своя опит, изразиха надежда, че ще могат да вдъхновят други, когато имат най-голяма нужда от това. Направих последващо интервю или видеоклип с много хора, споменати в тази книга, като Раббат, за да можеш да разбереш какво се случва сега в живота им. Можеш да ги намериш и на уебсайта за членство MyAncientSecrets.com.

Специални благодарности и признателност: Списъкът с хора, на които да благодаря, е толкова дълъг, че трябваше да го публикувам на уебсайта MyAncientSecrets.com. За всички онези, които са помогнали по някакъв начин със споделянето на истории, рецензирането, редактирането и даването на отзиви за тази книга, отправям дълбок поклон на благодарност. Благословията на вашата любов се усеща във всяка страница на тази книга.

Следваща книга: Понеже тази книга описва само няколко от безбройните истории и домашни лекове, които съм заснел, вече работя върху следващата си книга от поредицата. Тя ще включва още истории и тайни, които могат да променят живота ти. Когато се регистрираш към уебсайта за членство, ще получаваш актуална информация, относно публикуването на следващата книга. MyAncientSecrets.com/Belong

Твоето пътуване: Махатма Ганди отбелязва, че всички ние сме взаимосвързани. Когато един човек страда, ние всички страдаме в същата степен. Съответно, когато се помогне на някого, цялото човечество се извисява до същата степен. Ако тази книга ти е помогнала по някакъв начин, каня те да оставиш пет звезден коментар в Amazon.com, както и да споделиш наученото с тези, които обичаш. За всеки един живот, който докоснеш и подобриш, ще се възползва цялото човечество в същата степен.

Тази книга всъщност не е за д-р Нарам и никога не е била. Нито пък се отнася за мен. Може никога да не срещнеш никой от нас или да приложиш този начин на лечение.

Тази книга е за *теб* и винаги е била. Нейната цел е да откриеш божественото в себе си, което може да те насочи към идеалните за теб преживявания, учители и изцеление. Надявам се, че в резултат от приключението от четенето на тази книга ще почувстваш повече любов, повишено желание да се грижиш по-добре за себе си и повече благоговение пред чудото на живота.

Ти наистина си красива, уникална и брилянтна част от божествения гоблен на битието. Целият живот се случва *за* теб, а не *на* теб.

И ти си напътстван. Като доказателство за тази реалност - ти четеш тези думи точно сега.

Може дори да си се вдъхновил четейки тази книга за някои действия, които трябва да предприемеш, и бих те насърчил да ги направиш. Или може би си се сетил за някого, на когото би искал да я препоръчаш. Никога не знаеш кой би имал нужда от този дар на любов точно сега.

Имам една последна молба към теб.

Приканвам те да спреш за няколко минути и да затвориш очи, или да напиши, в полето по-долу, в свободен стил за всеки момент, човек и преживяване, които помниш, които са допринесли нещо в живота ти, за което си благодарен.

_____
_____
_____
_____
_____
_____
_____
_____
_____
_____
_____
_____
_____
_____
_____
_____
_____
_____
_____

Погледни написаното отново и докато четеш всеки ред, благодари от сърце на живота. На края кажи „благодаря" за подаръка да бъдеш себе си, точно който си, точно където си и точно в този момент. Благодаря ти.

Точно както бях напътстван да помогна на баща си и много хора и събитията бяха идеално поставени на пътя ми, за да ме доведат до мястото, където съм сега, истината е, че ти също си напътстван, От любов. Вярвай, че ще продължиш да бъдеш воден от любов към онова, което е правилно за теб.

Надявам се винаги да помниш, че с каквито и проблеми да се сблъскаш, всеки от тях има решение. Както казваше д-р Нарам, „Всеки проблем или предизвикателство носи в себе си семената на равни или по-големи възможности."

Намасте,

Д-р Клинт Дж. Роджърс

П.П. Ще се радвам да поддържам връзка с теб, да чуя историята ти за това какво те е довело до тази книга и твоите впечатления от четенето ѝ. Можеш да се свържеш с мен във Facebook, Instagram или да ми изпратиш имейл на DrClint@MyAncientSecrets.com.

ПРИЛОЖЕНИЕ

Речник на новите думи

Аам /или ама/ = токсини

Агни = древен термин, използван за описание на храносмилателния огън или сила

Алопатия или Алопатична медицина = система от медицински практики, която има за цел да се бори с болестта чрез използване на лекове (като лекарства или хирургия), създаващи ефект, различен от или несъвместим с този, причинен от болестта (определение от речника по медицина на *Merriam-Webster*).

Амрапали = считана за една от най-красивите жени, раждали се някога; тя използвала древните тайни на Сидха-Веда за младост и красота, които научила от Дживака; тя поддържала младостта и красотата си така добре, че кралят, който имал млада и красива жена, се влюбил в Амрапали, въпреки че тя била с двадесет години по-възрастна от него.

Древно лечение = не цели „борба с болести", а създаване на баланс в тялото, често чрез изчистване на токсини, като по този начин тялото се самолекува.

Безплатният за членство сайт MyAncientSecrets.com = подарък за теб за прочитането на тази книга и източник на знание как незабавно да прилагаш тези древни лечебни тайни в живота си. Започни тук: www.MyAncientSecrets.com/Belong.

Древни традиции на лечение = двугодишен курс за древните лечебни методи на д-р Нарам и Сидха-Веда, първоначално преподаван от университет в Берлин, а вече и в други учебни заведения по света.

„Атиди Дево Бхава" = Индийска поговорка означаваща, да се отнасяш към всеки гост, който и да е той и колкото и неудобно да е посещението му, сякаш самият Бог е дошъл в дома ти. В лечебното потекло на Сидха-Веда, тази поговорка се приема присърце, считайки всеки човек, който идва, като проявление на Бог.

Атмията = мощен житейски принцип, преподаван от Харипрасад Свамиджи и практикуван от членовете на *Божественото общество на йогите*: без значение как някой се отнася с теб, ти можеш да отговориш с любов и уважение.

Аюрведа = наука за живота; над 5000-годишна медицинска наука от Индия, която се фокусира върху преодоляването на болести и какъв начин на живот помага за превенцията им.

Блокажи (физически, умствени, емоционални, междуличностни, духовни, финансови и т.н.) = където животът засяда и се вмирисва (и става трудно). По-дълбокото изцеление идва, когато можем да разпознаем и премахнем блокажите по безопасен, дългосрочен начин.

Буда = духовен учител, първоначално наречен Сидхарта Гаутама, който е роден в Индия преди приблизително 2500 години; известен с това, че се е отказал от привилегирования живот в двореца, за да следва и по-късно да преподава път към просветлението.

Съзнателно, подсъзнателно, свръхсъзнателно = три нива на съзнание, които се активират чрез марма-шакти

Дард Мукти = Дард означава „болка", а Мукти означава „освободен от"; древни лечебни тайни, които спомагат за облекчаване на различни видове ставен или мускулен дискомфорт.

Болест = как д-р Нарам говори за дисбалансите - че има дисбаланс, създаващ неспокойствие или липса на лекота, и когато премахнете блокажа и балансирате отново системата, лекотата в живота ви се връща.

По-дълбоко изцеление = поглеждане отвъд повърхностните симптоми, за да се разреши основната причина на един проблем на физическо, умствено, емоционално и духовно ниво.

Доши - представяне на елементите в тялото, които съществуват в природата (напр. *кафа* = земя/вода, *вата* =вятър, етер, *пита* =огън); когато са в баланс, ние сме здрави, когато са в дисбаланс - това създава болест.

Гхи = пречистено масло получено чрез изваряване на твърдите вещества от млякото, след което се използва в приготвянето на храна и за медицински цели.

Гурудвара = място за поклонение на сикхите.

Дживака = майстор лечител, живял около 500 г. пр.н.е. Известен като първият майстор от потеклото на Сидха-Веда; той е бил и личен лекар на Буда; Амрапали, смятана за една от най-красивите жени в света; и индийският крал Бимбисара. Той изучил, записал древни ръкописи и предал на учениците си тайното знание, което открил за постигането на цветущо здраве, неограничена енергия и душевен мир на всяка възраст.

Кафа = *доша*, или елемент от живота, свързан със земя/вода

Кармайог, бхактийог и джианйог = различни пътища към мокша - състояние на просветление или удовлетворение (пътят на медитацията, пътят на молитвата и пътят на успеха в бизнеса или в битка).

Марма-шакти = древна технология за по-дълбока трансформация, действаща на всички нива – тяло, ум, емоции и дух. Съзнателно или несъзнателно всеки е програмиран от обществото. Марма е древна технология за препрограмиране на себе си, за да приведете живота си в съответствие с истинската си цел. Може да помогне за премахване на блокажи и балансиране на вашата система. Не само, че физическата болка може да се намали или изчезне, тази древна технология също може да ти помогне да постигнеш каквото желаеш в живота.

Мокша – състояние на просветление или удовлетворение.

Намасте или **Намаскар** = поздрав в Индия, с притискане на длани една към друга пред сърцето, което означава „божественото в мен се покланя на божественото в теб и аз почитам това място, където ти и аз сме едно".

Пакода – индийско ястие подобно на лучени кръгчетата, които д-р Нарам използва, за да ми помогне за силното главоболие, като показа принципа, че всяко едно нещо може да бъде лекарство или отрова, в зависимост от това как, кога и къде се използва.

Панчакарма или астакарма = многостепенно изчистване и възстановяване на основните системи в тялото, един от шестте ключа на Сидха-Веда за по-дълбоко изцеление. *Карма* означава „действие", а *панча* означава „пет". Така че панчакарма се състои от пет действия за премахване токсините или прочистване на тялото. В астакарма има осем действия или три допълнителни стъпки за пречистване и ребалансиране на тялото отвътре навън.

Панкадж Нарам = майстор лечител (Д-р Нарам), споменаван в тази книга, роден на 4 май 1955 и напуснал тялото си на 19 февруари 2020.

Пита = *доша* или елемент от живота, свързан с огъня.

Пулсово лечение = древен метод на диагностика, при който лечителят докосва пулса на пациента и в зависимост от него може да се определи какви дисбаланси и блокажи има в тялото и как се отразяват на физическото, менталното, емоционалното и духовното здраве.

Сева = служене.

Шакти = определяна като „сила" или божествена сила да правим или създаваме неща. Според д-р Нарам тази сила е вече в теб и марма-шакти е древният инструмент, който спомага да я изведем навън като използваме други ключове на Сидха-Веда, за да помогне на хората да имат цветущо здраве.

Сидха-Веда /или **Сидха Рахаршаям** / = лечебно потекло или школа на мисълта с тайни за по-дълбоко изцеление, които отиват една крачка отвъд Аюрведа, преподавани от учител на ученик, с тайни или „технологии", които помагат да откриеш, постигнеш и да се насладиш на това, което искаш.

95% от хората на тази планета не знаят какво искат;

3% знаят какво искат, но не могат да го постигнат;

1% знаят какво искат, постигат го, но след това не могат да му се наслаждават.

Само 1% от хората знаят какво искат, постигат го и му се наслаждават.

Шестте ключа на Сидха-Веда за по-дълбоко лечение = диета, домашни лекове, билкови добавки, марма-шакти, начин на живот и панчакарма/астакарма. Те помагат на хората да изглеждат и да се чувстват млади на всяка възраст.

Вайдя = дума на санскрит означаваща „лекар", която се използва в Индия за човек, който прилага традиционни индийски системи на медицина.

Вата = *доша* или елемент от живота, свързан с вятър/етер.

Ягна = вид ритуал с определена цел.

Сравнение между Алопатия (съвременна западна медицина), Аюрведа и Сидха-Веда

	Алопатия	Аюрведа	Сидха-Веда
На колко години?	Над 200 г. За пръв път спомената през 1810 г.	Над 5000 г.	Над 2500 г.
Кой е основател?	Самюел Ханеман (1755–1843) създава термина „алопатия", за да го разграничи от „хомеопатия"	Един от първите учени, Сушрута, споменал, че е научен на този метод на медицина от Дханвантари, въплътен като крал на Варанаси по онова време	Дживака (лекар на Буда и други известни съвременници)
Как се преподава?	Медицински училища и болници	Книги, университети и практика	Чиракуване на ученик при майстор в непрекъснато потекло
Какъв е основният фокус?	Лечение на симптоми на заболяване с медикаменти и операции; разглежда тялото на части, като специалис-тите се фокусират върху отделните части	Определя се като „наука за живота", насочена върху правилния живот, който също помага за предотвратяване или преодоляване на болести (прилага се индивидуално в зависимост от дошите на човек) — вижда взаимовръзката на всички части на тялото, ума и емоциите и създава лекове базирани на това	Помага на хората да постигнат цветущо здраве, неограничена енергия и спокойствие (прилага се индивидуално в зависимост от дошите на човек — вижда взаимовръзката на всички части на тялото, ума и емоциите и създава лекове на база на това; също така помага на хората да открият какво искат, да постигнат това, което искат и да му се нас
Какви са методите на диагностика?	Използване на апарати за улавяне на измерими данни (напр. температура, кръвно налягане, нива на кръвната захар и др.)	Директно наблюдение от лекаря (напр. чрез пулс, език, наблюдение на урината и т.н.)	Директно наблюдение от лекаря (напр. чрез пулс и др. методи, в зависимост от ситуацията)

Кои са основните инструменти/ методи на лечение?	Медикаменти и операция	Билкови формули, домашни лекове, диета, начин на живот, панчакарма	6 инструмента или „ключове" за лечение: домашни лекове, диета, марма-шакти, билкови формули, панчакарма/астакарма, начин на живот
Методи за проверка?	Двойно-слепи проучвания (които изолират променливи и ги тестват в контролирана среда за период от месеци или години)	Въздействие на лековете върху здравето и наблюдение в продължителен период от време, с различни хора, в продължение на хиляди години	Въздействие на лековете върху здравето и наблюдение в продължителен период от време, с различни хора, в продължение на хиляди години
Какви са силните страни?	Често може да бъде бързо решение	Насочен към дългосрочна полза	Насочен към по-дълбоко излекуване и дългосрочна полза; винаги се използват висококачествени билки, които не съдържат тежки метали
Какви са недостатъците?	Често има отрицателни странични ефекти от лечението; също така трябва да посещаваш специалисти и да имаш застраховка или да платиш от джоба си	Често отнема време, усилия, промяна в начина на живот и търпение, за да се видят резултати; различно качество на лекаря или билките; понякога се откриват тежки метали в билките	Чакане дълго време за преглед при лекар, поради голямото търсене; често отнема време, усилия, промяна в начина на живот и търпение, за да се видят резултати; билките са скъпи, заради високото качество

* На сайта MyAncientSecrets.com можеш да намериш още разлики между горните три методологии, както и други форми на традиционно и „алтернативно" лечение.

БЕЛЕЖКИ ОТ ДНЕВНИКА МИ
(БОНУС ТАЙНА ЗА ТЕБ)
Тайната на Амрапали

Три древни тайни за поддържане на оптималните хормонални нива при жените на всяка възраст (от 15 – 60+ г.) *

1) Домашен лек —Тайната на Амрапали от д-р Нарам у

    250г смляно резене
    250г смлян кимион
    50г смлян аджвайн
    50г черна сол
    50г семена от копър
    25г смлян кориандър
    10г асафоетида / хинг на прах г

Смеси всички съставки заедно и ги раздели на 60 равни части. (Много от нетрадиционните съставки, може да се поръчат онлайн.)

Вземи една доза, накисни я в топла вода за 30-60 минути и изпий цялото съдържание. Всеки ден приемай 4 дози по този начин, разпределени през деня. Продължи процеса поне 6 месеца.

2) Точка марма-шакти за Тайната на Амрапали— на лявата китка под палеца, измери три пръста надолу по ръката и натисни тази точка 6 пъти, прави се много пъти през деня.

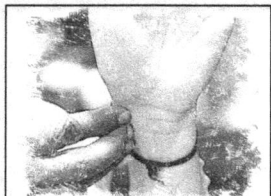 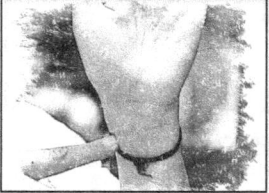

3) Билкови лекове — има течност и билкови таблетки за поддържане на хормоните при жените, които включват съставки като копър, шатавари, целина и семена от витекс.

*Допълнителен материал: Можеш да научиш повече за тайните на Амрапали онлайн в сайта за членство: MyAncientSecrets.com/Belong.

*Не забравяй, че медицинският отказ от отговорност важи за всичко в тази книга или онлайн.

БЕЛЕЖКИ ОТ ДНЕВНИКА МИ (БОНУС ТАЙНА ЗА ТЕБ)

Древни тайни за имунитет

В глава 12 д-р Джовани помогна на кошер с пчели да преодолеят вирус, като им даде билки и домашен лек за повишаване на имунитета. Той знае тези древни тайни от д-р Нарам, който ги използваше, за да помогне на много хора, давайки им по-цветущо здраве, неограничена енергия и спокойствие.

1) Диета — Свари парчета корен от джинджифил във вода с ½ ч.л. смляна куркума и приемай по глътка през деня. Избягвай да консумираш пшенични и млечни продукти, както и кисели и ферментирали храни. Вместо това се храни със супа от боб мунг и сварени зеленолистни зеленчуци.

2) Марма-шакти точка — натисни 6 пъти най-горната част на средния пръст на дясната ръка, многократно през деня.

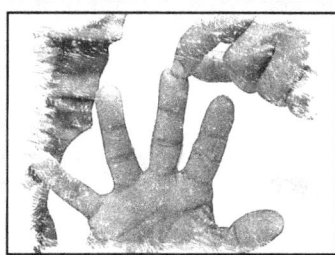

3) Домашен лек — мощен, древен домашен лек на д-р Нарам за поддържане на имунитета:
    1 ч.л. мед
    1/2 ч.л. сок от джинджифил
    1/2 ч.л. смляна куркума
    1/4 ч.л. смляна канела
    11-12 листа от босилек
    1/8 ч.л. смлян карамфил
    1 ск. чесън (препоръчително, но не е задължително)
    — Смеси всичко в половин чаша топла вода и приемай от 2-4 пъти дневно.

4) Билкови лекове — Д-р Джовани даде рецепта от билки за поддържане на имунитета, която включваше съставки като кора от нар, индийска тиноспора, корени от женско биле, кора от холарена, корени от андрографис, джинджифил и листа босилек.

Допълнителен материал: Може да видиш как се изпълнява тази марма и как да си приготвиш домашния лек онлайн в уебсайта за членство MyAncientSecrets.com.

Не забравяй, че медицинският отказ от отговорност важи за всичко в тази книга или онлайн

БИЛКОВИ ФОРМУЛИ, СПОМЕНАТИ В КНИГАТА*

Д-р Нарам създаде повече от 300 билкови формули, за да помогне на хората да получат по-дълбоко изцеление, които имаха различни имена в различните страни. Той създаде тези формули, използвайки принципите, които е научил от своя учител, от древните ръкописи и от богатия си опит, помагайки на над милион души в продължение на повече от 36 години. Видях как използва тайни древни процеси, за да извлече алхимичните ползи от комбинирането на специфични съставки и в също време използваше модерно научно оборудване, за да гарантира чистотата, стандартизацията и безопасността на продуктите. Желанието ми е всеки, който създава билкови добавки, да го прави със също ниво на качество. Препоръчително е човек да проверява всички билкови добавки, които ползва, дали те включват пресни съставки и да се увери, че не съдържат тежки метали.

За образователни цели в таблицата по-долу са изброени някои от съставките използвани в билковите формули споменати в тази книга. Списъкът не е изчерпателен. За повече информация по тази тема, моля, потърси онлайн или намери добър учител.

* Поддържане здравословната функция на:	* Някои от билковите формули може да включват съставки като:
Кръвно налягане	кора от арджуна, индийски пенилист, бурхавия, лилава тефрозия, чесън
Функция на мозъка	Ипомея, готу кола, воден исоп, шатавари, бяла тиква, масло от семена на дървесна лиана
Спокойствие	ашваганда, воден исоп, готу кола, ипомея, куркума и женско биле
Коса	сусамово масло, цариградско грозде, индийски пенилист, еклипта, нийм, плод на сапиндус, листа от къна
Имунитет	кора от нар, индийска тиноспора, корени от женско биле, кора от холарена, джинджифил и листа босилек

Стави	Кора от цисус, индийски тамян, листа от витекс, джинджифил и смола гугул
Черен дроб	Мениран, индийска тиноспора, бурхавия, харитаки, андрографис, химсра (caper bush)
Бели дробове	Нар, листа от орех малабар, корени от женско биле, босилек, корени от дърво баел, ароматни корени от падри
Мъжки хормони	сусамово семе, трибулус, индийска тиноспора, корени от ашваганда, индийско коренище от кудзу и семена от кадифен боб
Мускули/стави	мента, масло от гаултерия, ороксилум, плучея, масло от канела, джинджифил, корени от циперус, куркума, листа витекс
Кожа	Нийм, куркума, кокосово масло, босилек, Екстракт от Wrightia tinctoria/Sweet Indrajao, канела, кардамон, индийски лабурнум, амла, дърво сал, черен пипер
Женски хормони	Резене, шатавари, целина, семена витекс, корен от Abroma augusta, кора от ашока, кимион

Бележка за билковите и домашни лекове

Ако някои съставки или билкови формули не са налични в твоята страна, не се притеснявай. Има още много други неща, които може да направиш.

Спомняш ли си за шестте ключа на Сидха-Веда? Можеш да промениш диетата си, да натиснеш марма-шакти точки или да правиш домашни лекове с продукти от твоята кухня. Д-р Нарам често коригираше съставките в лековете на пациентите въз основа на тяхното състояние, доши, възраст, пол, а понякога и местоположение. Той също така обръщаше внимание какво се случва в тялото им, докато ги приемат, и правеше промени, ако е необходимо. Така че каквото и да правиш, слушай тялото си и ако можеш, намери добър лечител, който да ти помогне. Д-р Нарам би казал: „Пътуването от хиляда мили започва с една единствена стъпка. Започни с онова, до което имаш достъп, и направи всичко, което можеш да направиш." След това се довери, че ще бъдеш напътстван, ако имаш нужда от нещо друго.

* По отношение на всички лекове в тази книга или онлайн, моля, прочети медицинския отказ от отговорност.

ЗАБАВНИ СНИМКИ И БЛАГОСЛОВИИ

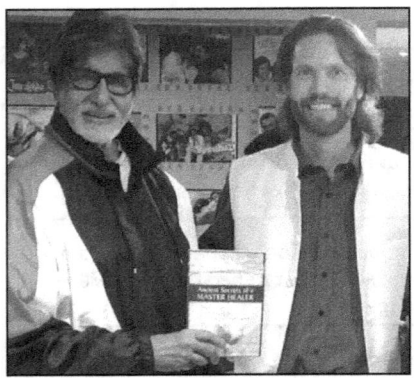

Д-р Клинт Дж. Роджърс със суперзвездата от Боливуд Амитаб Бачан

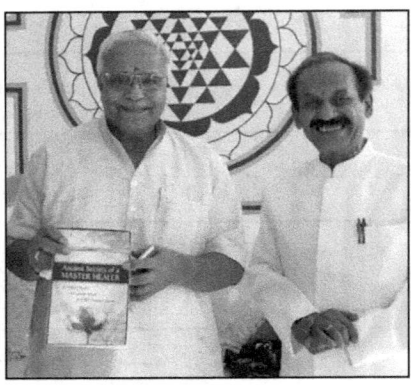

Лидерът на партия РСС в Индия Бхайя Джоши: „Тези тайни са безценни съкровища, с които индийците и хората от целия свят могат да се гордеят."

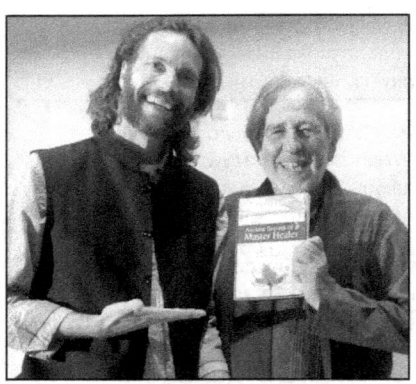

Д-р Клинт Дж. Роджърс с Д-р Брус Липтън, биолог, най-продаван автор.

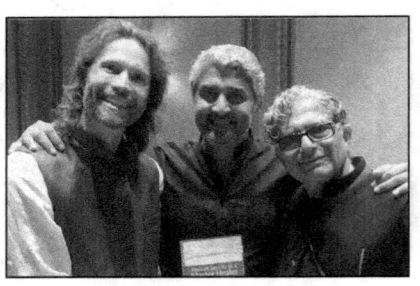

Д-р Клинт Дж. Роджърс с Поначa Мачаях и д-р Дийпак Чопра.

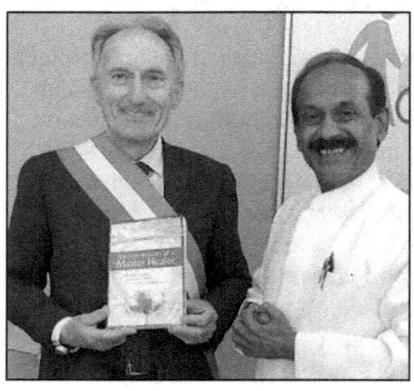

Пиетро Танзини, кмет на гр. Бучине в Тоскана, Италия, нарича д-р Нарам "ГУРУ на ИЗЦЕЛЕНИЕТО."

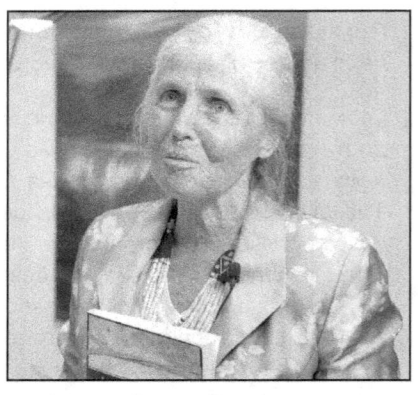

Д-р Дагмар Уекер, уважаван немски лекар arespected German който канеше д-р Нарам в клиниката си в Германия всяка година да решава случаи, за които никой не знаеше как да помогне.

Добри новини! Специална благословия за всички, които притежават и споделят тази книга, дадени от много велики светци и майстори, включително:

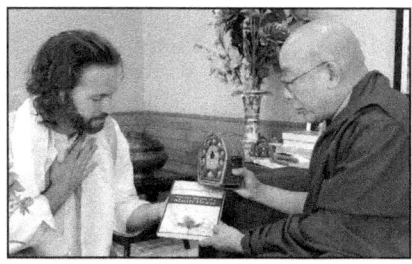

Оракулът на н.с. 14-ят Далай Лама

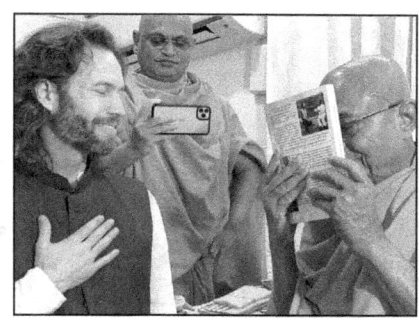

Н.с. Харипрасад Свами

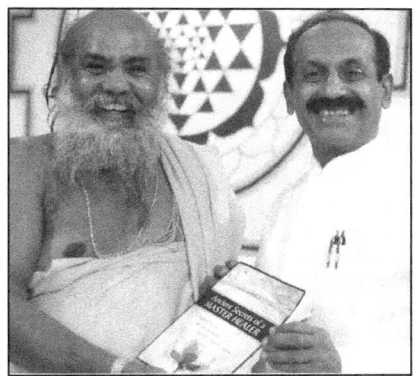

Свами Омкар Дас Джи Махарадж

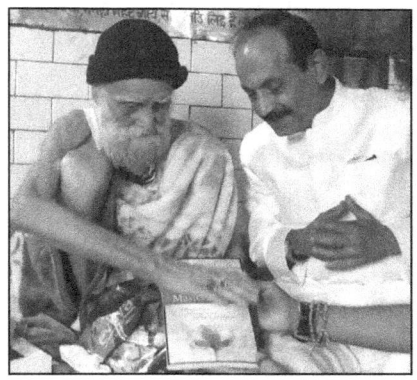

Д-р Тягинатх Агхори Баба

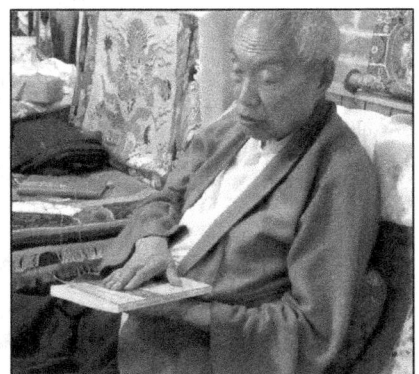

Негово Високопреосвещенство
Намка Дримед Ранджам Ринпоче

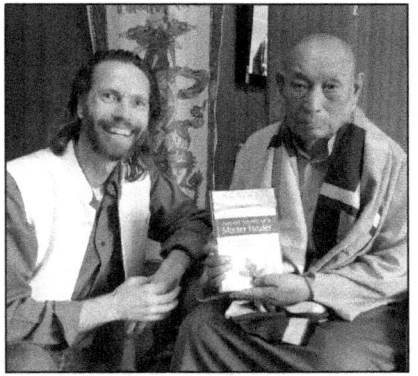

Д-р Йеши Донден, лечител по
тибетска медицина

*Повече за техните благословии и други, дадени от духовни водачи
на много традиции, можеш да намериш на MyAncientSecrets.com*

ПИСМА ОТ СВЕТЦИ, УЧЕНИ И ПОДДРЪЖНИЦИ:

Негово Светейшество Харипрасад Свами, Божественото общество на йогите

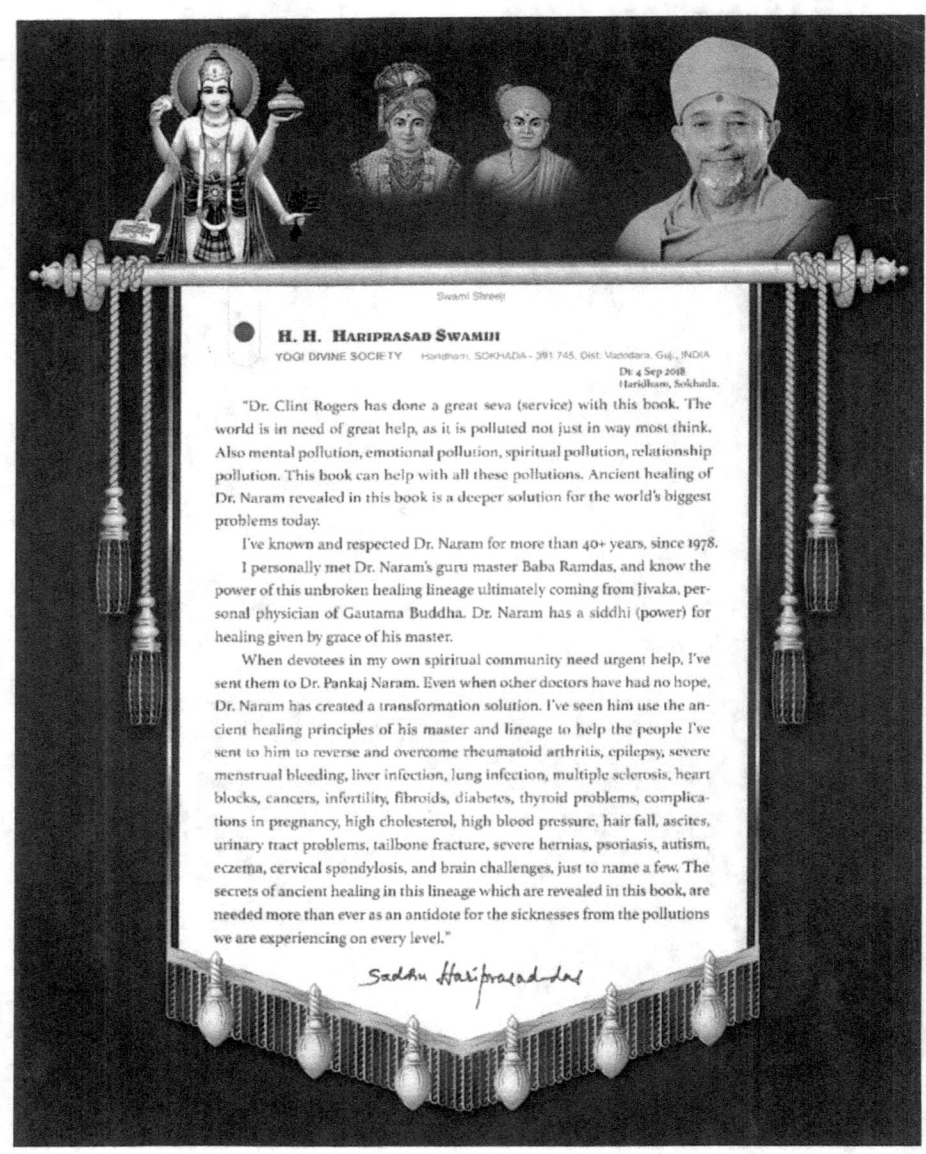

Оракулът на Негово Светейшество, 14-ят Далай Лама

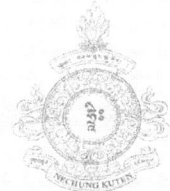

ༀ ། གནས་ཆུང་སྐུ་རྟེན། །

Ven. Thupten Ngodup
(The Medium of Tibet's Chief State Oracle)
Nechung Dorje Drayangling Monastery

"I am very much interested in Clint Rogers' upcoming book of Ancient Secrets of a Master Healer, because it is exactly related with Lord Buddha's teachings - 'Oh Bhikshus & Wise men, as one assays gold by rubbing, cutting & melting, so examine well my words & accept them. But not because you respect me.'

Clint Rogers has researched thoroughly about Dr. Naram's lineage of ancient techniques to cure lots of illness, especially in this century where there are so many different diseases. It is very necessary to combine both ancient and modern techniques of healing. My blessing and prayer is on this book and the millions who will read it, that their lives will be blessed with deep healing, happiness, and peace of mind."

Ngodub

Ven. Thupten Ngodup (Medium of Tibet's Chief State Oracle)

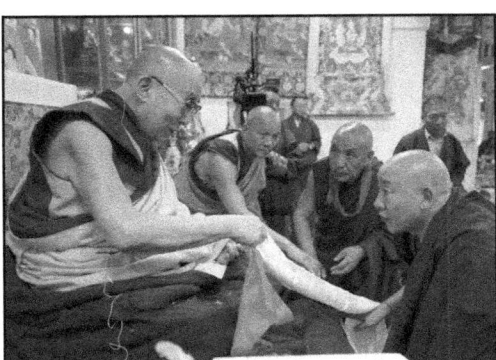
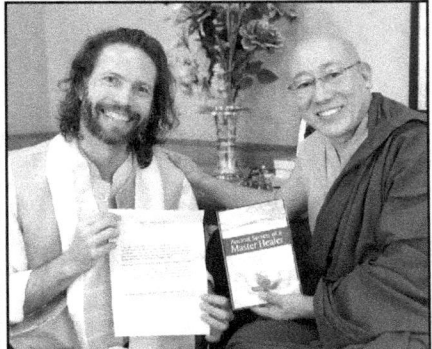

Мисис Свят и лекар, обучен в Харвард

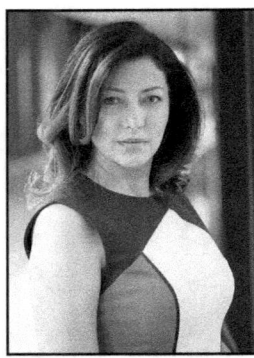
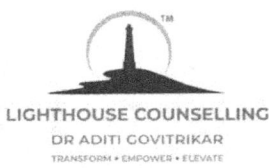

This book "Ancient Secrets of a Master Healer" by Dr. Clint G Rogers is a gift, and I want not only the people I love but every single person on this planet to read it. It is written from the heart, with timeless wisdom integrated into each engaging story—and acts like a bible of time-tested home remedies you can apply whenever you need them.

The first chapter pulled me in, and I didn't want to put it down... it was so intriguing. Simple and easy to read, it kept me on the edge of my seat always wondering, what's next?

I loved the way the stories throughout were interwoven with profound, timeless wisdom (or 'gyan' as we call it in India). It is practical and inspiring — getting me to ask important questions that make my life better—physically, emotionally and spiritually.

This book is like the Gita (or the Bible, Quran, etc) — whatever age or stage of life you are in, you will benefit from reading it. Everyone can find wisdom in it that applies to what you are experiencing at this point in your life. And every time you read it, you will find something new.

As a mother, I want every child to read the book. As a woman and model, I'm excited to apply the ancient secrets in it to look and feel younger. And as a medical doctor, I appreciate how this ancient healing science resets the body from the core. I've come to realize only ego keeps any doctor or healer from accepting the effectiveness of other forms of treatment that are different from the one that they personally practice.

With the unexpected passing of Dr. Naram, this book is needed now more than ever. As I approached the last chapter, I kept wishing the story would not end. I'm already looking forward to Dr. Clint G Rogers publishing the next book!

~ Dr. Aditi Govitrikar (Medical doctor, Harvard trained Psychologist, Mrs. World, Supermodel and Actress)

V Care Polyclinic, La Magasin, Above Roopkala Showroom, SV Road, Santacruz-54
022-26050846, 91-9820108600 | info@lighthousecounsellingcentre.com

Председател на L&T, една от най-уважаваните бизнес империи в Индия

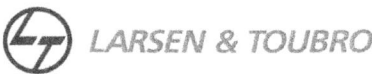

A. M. Naik
Group Chairman

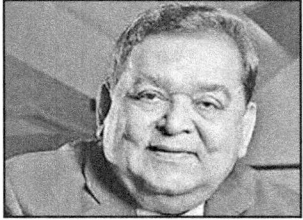

September 05, 2018

Ancient Secrets of a Master Healer

I have known Dr. Pankaj Naram for over 30 years, and seen his mission to spread healing across the world grow steadily over time.

I am delighted to have been asked to write the recommendation for this book as we share common values of integrity, hard work and most importantly, unwavering passion for whatever we may do – including propagating the relevance of ancient healing teachings in modern society.

Dr. Naram has brought to the world, ancient healing practices that had been lost over the generations. Moreover, he has helped demystify these practices and share them in a manner that can be adopted by just about anyone.

Even after touching the lives of over a million people across the globe, his devotion to his cause keeps him going from strength to strength. At an age when most people would retire, he is more passionate than ever about protecting, preserving, and bringing to the forefront ancient healing secrets (gleaned from the handwritten manuscripts of the Himalayan masters) to help heal this world more effectively.

I am sure that you will find Dr. Naram's life story as shared by university researcher Dr. Clint Rogers truly fascinating and inspiring, as you discover gems of ancient wisdom that you can apply in your daily life in this book.

I wish him all the best in his noble endeavour.

Best Regards,

A. M. Naik
Group Chairman - Larsen & Toubro

Larsen & Toubro Limited, Landmark Bldg., 'A' Wing, Suren Road, Chakala, Andheri (East), Mumbai - 400 093, INDIA
Tel: +91 22 6696 5333 Fax: +91 22 6696 5334 Email: amn@larsentoubro.com www.Larsentoubro.com
Registered Office: L&T House, N. M. Marg, Ballard Estate, Mumbai - 400 001, INDIA CIN: L99999MH1946PLC004768

Нейно Светейшество, Божествената Прембен

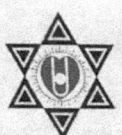

Swami Shreeji

YOGI MAHILA KENDRA

(Bombay Pumblic Trust Act Reg. No. BRD / E / 2593, Dt. 19-8-1978)
(Income Tax Act Reg. No. 110-Y-1)

President : H.D.H. Hariprasad Swamiji
Secretary : Vitthaldas S. Patel

HARIDHAM, Po. : SOKHADA - 391 745, Di. Vadodara, Gujarat
Ph:(0265) 86011/22/33/44/55,86242, Fax:(0265) 86503,86526,86142

"Dr Pankaj Naram is a world authority in Ancient Healing Secrets.

My Guru H.H.Hariprasad Swami Maharaj (Founder - President of Yogi Divine Society) has known Dr Pankaj Naram for more than 40 years.

This book inspires one to infuse Dr Pankaj Naram's Ancient Healing Secrets in ones daily life. He helps people with diet, lifestyle, herbs, home remedies for immense energy, healthy and happy life.

I have always been touched by Dr Pankaj Naram's mission to bring the benefits into every heart and every home on earth through the Ancient Healing.

I am taking his medicine for diabetes and cholesterol and have had extraordinary results. Many Sadhvis in Bhakti Ashram (Yogi Mahila Kendra) are taking His medicines and have had incredible effect and some completely cured. Whether it be diabetes, thyroid, arthritis, joint pain, back pain asthma, and more. His Marma works wonders on people with critical condition. Dr Naram also put many of us on vegan, gluten-free diet with his herbal supplements, exercise and panchakarma. All having amazing results.

I thank Clint G Rogers for this magnificent book which every human should read."

Sadhvi Suhrad

shadhvi syhtrad.

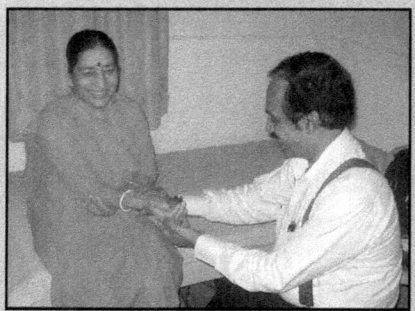

(Donation to this Trust is eligible for relief under section 80 G of Income Tax Act)

Президент на Фондация за изследване на храненето и шест-кратен най-продаван автор на „Ню Йорк таймс"

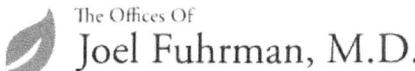

June 18, 2019

I appreciate Clint's friendship and comradery. He has been very interested in the extensive research I've done on how a Nutritarian diet can completely reverse health challenges like diabetes, high blood pressure, heart disease, obesity, autoimmune disease and more. My life's research, as shared through my books and PBS TV shows, demonstrates how the health problems we face are directly related to the food we eat, and that making changes in our food greatly impacts our physical, mental, and emotional health in significant ways.

Remarkable stories of people reversing all kinds of illness and diseases are not 'medical miracles'. These results are predictable when you follow certain principles. Health is your right and accessible to anyone. The problem is the toxic foods, lifestyle, and medications most people consume which put stress on our tissues year after year until they finally break down. The good news is you can heal from virtually any illness and avoid sickness to begin with, if you want to. The human body is already inherently an amazing self-repairing, self-healing machine when you simply feed it optimally with the right foods and habits.

What I love about Clint is that he is a seeker of truth with a curiosity that has led him on a unique path and mission. He has impressive knowledge of useful but generally unknown ancient healing techniques. At one point while we were in Mexico together my wife became ill with a severe digestive problem (sometimes called Montezuma's revenge). Clint quickly helped her with a remedy he knew from Dr. Naram, which we were surprised and delighted that she was well the next day. What I respect most of all is Clint's heart and powerful desire to have good will for all people. I wish him all the best with this book and in his overall mission to help humanity.

Joel Fuhrman, M.D.

President Nutritional Research Foundation

6 times NY Times Bestselling Author

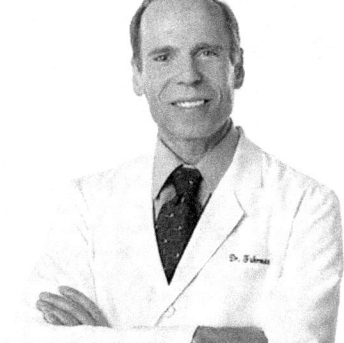

Други подобни писма може да се намерят онлайн.

Още една забавна история

В Катманду, Непал, има храм, наречен Сваямбунат (известен като „Храмът на маймуните"). Това е мястото, където д-р Нарам за първи път е започнал да учи пулсово лечение от своя учител. В подготовката по издаването на тази книга д-р Нарам и аз отидохме в храма, за да изкажем благодарности.

В един момент оставих книгата, за да я снимам с красивия фон... и се случи най-неочакваното събитие Агхори Кабирадж неофициален пазач на над четиристотинте маймунки, които

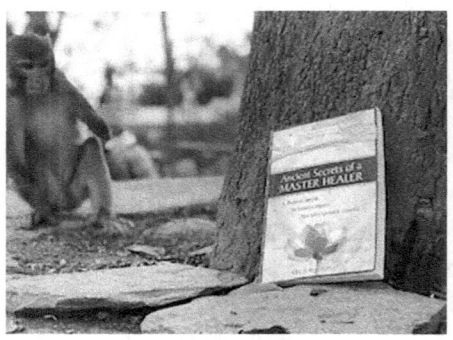
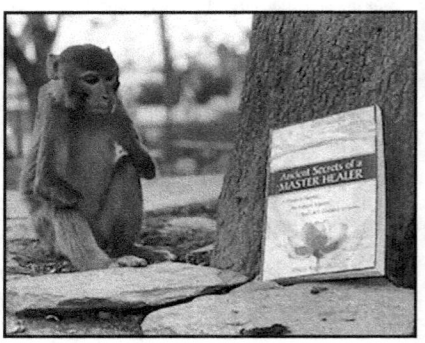

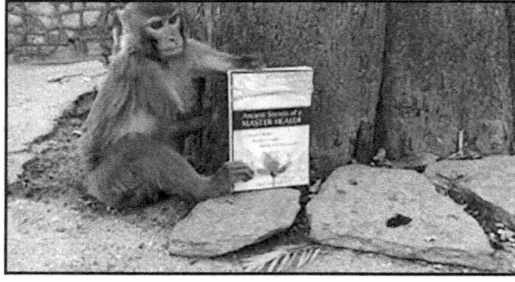

„Тантра маймунка" без ръце дойде, хвана и подържа внимателно книгата.

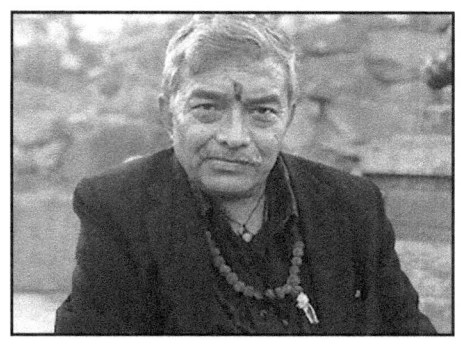

Aghori Kabiraj

се разхождат свободно на мястото, беше изненадан, когато видя снимките. Той каза, че никога преди не е ставал свидетел на подобно нещо. Според него това не е била случайна маймунка. Тя лесно може да се познае, тъй като няма ръце и се смята за най-мощната „тантра маймунка" в храма и пряк представител на бог Хануман - богът на маймуните.

„Не вярвам на очите си"- каза той. „Това е чудо!" Агхори Кабирадж подчерта уникалната сила на тази благословия. „Каквото и да е съдържанието на тази книга, то е благословено от Хануман и всеки, който има екземпляр в дома си и в живота си, ще бъде благословен с тази божествена защита, изцеление и премахване на всички препятствия."

Аз, като „западен скептик", честно казано не знаех какво да мисля за цялата тази ситуация. И все пак, тъй като усетих благословията на божествената сила в създаването на тази книга, бях благодарен, че този майстор агхори призна, че държането на книгата в ръцете ти, също е силен знак за божествена благословия в твоя живот.

Намасте.

За автора

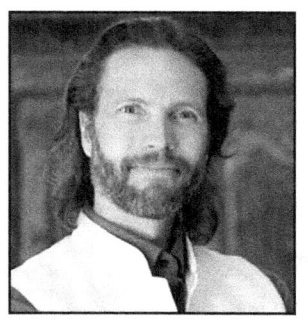

Д-р Клинт Дж. Роджърс е университетски изследовател, който нямаше време за „алтернативна медицина". Като скептик към всичко извън сферата на западната наука, той се натъкна на древния свят на лечение на д-р Нарам, склонен да отхвърли всичко, на което стане свидетел.

Това беше така, докато съвременната медицина не можа да помогне на собствения му баща и д-р Клинт отчаяно търсеше каквото и да е решение да запази баща си жив.

Изнесяйки лекция в TEDx, която достигна до милиони, за новата революционна книга, *Древните тайни на един майстор лечител*, д-р Клинт разкрива как любовта към баща му го е тласнала отвъд ограниченията на това, което е смятал за логично или възможно, в свят, в който „лечебните чудеса" са ежедневие.

Към момента на издаване на тази книга, д-р Клинт прекара повече от десет години в пътувания с д-р Нарам, като документира древните тайни и помага повече хора да разберат, че те съществуват.

Д-р Клинт създаде и преподаваше заедно с д-р Нарам университетски сертификационен курс в Берлин, Германия за брилянтни лекари от целия свят, които искаха да научат и прилагат древните лечебни тайни.

Д-р Клинт в момента е изпълнителен директор на *Wisdom of the World Wellness*, организация от мечтатели и изпълнители, които търсят най-големите мъдрости на планетата, така че всеки да може да се възползва от тях.

Той също така е попечител на фондация Ancient Secrets, която подкрепя хуманитарните усилия, които д-р Нарам обичаше.

Д-р Клинт е запален по споделянето на тази форма за по-дълбоко изцеление. Въпреки че не всеки ще избере тази форма на лечение, поне трябва да знае, че има избор.

БЕЗПЛАТЕН БОНУС
Открий древните лечебни тайни, които могат да променят живота ти!

Ти, или някой, обичан от теб, има ли предизвикателства на някое от тези нива:

- ✓ Физическо
- ✓ Умствено
- ✓ Емоционално
- ✓ Духовно

Има ли нещо, което те засяга от години, и искаш ли облекчение от него?

Нашият безплатен уебсайт има всички линкове, видеа и ресурси от тази книга като подарък за теб.

Може да се запишеш сега на: www.MyAncientSecrets.com/Belong

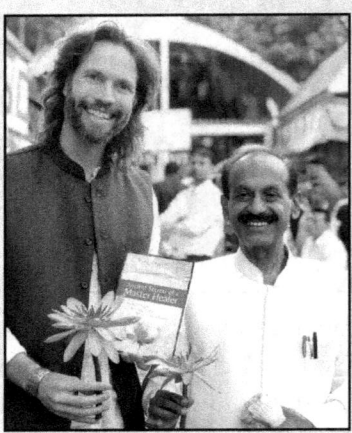

Д-р Клинт Дж. Роджърс и д-р Нарам

В БЕЗПЛАТНИЯ ЗА ЧЛЕНСТВО УЕБСАЙТ ще откриеш:

- ✓ Как незабавно да намалиш тревожността си
- ✓ Как да свалиш килограми и да задържиш теглото си
- ✓ Как да подобриш имунитета и енергията си
- ✓ Как да намалиш болката в ставите чрез храна
- ✓ Как да подобриш паметта и фокуса си
- ✓ Как да откриеш целта на живота си
- ✓ И още много...

Ще откриеш видеа, съответстващи на всяка глава, които демонстрират тайните от тази книга, за да помогнеш както на себе си така и на други.

Също така, ще можеш да играеш ефективната игра - *30 дни за отключване на Твоята древна сила*.

Докато играеш, ще откриеш как незабавно да прилагаш древните лечебни тайни в живота си. (Играта има съдържание за напреднали, което не е в книгата.)

Открий сега на: MyAncientSecrets.com/Belong

www.ingramcontent.com/pod-product-compliance
Lightning Source LLC
Chambersburg PA
CBHW070127080526
44586CB00015B/1585